中医妇科临证解析

主 编　卢翠云　代立静

天津出版传媒集团

天津科技翻译出版有限公司

图书在版编目(CIP)数据

中医妇科临证解析/卢翠云,代立静主编. — 天津:
天津科技翻译出版有限公司, 2024.7

ISBN 978-7-5433-4454-9

Ⅰ.①中… Ⅱ.①卢… ②代… Ⅲ.①中医妇科学—
中医临床—经验—中国—现代 Ⅳ.①R271.1

中国国家版本馆CIP数据核字(2024)第063995号

中医妇科临证解析
ZHONGYI FUKE LINZHENG JIEXI

出　　　版:天津科技翻译出版有限公司
出 版 人:方　艳
地　　　址:天津市南开区白堤路244号
邮政编码:300192
电　　　话:(022)87894896
传　　　真:(022)87893237
网　　　址:www.tsttpc.com
印　　　刷:天津新华印务有限公司
发　　　行:全国新华书店
版本记录:710mm×1000mm　16开本　17印张　276千字
　　　　　2024年7月第1版　2024年7月第1次印刷
　　　　　定价:68.00元

(如发现印装问题,可与出版社调换)

编者名单

主　编　　卢翠云　代立静

副主编　　段　沙　郜　帅　王　叶　杨小琛

编　者　　（按姓氏笔画排序）

　　　　　　王　叶　卢翠云　卢翠敏　代立静

　　　　　　苏珊珊　杨小琛　郜　帅　段　沙

序 言

卢翠云主任医师系全国名老中医妇科专家韩冰教授的弟子,自幼受家庭的影响,也想成为医生。"有志者事竟成",她不但在高等医学院校里读到博士,而且毕业后特招入伍,穿上了戎装,成为一名军医。她品学兼优,从军从医,从事中西医结合妇产科临床工作近30载,一切以患者为中心,把"以人为本,患者至上;尊重患者,敬畏生命"的理念真真切切地落到实处,急患者之所急,想患者之所想,全心全意为患者服务。为了积极响应我国军队体制改革的强军梦,2017年她主动离开部队,因"同声相应、同气相求",她来到了人杰地灵、种石得玉的千年古县——玉田县,入职玉田县中医医院,以医院为家,全力打造玉田高品质妇女儿童院区建设,带领团队开展多项新技术、新业务,成立妇科肿瘤诊疗中心、宫颈病变诊疗中心、宫腔镜诊疗中心、盆底功能障碍诊疗中心、中西医结合不孕不育诊疗中心、中西医结合保胎诊疗中心、孕期营养和体重管理中心、LDRP分娩中心、高危孕产妇救治中心、月子服务中心、产后康复中心、早产儿救治中心、新生儿黄疸诊疗中心、儿童生长发育评估中心、儿童康复中心等,打造"科有特色、人有专长"的技术团队,促进了医疗服务的高质量发展,为玉田及周边区域的广大女性、儿童提供了全周期、全方位的优质医疗服务。她传承岐黄医术,呵护百姓健康,提升了人民群众的就医获得感。

卢翠云治学严谨,孜孜以求,坚持中西医并重,在中医药"传承精华,守正创新"方面颇有建树,发挥中医优势,保护百姓安康,临证之余,下乡镇、进社区,推广中医适宜技术,传播健康生活理念,走村入户,送中医中药进万家,寄绿色健康于大众。同时,在其带教的研究生的协助下,整理了近几年看诊的医案,选取临证效果满意的典型案例,分门别类,编写成《中医妇科临证解析》一书,读后深感内容丰富翔实,中医特色突出,承神农文化,传本草精华。我坚信本书的出版会对临床从事中医妇科、中西医结合妇科、中医全科的医生有很重要的参考意义。

草书数语,难说是序,仅表个人祝贺而已。

河北省玉田县中医医院院长、主任医师

黄洪波

2024 年 3 月

前　言

近几年,《中共中央　国务院关于促进中医药传承创新发展的意见》《关于加快中医药特色发展的若干政策措施》《中医药振兴发展重大工程实施方案》《"十四五"中医药发展规划》等重磅政策、方案相继出台。党的二十大报告明确指出,要"促进中医药传承创新发展""推进健康中国建设"。中医药是中华文明的瑰宝,是5000多年文明的结晶,中医药学包含着中华民族几千年的健康养生理念及其实践经验,在发展过程中形成了独特而完整的哲学思想、系统而深厚的理论基础,在历史长河之中熠熠生辉,历经千年仍成效卓著,在全民健康中发挥着重要而积极的作用。中医在临床应用中讲究"天人合一",注重人与自然、人与社会、人与自身的相互关系,多样化、个体化的辨证论治思维,丰富便捷的干预措施,常常取得简、便、廉、验的满意效果。其以强大的兼容性,与现代医学相互融合,共同服务于临床,是我国现代医疗体系中的重要组成部分。随着"人类命运共同体"等全球化进程的不断加快,中医药作为中华民族文化的宝贵财富,深受海内外各界人士的积极关注,已成为展示我国民族文化的名片。

2015年,习近平总书记在致中国中医科学院成立60周年贺信中明确指出:"中医药学是中国古代科学的瑰宝,也是打开中华文明宝库的钥匙[1]。"其后多次在工作调研和部署中强调:"要遵循中医药发展规律,传承精华,守正创新[2]""切实把中医药这一祖先留给我们的宝贵财富继承好、发展好、利用好[1]""坚持中西医并重,推动中医药和西医药相互补充、协调发展……推动中医药走向世

---

[1] 习近平致中国中医科学院成立60周年贺信.人民日报,2015-12-23(1).
[2] 传承精华守正创新　为建设健康中国贡献力量.人民日报,2019-10-26(1).

界,充分发挥中医药防病治病的独特优势和作用,为建设健康中国、实现中华民族伟大复兴的中国梦贡献力量"①。

中医药的"传承精华,守正创新"在于传承与创新两个方面,传承精华就是让中医药发展源远流长,守正创新就是让中医药发展清流激荡,为中医药注入源头活水。传承是为了保根,没有传承就不能正本清源;创新是为了提升,没有创新就不能与时俱进。中医药的发展史就是一部传承和创新史,只有在传承基础上的创新发展,才能守正中医药的核心思想精髓。

在此背景之下,结合临床工作实际,我们团队编写了《中医妇科临证解析》一书。书中汇集了妇科临床常见病的历史沿革、病因病机、辨证论治,以及我们在临床诊疗过程中的精选验案,旨在传承中医妇科经典理论和辨证思维。临床验案部分对辨证及用药进行了具体分析,是临床经验的充分体现和系统论述,是传承中医妇科辨证论治基础理论的精华,是临证实践的创新发展,是践行中医药"传承精华,守正创新"核心理念的具体体现。

谨以此书献给诸位医学同仁及广大对中医妇科学抱有热忱的读者,希望能够提供借鉴。因编者才疏学浅,水平有限,欢迎各位读者斧正。

卢翠云

2024 年 3 月

---

① 传承精华守正创新 为建设健康中国贡献力量.人民日报,2019-10-26(1).

目　录

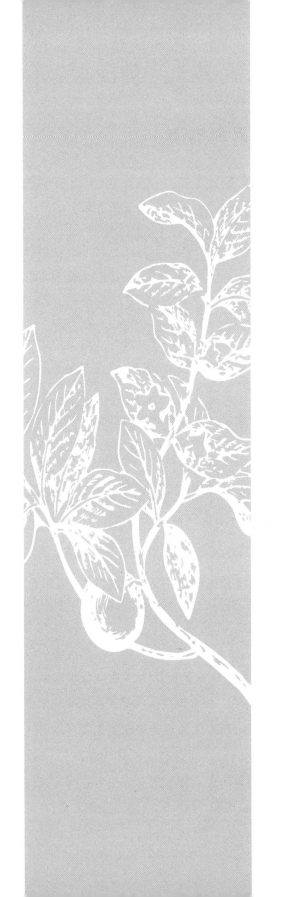

第一章

月经病

第一节 月经不调

一、月经先期

月经先期，又称经行先期、经水不及期等，表现为月经周期提前7天以上，甚至10余天一行，连续2个周期以上者。本病可见于各个年龄阶段，常伴有月经量的改变，严重者可发展成崩漏、贫血、子宫内膜疾病等。

（一）历史沿革

《素问·上古天真论》记载"女子二七，而天癸至，任脉通，太冲脉盛，月事以时下，故有子"，论述女子14岁以后，肾气充盛，先天之精化生的天癸在后天水谷之精的充养下成熟，同时通过天癸的作用，促成月经出现，这是最早关于月经形成的记载。而月经先期最早出现在《金匮要略》，其中记载："带下经水不利，少腹满痛，经一月再见者，土瓜根散主之。"土瓜根味苦、性寒，为祛瘀利尿药，与䗪虫合用可祛瘀消肿，复以桂枝、芍药调营卫，并治腹满痛，故土瓜根散对瘀血有热而腹满痛者有治疗作用。可见张仲景认为妇人经血不调、经期提前多为血热，虽未明确提出月经先期病名，却使后世对月经先期有了一定的认识。宋代以前的医家只是把月经先期作为月经不调的一类证候，到了宋代则有了比较固定的看法。《妇人大全良方》认为"过于阳则前期而来"，首次提出月经先期的病名。到了明清时期医家们往往将月经先期单独论述。《万氏妇人科》提及"不及期而经先行"，并进行辨证论治，为月经先期作为一个病证开创了先例。《傅青主女科》针对月经先期提出"先期者，火气之冲；多寡者，水气之验"之说。该书师古而不泥古，尝发前人所未发，创造了根据月经量的多少以辨血热证之虚实的诊治特色。近代医家张庆文教授认为本病应分虚实两方面，实者多因阳盛血热，虚者多因阴虚火热。金哲教授认为月经先期的病因虚证偏多，而实证较少，卵巢储备功能下降，而表现为月经先期的患者多因肾气不足，且常有热虚夹杂。张丽娟认为本病病因在青春期以肾气虚为主，在生育期以血热为主，而在绝经过渡期多因肾阴虚。青春期女性生殖系统发育尚处于初期，素体肾虚，肾气未充，导致封藏失职，冲任不固，胞宫藏泄失常，月经先期而来。育龄女性多因素体阳盛,或情绪抑郁,郁而化热化火,火热炽盛,热扰冲任,迫血妄行,导致月经先期而至。绝经过渡期女性处七七之年前后,此时肾阴亏损,阴虚日久,煎熬津液,内热而生,热伏冲任,迫血妄行,致月经先期而下。

(二)病因病机

中医学认为,月经先期的主要病机为气虚、血热。气虚则统摄无权,冲任不固,分为脾气虚、肾气虚;血热则热扰冲任,伤及胞宫,血海不宁,有阳盛血热、阴虚血热、肝郁血热,均可导致月经先期。但后世许多医家多推崇"先期属热"之说,如明代薛己的《女科撮要》虽然将月经先期归在月经不调中,但已对先期与后期进行证候分类,将月经先期分为脾经血燥、脾经郁滞、肝经怒火、血分有热、劳役火动5种证候。到了《万氏女科》则明确将月经先期分成血盛有热、气郁生热、血分实热、体瘦虚热、过服辛热、痰气郁热6种证候。《景岳全书·妇人规》将此病分为虚火、实火、无火三类来讨论。月经先期病机有血热、气虚之别。血热则迫血妄行,气虚则统摄无权。血热者又有实热、虚热之分,实热可分阳盛血热、肝郁血热,虚热可分阴虚火旺、气虚血热、血虚有热;气虚者有心脾气虚、肾气不固之异。实热者多系素体阳盛,或恣食辛辣,或误服暖宫之品,或热邪伤于血分,热扰冲任,致迫血妄行而经水先期而至。朱震亨最早提出月经先期的血热病机,其占月经先期病机首位,历代医家遵从者众多。《丹溪心法·妇人》记载"经水不及期而来者,血热也",治宜清热凉血。郁热者乃由情怀不悦、性躁易怒致肝气郁结、积郁化火而经行先期。《顾松园医镜·卷十六·数集》记载"有因恚怒伤肝,肝火盛而沸血妄行先期者",治宜疏肝清热、凉血调经。虚热者多因素体阴虚,或大病久病,失血伤阴,阴虚内热,迫血先期而下,治宜养阴清热。气虚是以素体虚弱,或大病、产后失养,耗伤正气,气虚不能固摄,或饮食伤脾,脾失统摄致经期提前。《景岳全书·妇人规》记载"若脉证无火而经早不及期者,乃其心脾气虚,不能固摄而然",治宜补气摄血、养血调经。病在脾,宜补中气以复统摄之权;病在肾,乃先天禀赋不足或房劳多产伤肾,致肾气不守,封藏失职。如《景岳全书·妇人规》记载"门户不固而妄行者,亦有之,此由脾肾之虚,不得尽言为火也",治宜养肾气以安血之室。现代医家根据不同的临证经验对本病的治疗有不同的侧重点,徐晓娟用引火归元法治疗阴虚血热夹湿型月经先期,用药选地骨皮、玄参、麦冬、白芍、女贞子、墨旱莲、枳壳、薏苡仁、苍术各15g,生地黄、柴胡各10g,甘草5g,以滋阴清热兼以利湿,临床效果显著。张永臣根据本病不同病因,提出补肾固冲、养血滋阴的治则;实热者应清热凉血,虚热者应滋阴清热,气虚者应补气健脾,结合患者具体症状兼化瘀行滞、疏肝理气,并注意患者情志的调护。金哲治疗肾虚肝郁而热扰冲任型月经先期,以女贞子、墨旱莲、赤芍、白芍、钩藤各12g,覆盆子、地骨皮、牡丹皮、绞股蓝、远志、白茅根、侧柏炭各10g,白薇、三七粉各6g,莲子心3g,椿皮5g为组方,来补肾固冲、解郁化热。

1. 气虚

气虚可分为脾气虚和肾气虚。

(1)脾气虚:患者体质素弱,或饮食失节,或劳倦思虑过度,损伤脾气,脾伤则中气虚弱,冲任不固,经血失统,以致月经先期。脾为心之子,脾气既虚,则赖心气以自救,久则心气亦伤,致使心脾气虚,统摄无权,月经提前。

(2)肾气虚:患者年少肾气未充,或绝经前肾气渐虚,或多产房劳,或久病伤肾,肾气虚弱,冲任不固,不能约制经血,遂致月经提前而至。

2. 血热

血热常分阳盛血热、阴虚血热、肝郁血热。

(1)阳盛血热:患者素体阳盛,或过食辛燥助阳之品,或感受热邪,热扰冲任、胞宫,迫血下行,以致月经提前。《傅青主女科·调经》记载:"先期而来多者,火热而水有余也。"

(2)阴虚血热:患者素体阴虚,或失血伤阴,或久病阴亏,或多产房劳耗伤精血,以致阴液亏损,虚热内生,热伏冲任,血海不宁,则月经先期而下。《傅青主女科·调经》记载:"先期而来少者,火热而水不足也。"

(3)肝郁血热:患者素体抑郁,或情志内伤,肝气郁结,郁久化热,热扰冲任,迫血下行,遂致月经提前。

月经先期的病因病机主要是气虚和血热。气虚则统摄无权,冲任不固;血热则热扰冲任,伤及胞宫,血海不宁。同时又可见多脏同病或气血同病之病机。如脾病可及肾,肾病亦可及脾,均可出现脾肾同病;月经提前,常伴月经量多,气随血耗,阴随血伤,可变成气虚、阴虚、气阴两虚或气虚血热等诸证;经血失约也可出现经水淋沥,至期难尽。月经周期提前、月经量过多、经期延长,三者并见有发展为崩漏之虞。

(三)辨证论治

1.气虚

(1)脾气虚证

主要证候:月经周期提前,或月经量多,经色淡红,质清稀;神疲肢倦,气短懒言,小腹空坠,纳少便溏;苔薄白,脉缓弱。

治法:补脾益气、摄血调经。

方药:补中益气汤(《脾胃论》)。

组成:人参、黄芪、白术、炙甘草、当归、陈皮、升麻、柴胡。

方中人参、黄芪益气,为君药;白术、炙甘草健脾补中,为臣药;当归补血,陈皮理气,为佐药;升麻、柴胡升阳,为使药。全方共奏补中益气、升阳举陷、摄血归经之效,使月经自调。

月经量多者,经期去当归之辛温行血,酌加煅龙骨、煅牡蛎、棕榈炭以固摄止血;若心脾两虚,症见月经提前,心悸怔忡,失眠多梦,舌淡,苔白,脉细弱,治宜补益心脾、固冲调经,方选归脾汤(《济生方》)。

(2)肾气虚证

主要证候:月经周期提前,月经量或多或少,经色淡暗,质清稀;腰膝酸软,头晕耳鸣,面色晦暗或有暗斑;舌淡暗,苔薄白或白润,脉沉细。

治法:补肾益气、固冲调经。

方药:固阴煎(《景岳全书》)。

组成:菟丝子、熟地黄、山茱萸、人参、山药、炙甘草、五味子、远志。

方中菟丝子补肾益精气;熟地黄、山茱萸滋肾益精;人参、山药、炙甘草健脾益气,补后天养先天以固命门;五味子、远志交通心肾,使心气下通,以加强固摄肾气之力。全方共奏补肾益气、固冲调经之效。

2.血热证

(1)阳盛血热证

主要证候:月经周期提前,月经量多,经色紫红,质稠;心胸烦闷,渴喜冷饮,大便燥结,小便短赤,面色红赤;舌红,苔黄,脉滑数。

治法:清热降火、凉血调经。

方药:清经散(《傅青主女科》)。

组成:牡丹皮、青蒿、黄柏、地骨皮、熟地黄、白芍、白茯苓。

方中牡丹皮、青蒿、黄柏清热泻火凉血;地骨皮、熟地黄清血热而滋肾水;白芍养血敛阴;白茯苓行水泻热。全方清热泻火、凉血养阴,使热去而阴不伤,血安则月经自调。

若兼见倦怠乏力、气短懒言等症,为失血伤气,血热兼气虚,酌加党参、黄芪以健脾益气;若经行腹痛,经血夹瘀块者,为血热而兼有瘀滞,酌加益母草、蒲黄、三七以化瘀止血。

(2)阴虚血热证

主要证候:月经先期,月经量或少或多,经色红,质稠;或伴有两颧潮红,手足心热,咽干口燥;舌质红,苔少,脉细数。

治法:养阴清热调经。

方药:两地汤(《傅青主女科》)。

组成:生地黄、元参、麦冬、地骨皮、阿胶、白芍。

方中生地黄、元参、麦冬养阴滋液,壮水以制火;地骨皮清虚热、泻肾火;阿胶滋阴补血;白芍养血敛阴。全方重在滋阴壮水,水足则火自平,阴复而阳自秘,则经行如期。

黄绳武先生在《傅青主女科评注》中对清经散、两地汤的方义做了精辟的论述:"清经散法在清热而不伤水,两地汤妙在壮水以制阳光。清经散……全方重在少少清火而水不伤,略略滋肾而火不亢。诚为清火良方、调经妙法。两地汤……全方不犯苦寒清热。重在甘寒养阴,育阴以潜阳,补阴以配阳,从而达到水盛而火自平,阴生而经自调之目的。"

(3)肝郁血热证

主要证候:月经提前,月经量或少或多,经色深红或紫红,质稠,经行不畅,或有块;或少腹胀痛,或胸闷胁胀,或乳房胀痛,或烦躁易怒,口苦咽干;舌红,苔薄黄,脉弦数。

治法:疏肝清热、凉血调经。

方药:丹栀逍遥散(《内科摘要》)。

组成:牡丹皮、栀子、柴胡、当归、白芍、白术、茯苓、炙甘草、薄荷、煨姜。

方中牡丹皮、栀子、柴胡疏肝解郁、清热凉血;当归、白芍养血柔肝;白术、茯苓、炙甘草健脾补中;薄荷助柴胡疏达肝气。唯煨姜辛热,非血热所宜,故去而不用。诸药合用,使肝气畅达,肝热得清,热清血宁,则经水如期。

(四)临床验案

病案1

杨某某,女,44岁。

一诊:2021年12月9日。

主诉:月经周期缩短伴月经量少,持续时间近1年。

患者近1年来无诱因出现月经周期缩短伴月经量少,月经来潮时间提前8~9天,月经量减少,经色暗。今日为月经第一天,月经量极少,经色暗黑,无腹痛。上次月经来潮时间为2021年11月17日,月经量少,经色暗。患者主诉平素易感气短乏力,善嗳气。舌白,苔薄,脉弦。

诊断:月经先期,辨证为肝郁气滞证,治拟疏肝解郁、理气调经。

给予中药饮片10剂口服,每日1剂,水煎取汁400mL,早晚饭后分次温服。

具体用药如下:当归10g、川芎10g、赤芍10g、鸡血藤15g、炒桃仁10g、红花10g、路路通15g、桂枝10g、柴胡10g、醋香附10g、陈皮10g、麸炒枳壳10g、益母草15g。

二诊:2021年12月20日。

患者复诊,主诉2021年12月12日月经干净,行经3天,月经量增多,经色红。患者平素易感气短乏力,时感燥热。舌淡,苔薄,脉细。

调整用药,给予患者中药饮片14剂口服,用法同前。

具体用药如下:党参15g、白术10g、茯苓10g、炙甘草10g、当归10g、熟地黄20g、白芍10g、山萸肉10g、酒女贞子15g、墨旱莲15g、鸡血藤15g、肉苁蓉10g。

三诊:2022年1月20日。

患者复诊,主诉2022年1月7日月经来潮,行经4天,月经量增多,经色红,无痛经。气短症状有所改善,燥热症状缓解不太明显。

调整用药,给予患者中药饮片14剂口服,用法同前。

具体用药如下:党参15g、白术10g、茯苓10g、炙甘草10g、当归10g、熟地黄20g、白芍10g、山萸肉10g、酒女贞子15g、墨旱莲15g、鸡血藤15g、肉苁蓉10g、桂枝10g、菟丝子15g、补骨脂10g。

四诊:2022年2月21日。

患者复诊,主诉2022年2月2日月经来潮,行经4天,月经量少,经色红。气短、燥热症状明显缓解,白带量减少。

调整用药,给予患者中药饮片10剂口服,用法同前。

具体用药如下:党参15g、白术10g、茯苓10g、炙甘草10g、当归10g、熟地黄20g、山萸肉10g、鸡血藤15g、肉苁蓉10g、桂枝10g、菟丝子15g、补骨脂10g、吴茱萸10g、麸炒山药10g、杜仲10g。

五诊:2022年3月14日。

患者复诊,主诉2022年2月27日月经来潮,行经3天,月经量增多,同1年前月经量,经色红。白带增多,气短、燥热症状进一步缓解。主诉近日有轻微腹胀感。

调整用药,给予患者中药饮片14剂口服,用法同前。

具体用药如下:党参15g、白术10g、茯苓10g、炙甘草10g、当归10g、熟地黄20g、山萸肉10g、鸡血藤15g、肉苁蓉10g、桂枝10g、菟丝子15g、补骨脂10g、吴茱萸10g、麸炒山药10g、杜仲10g、木香10g、砂仁10g。

随访患者,其主诉服药后症状基本缓解,月经周期大致正常,月经量尚可,无其他自觉不适。

按

明代万全《万氏妇人科·调经章》记载:"惟忧愁思虑则伤心,心气受伤,脾气失养,郁结不通……血少。"《普济方·妇人诸疾门》载有"肝乃血之府库"之论,其曰:"妇人室女以肝气为主,盖肝乃血之府库,肝既受病,经候愆期,或多或少,或闭断不通。"肝喜条达而恶抑郁,气行则血行,肝郁气滞,则血行不畅,则致月经过少。肝气郁结,气机不利,故月经提前;肝失疏泄,血海失调,故月经量少;气滞血瘀,则经行不畅,或有血块;肝郁气滞,则善嗳气。舌白,苔薄,脉弦。一诊方中柴胡、醋香附疏肝解郁;当归、鸡血藤、路路通养血活血;炒桃仁、红花、益母草活血调经;川芎活血行气;赤芍凉血散瘀;桂枝温通经脉;陈皮、麸炒枳壳理气健脾。二诊时患者正值月经后期,平素易感气短乏力,偶有燥热,故调整用药。方中党参、白术、茯苓、炙甘草补气健脾;当归、白芍、鸡血藤养血活血柔肝;肉苁蓉、山萸肉补肾助阳;熟地黄、墨旱莲、酒女贞子滋肾养肝。三诊时患者之前的燥热症状缓解不明显,故加补骨脂、菟丝子、桂枝以补肾助阳,阳中求阴。四诊时因患者燥热症状明显缓解,故去女贞子、墨旱莲性凉药物,加吴茱萸以温中散寒,杜仲补肝肾、强筋骨,麸炒山药补心脾。五诊时因患者有轻微腹胀感,加木香、砂仁以开胃醒脾,助脾胃健运。

病案2

周某某,女,22岁。

一诊:2023年3月2日。

主诉:月经周期缩短半年。

患者于半年前无诱因出现月经周期缩短,由原来28天的月经周期逐渐缩短为14天,行经4~5天。现自觉头晕、乏力。2023年2月分别于8号、23号行经两次,均行经4天,月经量正常,经色淡红。舌淡,少苔,脉细弱。

2023年2月28日检查血常规显示:血红蛋白浓度为63g/L。

妇科彩超提示:子宫大小、形态正常,肌层回声均匀,内膜居中,厚约0.4cm,双附件区结构未见明显异常。

诊断:月经先期,辨证为气血两虚证,治拟补气养血、调经固冲。

给予患者中药饮片14剂口服,每日1剂,水煎取汁400mL,早晚饭后分次温服。

具体用药如下:党参15g、麸炒白术15g、茯苓12g、炙甘草10g、炙黄芪15g、升麻6g、当归12g、白芍10g、熟地黄15g、山萸肉12g、覆盆子12g、酒女贞子15g、枸杞子15g、菟丝子15g、麸炒山药15g、龙眼肉12g、木香10g、砂仁6g。

二诊：2023年3月23日。

患者复诊，主诉至今尚未行经。头晕、乏力症状明显改善，偶感腹胀。

调整用药，给予患者中药饮片14剂口服，用法同前。

具体用药如下：太子参15g、麸炒白术12g、茯苓12g、炙甘草10g、陈皮10g、麸炒枳壳10g、木香10g、砂仁6g、当归12g、白芍10g、熟地黄15g、山萸肉12g、覆盆子12g、酒女贞子15g、枸杞子15g、菟丝子15g、升麻6g。

2023年3月23日检查血常规显示：血红蛋白浓度为94g/L。

三诊：2023年4月9日。

患者复诊，主诉2023年3月24日月经来潮，行经4天，经色淡红。头晕、乏力症状进一步缓解，腹胀减轻。

继续给予患者前方14剂，用法同前。

四诊：2023年4月24日。

患者复诊，主诉2023年4月20日月经来潮，行经3天，经色淡红。现头晕、乏力症状消失，腹胀感基本消失。

2023年4月24日检查血常规显示：血红蛋白浓度为117g/L。

患者要求继续前方14剂巩固疗效，用法同前。

随访患者，主诉2023年5月23日月经来潮，行经5天，经色红，无明显不适症状。未再就诊。

按

《万氏妇人科》记载："至于虚者，在于气虚不能摄血。"《景岳全书》记载："若脉证无火，而经早不及期者，乃心脾气虚，不能固摄而然。"气虚冲任不固，经血失于制约，故月经提前；气虚、血虚不能化血为赤，故经色淡；气虚中阳不振，故乏力；血虚不能上荣头面，故头晕。舌淡，少苔，脉细弱。给予中药口服，一诊方中炙黄芪补中益气、升阳固表，少量升麻升阳举陷，协助黄芪以升提下陷之中气；配伍党参、麸炒白术、茯苓、炙甘草补气健脾；当归、白芍养血和营；经前期阳长阴消，治疗多以补肾助阳为主，注重滋阴，滋阴以养阳，熟地黄、酒女贞子、枸杞子补肾益阴，菟丝子、山萸肉补肾助阳，滋阴药与助阳药合用以增强补肾之效；麸炒山药补脾益阴、滋肾固精；覆盆子补益肾脏；龙眼肉养血补脾;木香、砂仁开胃醒脾,以助脾胃健运;炙甘草调和诸药。二诊时患者头晕、乏力症状好转,但之前服药后偶感腹胀,故去黄芪、麸炒山药、龙眼肉,加陈皮、麸炒枳壳理气和胃,使诸药补而不滞。

二、月经后期

月经周期延长7天以上,乃至3~5个月行经1次者,并连续出现2个周期以上,称为月经后期,亦称经水后期、经期错后、月经延后、经迟等。月经后期是一种妇科常见、多发病症,如治疗不当兼月经量变化,可能进一步发展为崩漏或闭经。长期的月经不调不仅会导致内分泌紊乱,影响育龄女性的生育功能,还会引起面部痤疮、心烦易怒、体形肥胖等问题,使患者身心痛苦。

(一)历史沿革

月经后期的概念首先被汉代张仲景提出,在《金匮要略·妇人杂病脉证并治》中记为"至期不来"。唐代《备急千金要方》中载有"隔月不来"。明代的《济阴纲目》依据该病的症状特点将其记为"经候愆期"。在明代《景岳全书·妇人规》中,此病被称作"经迟"。直至清代,《女科秘要》和《竹林女科证治》正式将该病命名为"月经后期"。

(二)病因病机

对于月经后期的病因病机,历代医家观点不尽相同。张仲景在《金匮要略》中认为,阳虚血寒、瘀阻冲任致使"至期不来",其后诸多医家以血寒论治本病。明代张景岳在《景岳全书·妇人规》中提及血热多属月经先期,但血热日久,阴火内烁,津亏血少,燥涩伤阴,亦会导致月经后期;血寒会导致月经后期,而血寒是因阳气亏虚、寒邪内生、生化失期所致,至于从外入内,侵袭人体的寒气造成血逆或疼痛是寒气凝滞并非血寒之证。明代的《万病回春》提出月经后期且有紫黑血块是气滞血瘀所致,而月经后期兼伴腹痛是血虚有热之证,认为月经后期的病因病机以气滞、血瘀、虚热为主,因气血不畅、寒热错杂,致使月经后期。明代《邯郸遗稿》中载有"肥人过期是气虚挟痰也",认为形体丰盛者,脾气不足,难以运化输布水液,导致内生湿浊,痰饮盛,痰凝经脉而致月经后期。清代的《傅青主女科》指出,月经后期兼月经量多不是血虚导致的,月经后期根据月经量多少有所不同,不能一概而论,认为月经后期都是血寒所致,并依照月经量的多少将月经后期分为虚寒和实寒。综上可知,月经后期的发生可分虚实两大类,虚者主因气血两虚,肝肾不足,脾气亏虚,冲任受损,血海不盈,致使月经后期;实证多由寒凝血瘀,气滞经络,经脉不利,引起月经后期,包括肾虚、血虚、血寒、气滞、痰湿等证型。王宝书认为,月经后期的主要病机为肾虚和肝郁,寒邪外袭,肝郁脾虚,运化气血功能减弱,气机升降功能失调,气血受阻,胞宫不能按时蓄满,发为月经后期。郭南京认为,月经后期的病因主要是血热,肝郁气滞,日久化热或肝火亢盛,火热煎灼血液,而致津血枯涸,血海不能定时充盈,发为月经后期;素体阴虚或大病久病损伤阴津,阴虚内热,耗伤津血,形成恶性循环,导致血海亏虚,发为经迟。

1. 肾虚

肾为先天之本,肾精乃女性生殖发育必不可缺少的调控物质,若禀赋不足,劳累过度,房事多产,均会损伤肾气,导致肾精虚乏,冲任二脉受损,遂致行经错后。若肾虚开阖不利,也易导致经血不能按期到来。

2. 血虚

血为月经的物质基础,是影响月经能否按时到来的关键,若素体本虚导致先天营血不足,或病劳产伤等原因耗伤大量营血,或脾胃本虚,不能运化饮食中的精华为营血,均会导致营血衰少,冲任二脉空虚,导致月经后期。

3. 血寒

虚寒者,寒居于内,阳气不能温养脏腑,脏腑气血瘀滞,功能受阻,血海盈满不及,导致经期延后;实寒者,寒邪外袭,过食寒凉,久居寒冷之地而失于保暖,以致寒凝血瘀,冲任二脉流通受阻,血海盈满不及,导致经期延后。《傅青主女科》提出,实寒可导致月经后期并伴随月经量多,虚寒可导致月经后期并伴随月经量少,虽然二者均为寒证导致的经期延后,但却伴随不同症状,临床应加以鉴别。

4. 气滞

情绪忧郁,气机受阻,血行不畅,胞宫亏虚,经期错后。《金匮要略》指出月经后期病因有虚、有冷、有气滞;《四圣心源》认为月经后期是由于肝气瘀滞,经血不能按时疏泄所致。"肝藏血""肝主疏泄",气滞证与肝脏密切相关,肝的藏血功能与月经来潮有着密切的联系,肝的疏泄功能是全身气机舒畅、血流运行无障碍的关键,肝的疏泄功能正常才能保障脏腑经络之间的联系无阻。

5.痰湿

患者素体肥胖,或嗜食肥甘厚味,体脂过剩,导致体内痰湿聚集,困阻脾胃运化功能,运化精血无力;《丹溪心法》认为"经不行者,非无血也,为痰所碍而不化",痰湿内聚,精微物质无法到达诸脏腑,日久影响其他脏腑正常功能,阻碍气血运行。气血不足或运行受阻均可导致胞宫虚乏,月经延后。

综上各病因病机,不外虚实两端。然虚与实又常相互兼夹,或虚中兼实,或实中夹虚。如肾阳虚,血失温运,可血滞成瘀;血虚气弱,运血无力,可涩滞为瘀;肝郁气滞,子病及母,可致肾虚。临证需"谨守病机",掌握因果之转化,病证之演变。本病若治疗不及时或失治,日久病深,常可发展为闭经。

(三)辨证论治

1.肾虚证

主要证候:月经周期延后,月经量少,经色暗淡,质清稀,或带下清稀;腰膝酸软,头晕耳鸣,面色晦暗,或面部暗斑;舌淡,苔薄白,脉沉细。

治法:补肾养血调经。

方药:当归地黄饮(《景岳全书》)。

组成:当归、熟地黄、山茱萸、山药、杜仲、怀牛膝、炙甘草。

方中当归、熟地黄、山茱萸养血益精;山药、杜仲补肾气以固命门;怀牛膝强腰膝、通经血,使补中有行;炙甘草调和诸药。全方重在补益肾气、益精养血。

若肾气不足,日久伤阳,症见腰膝酸冷者,可酌加菟丝子、巴戟天、淫羊藿、杜仲等以温肾阳、强腰膝;带下量多清稀者,酌加鹿角霜、金樱子以温肾固摄止带。

2.血虚证

主要证候:月经周期延后,月经量少,经色淡红,质清稀;或小腹绵绵作痛,或头晕眼花,心悸少寐,面色苍白或萎黄;舌质淡红,脉细弱。

治法:补血益气调经。

方药:大补元煎(《景岳全书》)。

组成:人参、山药、炙甘草、当归、熟地黄、枸杞、山茱萸、杜仲。

方中人参大补元气,为君药,气生则血长;山药、炙甘草补脾气,佐人参以滋生化之源;当归养血活血调经;熟地黄、枸杞、山茱萸、杜仲滋肝肾、益精血,乃补血贵在滋水之意。诸药合用大补元气、益精养血。

肾藏精,精生血,精血同源而互生。故上述两种证型常可兼见,出现肾虚血少之月经后期时,又当补肾养血调经,上述二方加减运用。

3.血寒证

(1)虚寒证

主要证候:月经周期延后,月经量少,经色淡红,质清稀;小腹隐痛,喜暖喜按,腰酸无力,小便清长,大便稀溏;舌淡,苔白,脉沉迟或细弱。

治法:扶阳祛寒调经。

方药:温经汤(《金匮要略》)。

组成:吴茱萸、桂枝、当归、川芎、白芍、阿胶、牡丹皮、麦冬、半夏、生姜、人参、甘草。

方中吴茱萸、桂枝温经散寒暖宫、通利血脉;当归、川芎、白芍、阿胶养血活血调经;牡丹皮祛瘀;麦冬、半夏、生姜润燥降逆和胃;人参、甘草补气和中。全方针对寒热虚实错杂,且冲任虚寒、瘀血阻滞为主的病机,治以温、清、补、消并用,以温经散寒、养血祛瘀为主。古人誉本方为调经之祖方,临床常用。

(2)实寒证

主要证候:月经周期延后,月经量少,有块,经色暗;小腹冷痛拒按,得热痛减,畏寒肢冷,或面色青白;舌质淡暗,苔白,脉沉紧。

治法:温经散寒调经。

方药:温经汤(《妇人大全良方》)。

组成:桂心、当归、川芎、人参、莪术、牡丹皮、牛膝、芍药、甘草。

方中桂心温经散寒,当归、川芎活血调经,三药配伍有温经散寒调经的作用;人参甘温补气,助桂心通阳散寒;莪术、牡丹皮、牛膝活血祛瘀;芍药、甘草缓急止痛。全方共奏温经散寒、活血祛瘀、益气通阳调经之效。

《金匮要略》温经汤与《妇人大全良方》温经汤均有当归、川芎、芍药、牡丹皮、人参、肉桂、甘草等,有温经散寒、祛瘀养血之功,可治疗冲任寒凝、瘀血阻滞之月经病、不孕症。然《金匮要略》温经汤中还配有吴茱萸、法半夏、生姜、阿胶、白芍、麦冬,故以温经散寒、养血温补之功见长,治虚寒证;《妇人大全良方》温经汤则配有莪术、牛膝,以活血化瘀温通之功为强,治实寒证。

4.气滞证

主要证候:月经周期延后,月经量少或正常,经色暗红,或有血块;小腹胀痛,或精神抑郁,经前胸胁乳房胀痛;舌质正常或红,苔薄白或微黄,脉弦或弦数。

治法:理气行滞调经。

方药:乌药汤(《兰室秘藏》)。

组成:乌药、香附、木香、当归、甘草。

方中乌药理气行滞,为君药;香附疏肝理气、木香行脾胃滞气,为臣药;当归养血活血调经,为佐药;甘草调和诸药,为使药。全方共奏行气活血调经之效。

月经量过少、有块者,加川芎、丹参、桃仁以活血调经;小腹胀痛甚者,加莪术、延胡索以理气行滞止痛;胸胁、乳房胀痛明显者,酌加柴胡、郁金、川楝子、王不留行以疏肝解郁、理气通络止痛。

5.痰湿证

主要证候:形体肥胖,月经周期延长,月经量少或正常,经色淡;自觉身体困重,口腻,大便不成形;舌淡胖,边有齿痕,苔白厚或白腻,脉沉滑。

治法:燥湿化痰、健脾调经。

方药:苍附导痰汤(《广嗣纪要》)。

组成:苍术、香附、半夏、胆南星、陈皮、枳壳、滑石、白茯苓、神曲。

方中苍术、香附燥湿行气化痰,为君药;半夏、胆南星加强化痰力量;陈皮、枳壳行气,"气行则痰消";滑石、白茯苓淡渗利湿,神曲健胃化痰。全方行气、健脾、利湿、化痰,绝生痰之源,给痰邪以出路。

(四)临床验案

病案1

刘某某,女,40岁。

一诊:2021年12月6日。

主诉:月经周期延长4个月。

患者主诉4个月前无明显诱因出现月经周期延长,由原来24~26天的月经周期逐渐延长至40余天一行,月经量少,经色淡红。既往月经提前3~4天来潮,月经量少,经色淡,行经偶有腰酸。末次月经为2021年12月3日,本次月经中患者口服黄体酮胶囊5天后出现撤退性出血。患者平素无明显不适。舌淡,苔薄,脉沉细。

诊断:月经后期,辨证为肾虚证,治拟补肾助阳、养血调经。

给予患者中药饮片7剂口服,每日1剂,水煎取汁400mL,早晚饭后分次温服。

具体用药如下:当归10g、熟地黄15g、山萸肉10g、白芍10g、酒女贞子15g、墨旱莲15g、鸡血藤15g、党参15g、白术10g、茯苓10g、陈皮10g、炙甘草6g。

二诊:2021年12月16日。

患者复诊,主诉服药后无不适症状。

调整用药,给予患者中药饮片7剂口服,用法同前。

具体用药如下:当归10g、熟地黄15g、山萸肉10g、白芍10g、鸡血藤15g、党参15g、白术10g、茯苓10g、陈皮10g、炙甘草6g、菟丝子15g、枸杞子10g、肉苁蓉10g。

三诊:2021年12月23日。

患者复诊,主诉服药后无不适症状。

调整用药,给予患者中药饮片10剂口服,用法同前。

具体用药如下:当归10g、熟地黄15g、山萸肉10g、鸡血藤15g、党参15g、白术10g、茯苓10g、陈皮10g、炙甘草6g、菟丝子15g、枸杞子10g、肉苁蓉10g、赤芍10g、川芎10g、牛膝10g、炒桃仁10g、红花10g。

四诊:2022年1月3日。

患者复诊,主诉2021年12月29日月经来潮,行经3天,月经量略有减少,经色淡红,无痛经。

调整用药,给予患者中药饮片14剂口服,用法同前。

具体用药如下：当归10g、熟地黄15g、山萸肉10g、鸡血藤15g、党参15g、茯苓10g、炙甘草6g、菟丝子15g、枸杞子10g、肉苁蓉10g、酒女贞子15g、墨旱莲15g、制何首乌15g。

随访患者，主诉2022年1月29日月经来潮，行经4天，月经量增多，经色红。未再就诊，随访2个月，月经周期基本正常。

按

《素问·上古天真论》记载："二七而天癸至，任脉通，太冲脉盛，月事以时下，故有子。"天癸为肾精，肾气沉藏和充盈到一定程度而化生，是促进人生长、发育、生殖的精微物质。肾虚精血亏少，冲任亏虚，血海不能按时满溢，故经行后期，月经量少；肾气虚，火不足，血失温煦，故色淡；肾主骨生髓，脑为髓海，腰为肾之外府，肾虚则腰酸。舌淡，苔薄，脉沉细。一诊方中当归、熟地黄、山萸肉养血益精；白芍、鸡血藤补血活血；酒女贞子、墨旱莲补益肝肾；党参、白术、茯苓、炙甘草补气健脾；炙甘草调和诸药。二诊时患者正值月经后半周期，去墨旱莲、女贞子，加菟丝子、肉苁蓉补肾助阳；枸杞子滋阴补肾，滋阴药与助阳药合用以增强补肾之效。三诊时患者正值经前期，给予赤芍、牛膝以凉血散瘀；川芎活血行气；炒桃仁、红花活血通经。四诊时患者处于经后期，去白术、陈皮、肉苁蓉、赤芍、川芎、牛膝、炒桃仁、红花，加酒女贞子、墨旱莲、制何首乌以补肝肾。

病案2

刘某某，女，41岁。

一诊：2023年2月13日。

主诉：月经周期延长，持续时间1年余。

患者主诉1年前无明显诱因开始出现月经周期延长，既往月经周期为30天，逐渐延长至45~60天一行，月经量减少，经色淡红。末次月经为2023年2月10日，本次月经中患者口服黄体酮7天后出现撤退性出血，月经量少。患者体胖，带下量多，身重困倦，大便溏。舌淡胖，苔白腻，边有齿痕，脉滑。

诊断：月经后期，辨证为痰湿困脾证，治拟祛痰除湿、健脾调经。

给予患者中药饮片14剂口服，每日1剂，水煎取汁400mL，早晚饭后分次温服。

具体用药如下:丹参30g、麸炒薏苡仁30g、鸡血藤15g、党参15g、麸炒苍术15g、黄芪15g、决明子15g、茯苓15g、陈皮12g、当归12g、麸炒白术12g、泽泻12g、清半夏10g、炙甘草10g。

二诊:2023年3月6日。

患者复诊,主诉前次服药后月经量有所增多,共行经7天。身重困倦之感明显减轻,便溏缓解,大便基本成形。

调整用药,给予患者中药饮片14剂口服,用法同前。

具体用药如下:丹参30g、麸炒薏苡仁30g、鸡血藤15g、党参15g、麸炒苍术15g、黄芪15g、决明子15g、茯苓15g、陈皮12g、当归12g、麸炒白术12g、泽泻12g、清半夏10g、炙甘草10g、白芍12g、山萸肉12g、杜仲12g、桑寄生15g。

三诊:2023年3月27日。

患者复诊,主诉2023年3月12日月经来潮,行经4天,月经量少,经色淡红。身重困倦症状进一步缓解,精神明显好转,近日又有轻微便溏。

调整用药,给予患者中药饮片14剂口服,用法同前。

具体用药如下:丹参30g、麸炒薏苡仁30g、鸡血藤15g、党参15g、麸炒苍术15g、黄芪15g、决明子15g、茯苓15g、陈皮12g、当归12g、麸炒白术12g、泽泻12g、清半夏10g、炙甘草10g、杜仲12g、桑寄生15g、菟丝子15g。

四诊:2023年4月13日。

患者复诊,主诉2023年4月11日月经来潮,月经量增多,经色暗。无力感、身重症状基本消失,自觉精神状态良好。

给予患者原方中药饮片14剂口服,用法同前。

随访患者,主诉2023年5月12日月经来潮,行经6天,月经量增多,经色淡红。现无明显自觉不适,未再就诊。

按

湿性重浊、黏滞趋下而易侵犯阴位,如《素问·太阴阳明论》记载"伤于湿者,下先受之"。元代朱震亨《罗太无口授三法》记载:"病因:经候过期……亦有肥盛而为痰塞阻者。"妇人血少无以生化者,脾胃虚弱,脾胃为生痰之源,故脾失健运而生痰,痰塞阻经,使经水迟来。痰湿内盛,滞于冲任,气血运行不畅,血不能如期满溢,故经期错后,月经量少;痰湿壅滞,脾失健运,则体胖、便溏、身重困倦;痰湿流注下焦,损失任带二脉,带脉失约,故带下量多。舌淡胖,苔白腻,边有齿痕,脉滑。一诊时给予患者中药口服,方中二陈汤化痰燥湿、和胃健脾;清半夏燥湿化痰、和胃降逆;陈皮理气行滞、燥湿化痰;茯苓健脾渗湿,渗湿以助化痰之功,健脾以杜生痰之源;炙甘草健脾和中;麸炒苍术燥湿健脾;麸炒薏苡仁、泽泻利水渗湿;党参、麸炒白术健脾益气;黄芪升举阳气;当归、鸡血藤活血调经;丹参活血化瘀;决明子润肠通便;炙甘草调和诸药。二诊时患者正值经前期,给予白芍养血合营;山萸肉、杜仲、桑寄生补肾强筋骨。三诊时因患者轻微便溏,故去白芍、山萸肉,加菟丝子以补肾止泻。

三、月经先后无定期

月经先后无定期是指月经周期提前或延后7天以上,连续出现3个周期以上者,又称为经水先后无定期、月经愆期、经乱等。唐代孙思邈《备急千金要方·妇人方下·月经不调》记载"妇人月经一月再来,或隔月不来",首次将本病作为月经不调来描述。月经先后无定期的症状常伴月经的量、色、质等异常,可衍变为崩漏、闭经等严重病证,临床治疗刻不容缓。现代女性生活压力增加,饮食、起居、生活不规律,患此病者逐渐增多,严重影响广大女性的生活质量。

（一）历史沿革

唐代孙思邈在《备急千金要方》中首次对本病进行了描述,用"月水或在月前或在月后"来描述月经先后不定期,并指出本病可用当归丸治疗。《备急千金要方·妇人方下·月经不调》中用"一月再来,或隔月不来""一月再来,或两三月一来"对本病进行描述。宋代《圣济总录·妇人血气门》记载"治妇人血气不调,经水不定……庵子散方",其中用"经水不定"来描述月经先后不定期,但仍列为"月经不调"的证候之一来描述,并没有作为独立的病证论治。《妇人大全良方·调经门》中也有"月候愆期或前或后"的说法,但未见其对此病单独进行论述。其后明代万全在著作《万氏妇人科·调经章》中提出"经行或前或后"的病名,并指出本病需要从虚论治,可用加减八物汤治疗。虽然简单地对此病进行了论述,但万全已观察到月经先后不定期与其他月经不调不同,认为治疗上也应当进行区分,并对此进行了单独论述,大大丰富和发展了月经病的内容。《景岳全书·妇人规》则将本病称为"经乱",并将其分为"血虚经乱"和"肾虚经乱"。书中记载:"凡妇人血虚者,或迟或早,经多不调,此当察脏气,审阴阳,详参形证脉色,辨而治之,庶无误也""妇人因情欲房室,以致经脉不调者,其病皆在肾经,此证最多,所当辨而治之。"比较详细地论述了此病的病因病机、治疗法则、方药等,并对预后和如何调养进行了论述,其观点至今仍被沿用推崇,为后世临床论治提供了准则。《傅青主女科·调经》将月经先后不定期称为"经水先后不定期",书中记载"妇人有经来续断,或前或后无定期"。《医宗金鉴·妇科心法要诀》记载"经来前后为愆期,前热后滞有虚实,淡少为虚不胀痛,紫多胀痛属有余",称本病为"愆期",认为月经提前来潮为热,延后为滞,经色淡、月经量少而不胀者为虚,经色紫并月经量多胀痛者为实。清代张璐的《张氏医通》亦有"经水愆期"的论述。明代赵献可的《邯郸遗稿》中有"月水或前或后"的病名及治疗方药:"经沉滞不调,脐腹刺痛,或前或后……则经水自行矣。"

(二)病因病机

月经先后无定期的病因主要为肝、脾、肾三脏功能失调及冲任功能失调引起气血失调,继而导致经血蓄溢失常。肾为先天之本,主生殖,肾中之精化血,保持月经之正常经量,《傅青主女科·调经》中提出"经本于肾""经水出诸肾"。肾主封藏,因素体肾气不足、久病、房劳多产等导致肾气亏损,藏泄失司,冲任失调,则血海蓄溢失常,经水当藏不藏,月经先期而至,当泻不泻,月经后期而来。"女子以肝为先天",肝藏血,司血海,主疏泄。肝气条达,疏泄正常,血海按时满溢,则月经周期正常。因素体忧郁、情志所伤导致肝气郁结,疏泄失司,则月经当至不至;或肝气郁结生热,热伤冲任,迫血妄行,则月经先期。"脾胃为后天之本",脾主生化,主统摄气血,脾气健运则生化有常,统摄有节,月经按时而下;若劳倦思虑过度或者饮食失节,损伤脾气,脾虚生化受阻,则血海生化无源,不能按时溢满,表现为月经后期;脾虚失摄,无力固摄血液,则表现为月经先期。

1.肝郁

肝藏血,司血海,主疏泄。肝气条达,疏泄正常,血海按时满溢,则月经周期正常。若患者情志抑郁,或忿怒伤肝,以致肝气逆乱,疏泄失司,冲任失调,血海蓄溢失常,如疏泄太过,则月经先期而至;疏泄不及,则月经后期而来,遂致月经先后无定期。

2.肾虚

肾为先天之本,主封藏。从经血而论,肾又主施泄,正如《景岳全书·妇人规》所说"经血为水谷之精气……施泄于肾"。若素体肾气不足或多产房劳、大病久病伤肾,或少年肾气未充,或绝经之年肾气渐衰,肾气亏损,藏泄失司,冲任失调,血海蓄溢失常。应藏不藏,则经水先期而至;当泻不泻,则月经后期而来,以致月经先后无定期。

(三)辨证论治

月经先后无定期的发生与肝肾功能失常、冲任失调、血海蓄溢失常密切相关。然临证又要注意两脏同病或多脏受累的复杂病机,如肝为肾之子,肝之疏泄功能失常,子病及母,而致肾之封藏失司,故常发展为肝肾同病。肝与脾又为相克关系,肝木可以克脾土,使脾生化气血,若统血摄血功能失常,发为肝脾同病;亦可见肝、脾、肾同病。若以提前为多见,又月经量增多、经期延长者,可向崩漏转化;若以延后为多见,而又月经量减少者,可向闭经转化。

1.肝郁证

主要证候:患者经来先后无定,月经量或多或少,经色暗红或紫红,或有血块,或经行不畅;胸胁、乳房、少腹胀痛,脘闷不舒,时有叹息,嗳气食少;苔薄白或薄黄,脉弦。

治法:疏肝理气调经。

方药:逍遥散(《太平惠民和剂局方》)。

组成:柴胡、薄荷、当归、白芍、白术、茯苓、甘草、煨姜。

方中柴胡疏肝解郁,薄荷助柴胡疏肝;当归、白芍养血调经;白术、茯苓、甘草健脾和中;煨姜温胃行气。全方重在疏肝理脾,肝气得舒,脾气健运,则经自调。

2.肾虚证

主要证候:患者经行或先或后,月经量少,经色淡暗,质清,或腰骶酸痛,或头晕耳鸣;舌淡,苔白,脉细弱。

治法:补肾调经。

方药:固阴煎(方见月经先期)。若肝郁肾虚,症见月经先后无定,月经量或多或少,经色暗红或暗淡,或有块;经前或经行乳房胀痛,腰膝酸软,或精神疲惫;舌淡,苔白,脉弦细。治宜补肾疏肝调经,方用定经汤(《傅青主女科》)。

定经汤组成:当归、白芍、菟丝子、熟地黄、柴胡、芥穗、山药、茯苓。

方中当归、白芍养血柔肝调经;菟丝子、熟地黄补肾气、益精血、养冲任;柴胡、芥穗味清香以疏肝解郁;山药、茯苓健脾和中而利肾水。全方疏肝肾之郁气,补肝肾之精血,肝气舒而肾精旺,气血调和,冲任相资,血海蓄溢正常,则经水自能定期而潮。

(四)临床验案

病案1

尚某某,女,41岁。

一诊:2022年11月17日。

主诉:月经周期紊乱1年余。

患者主诉近1年月经来潮时间不定,有时提前,有时错后,2022年10月6日月经来潮,行经5天,月经量正常,经色暗;2022年10月29日再次行经,出血10余天,11月15日停止出血,前5天月经量正常,后5天月经量少,经色暗。主诉近1年来腰骶部酸痛不适,时感腰骶部发凉;睡眠差,需口服镇静的西药助眠;近两周大便干结,排便困难,2~3天一行,时觉口苦。舌淡,苔白,脉沉细。

诊断:月经先后无定期,辨证为肾虚证,治拟补肾益气、养血调经。

给予患者中药饮片10剂口服,每日1剂,水煎取汁400mL,早晚饭后分次温服。

具体用药如下:远志10g、皂角刺15g、续断10g、小茴香10g、首乌藤15g、桑寄生12g、合欢皮15g、桂枝10g、杜仲10g、当归12g、丹参15g、大血藤15g、败酱草15g、柏子仁15g、白花蛇舌草15g、党参15g、麸炒白术12g、山药10g。

二诊:2022年12月5日。

患者复诊,主诉2022年11月22日月经来潮,月经量适中,经色红。月经干净后仍感腰骶部疼痛,疼痛及发凉症状有所缓解;睡眠改善,服药期间无须服用西药助眠;大便次数增多,但仍感大便干;近2天略感胃胀。

调整用药,给予患者中药饮片14剂口服,用法同前。

具体用药如下:远志10g、续断10g、小茴香10g、首乌藤15g、桑寄生12g、合欢皮15g、桂枝10g、杜仲10g、丹参15g、大血藤15g、败酱草15g、柏子仁15g、白花蛇舌草15g、党参15g、麸炒白术12g、山药10g、肉苁蓉15g、大黄6g、厚朴10g、麸炒枳壳10g。

三诊:2022年12月26日。

患者复诊,主诉2022年12月20日月经来潮,行经5天,月经量适中,经色红。月经干净后腰骶部疼痛明显减轻,发凉症状明显缓解;睡眠较好;大便一日一解,解时较容易,近2天感觉轻微便溏;近日自觉出汗增多。

调整用药,给予患者中药饮片14剂口服,用法同前。

具体用药如下:远志10g、续断10g、小茴香10g、首乌藤15g、桑寄生12g、合欢皮15g、桂枝10g、杜仲10g、丹参15g、大血藤15g、败酱草15g、白花蛇舌草15g、党参15g、麸炒白术12g、山药10g、肉苁蓉15g、麸炒枳壳10g、干姜9g、浮小麦30g。

3个月后随访患者,其主诉症状基本消失,月经周期正常,月经量尚可,睡眠好,大便通畅,无其他不适。

按

气血之根在于肾,血是月经的物质基础,气为血之帅,气血调和则经候如常。肾气盛,天癸至,月事以时下;肾气衰,天癸竭,月经断绝。肾气虚弱,封藏失职,开阖不利,冲任失调,血海蓄溢失常,故经行先后无定期。肾为水火之脏,肾精藏髓,肾气虚弱,水火两亏,精血虚少,则髓海不足,故经少;腰为肾之外府,肾虚失养,则腰酸。舌淡,苔白,脉沉细。一诊方中党参、麸炒白术健脾益气;皂角刺、大血藤、败酱草、白花蛇舌草清热解毒,配伍桂枝、小茴香以温通经脉,缓解其药性之寒凉;续断、桑寄生、杜仲补肝肾、强筋骨;远志、首乌藤、合欢皮、柏子仁安神益志;山药补益心脾;当归补血活血;丹参活血化瘀。二诊时因患者腰骶部寒凉好转,故去皂角刺、当归;因大便干,加肉苁蓉、大黄以润肠通便;因略感腹胀,故加厚朴、麸炒枳壳以理气行滞。三诊时因患者近日轻微便溏、出汗增多,故加干姜以温胃散寒,加浮小麦以益气固表止汗。

四、月经过多

月经过多指月经量较正常明显增多,或每次经行总量超过80mL,而周期、经期基本正常者,亦称经水过多或月水过多。祖国医学认为月经过多是多种原因造成的,冲任不固,不能制约经血,以致经行量多。西医学认为月经过多常出现在子宫肌瘤、子宫腺肌病等器质性病变和凝血功能障碍疾病中,如果病因去除,则月经可恢复正常或者改善。

(一)历史沿革

月经过多之名最早见于汉代的《金匮要略》,其称之为“月水来过多”,但并未将月经过多作为一个单独的病名加以详细论述。晋代王叔和的《脉经》将月经过多称为“经下反多”。隋代巢元方的《诸病源候论》将月经过多称为“月经乍多”。金元之前的医家多将月经量乍多乍少、周期时先时后统称为“月经不调”或“经候不调”。《圣济总录·妇人血气门》记载:“治妇人经候不调,或所下过多,腹痛腰重,黄连汤方。”《女科百问》记载:“阳气胜阴,月假多者,当归饮。”《万氏妇人科》记载:“凡经水来太多者,不问肥瘦,皆属热也,四物加芩连汤主之。”《证治准绳·女科》记载:“经水过多为虚热,为气虚不能摄血。”《傅青主女科》记载:“妇人有经水过多,经后复行,面色萎黄,身体倦怠,而困乏愈甚者。人以为血热有余之故,谁知是血虚而不归经乎。”月经先期最早记载见于《金匮要略》:“带下经水不利,少腹满痛,经一月再见者,土瓜根散主之。”《丹溪心法心要》记载:“经水不及期而来者,血热也……未及期先来,乃是气血俱热,宜凉气血……”《景岳全书》记载:“凡血热者,多有先期而至……治血热有火者,宜清化饮主之。”月经过多、月经先期与崩中从概念上讲是有区别的。从流血量之多少、持续时间之长短及有无周期性可以鉴别。经间期出血在历代医著中少有论及,经间期即氤氲期,如《证治准绳·女科》中引古人袁了凡之言曰:“凡妇人一月经行一度,必有一日氤氲之候,于一时辰间,气蒸而热……此的候也……此天然之节候,万物之真机也。”

(二)病因病机

月经过多的中医病机复杂,其主要病机围绕虚、热、瘀3个方面。祖国医学认为冲任不固、经血失于固摄为本病的基本病机。脏腑阴阳平衡、气血荣盛与本病密切相关。脏腑主要责之于肝、脾、肾。肝为肝脏，主疏泄，若肝气郁滞，肝主疏泄功能异常，气机不畅，而"气为血之帅"，气滞日久，血行无力，血液运行不畅，故见血瘀，瘀血阻滞经脉，使得血不循常道，溢于脉外，故见月经过多。脾主运化，"后天之本"，脾主统血，为气血生化之源，脾气虚，无以固摄血液，血无所主，可见月经过多。经水出诸肾，肾主封藏，封藏肾中之精、气，气主固摄，肾气亏虚，封藏失职，经血无以制约，可见月经过多。气血荣盛为本病发病之本；气为血之帅，气具有固摄的作用，能够统摄血液，使得血液循行于脉内；气具有推动血液运行的作用，如果出现气虚，推动血液无力，则血液运行不畅，长期如此导致瘀血内生，使得血液运行于脉外；长期瘀血阻滞，影响气机的运行，使得阳气郁滞，气郁化热化火，热迫血行，故可见月经过多。

1. 气虚

患者素体虚弱，或饮食失节，或过劳久思，或大病久病，损伤脾气，致使中气不足，冲任不固，血失统摄，以致经行量多。《医宗金鉴·妇科心法要诀》提出："经水过多，清稀浅红，乃气虚不能摄血也。"久之可使气血俱虚，又可导致心脾两虚，或脾损及肾，致脾肾两虚。

2. 血热

患者素体阳盛，或肝郁化火，或过食辛燥动血之品，或外感热邪，热扰冲任，迫血妄行，因而月经量增多。清代单南山的《胎产指南·经水多少》记载："凡经水来太多者，不问肥瘦，皆属热也。"吴谦等的《医宗金鉴·妇科心法要诀》记载"若稠粘深红，则为热盛有余"，其认为经血黏稠、颜色深红为血热导致的月经过多。

3. 血瘀

患者素多抑郁，气滞而致血瘀；或经期产后余血未尽，感受外邪或不禁房事，瘀血内停。瘀阻冲任，血不归经，以致经行量多。

本病在发展过程中，由于病程日久，常因气随血耗，阴随血伤，或热随血泄而出现由实转虚，或虚实兼夹之象，如气虚血热、阴虚内热、气阴两虚、阳虚里寒而夹血瘀等证。

(三)辨证论治

1. 气虚证

主要证候:经行量多,经色淡红,质清稀;神疲肢倦,气短懒言,小腹空坠,面色㿠白;舌淡,苔薄,脉细弱。

治法:补气摄血固冲。

方药:举元煎(《景岳全书》)。

组成:人参、黄芪、白术、炙甘草、升麻。

方中人参、黄芪、白术、炙甘草补中益气;升麻助黄芪升阳举陷。全方共奏补气升阳、固脱摄血之效。举元煎实为补中益气汤之缩方,补气力专,又无当归辛温动血之弊。

若正值经期,血量多者,酌加阿胶、艾炭、炮姜、乌贼骨以固摄止血;若经行有块或伴下腹痛者,酌加益母草、三七、蒲黄、五灵脂以化瘀止血止痛;若兼见腰骶冷痛、大便溏薄者,为脾肾双亏,酌加补骨脂、炒续断、炒杜仲、炒艾叶以温补脾肾、固冲止血。

2. 血热证

主要证候:经行量多,经色鲜红或深红,质黏稠,或有小血块;伴口渴心烦,尿黄便结;舌红,苔黄,脉滑数。

治法:清热凉血、固冲止血。

方药:保阴煎(《景岳全书》)加地榆、茜草、马齿苋。

组成:生地黄、熟地黄、白芍、黄芩、黄柏、山药、续断、甘草、地榆、茜草、马齿苋。

方中生地黄清热凉血;熟地黄、白芍养血敛阴;黄芩、黄柏清热泻火,直折热邪;山药、续断补肝肾、固冲任;甘草调和诸药;加地榆、茜草、马齿苋清热凉血、化瘀止血。全方共奏清热凉血、固冲止血之效。

若兼见气短懒言,倦怠乏力,或心悸少寐者,乃失血伤气、气虚血热之象,酌加黄芪、党参、白术以健脾益气;若外感热邪化火成毒,兼见发热恶寒,少腹硬痛拒按者,选加金银花、败酱草、虎杖、红藤以清热解毒。

3.血瘀证

主要证候:经行量多,经色紫暗,有血块;经行腹痛,或平时小腹胀痛;舌紫暗或有瘀点,脉涩。

治法:活血化瘀止血。

方药:失笑散(《太平惠民和剂局方》)加益母草、三七、茜草。

失笑散组成:蒲黄、五灵脂。

方中蒲黄活血止血,五灵脂散瘀止痛,二药合用,有活血散瘀、止痛止血之效;加益母草、三七、茜草有加强活血祛瘀止痛之功。

上述3个证型可单独出现,又常兼发生虚实错杂的证型,如气虚血瘀证。临证中须详查,并灵活施治。

(四)临床验案

病案1

刘某某,女,35岁。

一诊:2022年10月13日。

主诉:月经量多,持续时间3个月。

患者主诉近3个月月经量明显增多,经色淡红,常感疲乏无力,时有头晕症状。于1个月前进行宫腔镜子宫内膜息肉切除术。末次月经在2022年10月6日,月经量未见明显减少,一日需5~7片卫生巾,且都可浸满。此时阴道出血基本干净,小腹隐隐作痛,自觉小腹发凉。患者面色㿠白,气短懒言。舌淡,苔薄,脉细弱。

诊断:月经量多,辨证为气虚证,治拟补气养血固冲。

给予患者中药饮片7剂口服,每日1剂,水煎取汁400mL,早晚饭后分次温服。

具体用药如下:柴胡10g、醋香附10g、夏枯草15g、大血藤15g、败酱草15g、皂角刺15g、仙鹤草15g、墨旱莲15g、党参15g、丹参15g、鸡血藤15g、白术10g、茯苓12g、甘草10g、覆盆子10g、山萸肉10g、山药10g、枸杞子10g、龙眼肉10g。

二诊:2022年10月20日。

患者复诊,服药2剂后自觉体力有所改善,头晕症状减轻,腹痛、腹凉症状缓解。近2天大便黏腻不成形,自觉腹部胀满。

调整用药,给予患者中药饮片口服14剂,用法同前。

具体用药如下:柴胡10g、醋香附10g、夏枯草15g、大血藤15g、败酱草15g、皂角刺15g、党参15g、丹参15g、鸡血藤15g、白术10g、茯苓12g、甘草10g、山药10g、枸杞子10g、龙眼肉10g、陈皮10g、麸炒枳壳10g、姜厚朴10g、桂枝10g。

三诊:2022年11月17日。

患者复诊,主诉2022年11月4日月经来潮,行经7天,偶有腰酸,月经量适中,经色较之前鲜红。服药后体力进一步改善,气短症状明显缓解,未再头晕。大便情况改善,小腹疼痛、发凉症状明显缓解,腹胀感消失。

调整用药,给予患者中药饮片10剂口服,用法同前。

具体用药如下:夏枯草15g、大血藤15g、败酱草15g、皂角刺15g、党参15g、丹参15g、鸡血藤15g、白术10g、茯苓12g、甘草10g、山药10g、枸杞子10g、龙眼肉10g、陈皮10g、麸炒枳壳10g、姜厚朴10g、桂枝10g、杜仲10g、桑寄生15g。

随访之后的3个月经周期,患者主诉月经量基本正常,腰酸、腹痛、腹凉症状未再发作,体力基本恢复正常,自觉身体状况良好。

按

明代王肯堂的《证治准绳·女科》提出:"经水过多为虚热,为气虚不能摄血。"《医宗金鉴·妇科心法要诀》记载:"经水过多,清稀浅红,乃气虚不能摄血也。"气虚冲任不固,经血失于制约,故经行量多;气虚血衰不能化血为赤,故经色淡红,质清稀。气虚中阳不振,故气短懒言;气虚无力鼓动血脉,血不上荣于舌,故见舌淡、苔白;运血无力,故脉细弱。一诊方中党参、白术、茯苓健脾益气;丹参活血化瘀;鸡血藤补血活血;仙鹤草、墨旱莲止血;因患者小腹隐痛,给予夏枯草、大血藤、败酱草、皂角刺清热散结消肿;柴胡、醋香附疏肝行气;覆盆子补益肾脏;山药补脾益阴、滋肾固精;山萸肉补肾助阳;枸杞子补肾填精;滋阴药与助阳药合用以增强补肾之效;龙眼肉补心养血;甘草调和诸药。二诊时患者服药后血止,故去止血药仙鹤草、墨旱莲;因患者大便黏腻不成形,自觉腹胀,故加陈皮、麸炒枳壳、姜厚朴理气健脾燥湿,加桂枝温通经脉,缓解夏枯草、大血藤、败酱草、皂角刺之凉。三诊时因患者经期偶有腰酸,其他症状均好转或消失,故去柴胡、醋香附,加杜仲、桑寄生以补肝肾、强筋骨。

病案2

张某某,女,16岁。

一诊:2022年8月11日。

主诉:月经量多,伴经期延长、月经周期缩短,持续3年余。

患者3年前无明显诱因出现月经量增多,一日需用5~8片卫生巾,均基本浸满;伴有经期延长、月经周期缩短,最短间隔15天行经1次,如果口服止血药物,最短行经7天,不服用止血药物,阴道出血常常淋沥10余天。患者11岁时月经初潮,月经规律1年。末次月经为2022年7月24日。就诊时患者主诉10天前开始口服达英-35,现重度贫血,血红蛋白浓度为45g/L。患者平素自感乏力、困倦、精神不济、记忆力减退。面色㿠白,语声低微,舌淡,苔薄,脉细弱。

诊断:月经过多,辨证为气血两虚证,治拟补气养血、固冲调经。

给予患者中药饮片10剂口服,每日1剂,水煎取汁400mL,早晚饭后分次温服。

具体用药如下:党参15g、白术10g、茯苓12g、炙甘草10g、升麻10g、黄芪15g、当归12g、白芍10g、生地黄15g、山萸肉10g、山药10g、覆盆子10g、制何首乌15g、酒女贞子15g、枸杞子10g、菟丝子15g、陈皮10g、麸炒枳壳10g。

二诊:2022年8月18日。

患者复诊,主诉服药后感觉精力有所恢复,便秘。因重度贫血,在外院进行输血治疗。

2022年8月18日复查血常规显示:血红蛋白浓度为111g/L。

调整用药,给予患者中药饮片10剂口服,用法同前。

具体用药如下:党参15g、白术10g、茯苓12g、炙甘草10g、升麻10g、黄芪15g、当归12g、白芍15g、生地黄15g、山萸肉10g、山药10g、覆盆子10g、制何首乌15g、酒女贞子15g、枸杞子10g、菟丝子15g、陈皮10g、麸炒枳壳10g。

三诊:2022年8月29日。

患者复诊,主诉未行经,服药后乏力、倦怠之感进一步改善,精神状态明显恢复,便秘未缓解。

2022年8月29日复查血常规显示:血红蛋白浓度为134g/L。

妇科彩超提示:子宫大小、形态正常,肌层回声均匀,内膜居中,厚约1.7cm,双附件区结构未见明显异常。

调整用药,给予患者中药颗粒7剂,每日1剂,开水200mL冲服,早晚饭后温服。

具体用药如下:党参颗粒散15g、白术颗粒散10g、茯苓颗粒散10g、炙甘草颗粒散10g、陈皮颗粒散10g、麸炒枳壳颗粒散10g、当归颗粒散10g、赤芍颗粒散10g、川芎颗粒散10g、生地黄颗粒散20g、鸡血藤颗粒散15g、覆盆子颗粒散10g、枸杞子颗粒散10g、菟丝子颗粒散15g、柏子仁颗粒散12g、肉苁蓉颗粒散10g。

四诊:2022年9月8日。

患者复诊,主诉2022年9月2日月经来潮,月经量减少,经色红,现仍未干净。主诉便秘有所缓解,但仍不理想。舌红,苔薄,脉细数。

调整用药,给予患者中药颗粒7剂,用法同前。

具体用药如下:党参颗粒散15g、白术颗粒散12g、茯苓颗粒散12g、炙甘草颗粒散10g、升麻颗粒散10g、炙黄芪颗粒散15g、小蓟颗粒散15g、芦根颗粒散15g、蒲黄颗粒散15g、牡丹皮颗粒散10g、三七颗粒散10g、肉苁蓉颗粒散10g、柏子仁颗粒散15g。

五诊:2022年9月15日。

患者复诊,主诉2022年9月2日月经来潮,行经9天,月经量减少。服药后精力明显改善,便秘缓解。

调整用药,给予患者中药颗粒10剂,用法同前。

具体用药如下:党参颗粒散15g、白术颗粒散12g、茯苓颗粒散12g、炙甘草颗粒散10g、升麻颗粒散10g、炙黄芪颗粒散15g、肉苁蓉颗粒散10g、柏子仁颗粒散15g、当归颗粒散12g、白芍颗粒散10g、熟地黄颗粒散15g、鸡血藤颗粒散15g、龙眼肉颗粒散10g、山萸肉颗粒散10g、麸炒山药颗粒散10g、枸杞子颗粒散10g、菟丝子颗粒散15g、覆盆子颗粒散10g。

六诊:2022年9月22日。

患者复诊,主诉2022年9月21日开始阴道出血。调整用药,给予患者收敛止血之品4剂,与前方同服。

增加药剂:蒲黄炭颗粒散15g、地榆炭颗粒散15g、三七颗粒散10g、墨旱莲颗粒散15g、仙鹤草颗粒散15g、侧柏炭颗粒散15g。

七诊:2022年9月26日。

患者复诊,主诉2022年9月21日月经来潮,现仍有少量出血,感觉将尽。出血量明显少于就诊之前。精神、体力明显恢复。

调整用药,给予患者中药颗粒10剂,用法同前。

具体用药如下:党参颗粒散15g、白术颗粒散12g、茯苓颗粒散12g、炙甘草颗粒散10g、升麻颗粒散10g、炙黄芪颗粒散15g、肉苁蓉颗粒散10g、柏子仁颗粒散15g、当归颗粒散12g、生地黄颗粒散15g、龙眼肉颗粒散10g、山萸肉颗粒散10g、麸炒山药颗粒散10g、枸杞子颗粒散10g、菟丝子颗粒散15g、覆盆子颗粒散10g、蒲黄炭颗粒散15g、墨旱莲颗粒散15g、白茅根颗粒散30g、海螵蛸颗粒散15g。

八诊:2022年10月13日。

患者复诊,主诉2022年9月21日月经来潮,行经5天,月经量明显减少;精神、体力与常人无异;便秘进一步缓解,现大便1~2日一行,解时较为顺畅。近日自感腹胀。

调整用药,给予患者中药颗粒14剂,用法同前。

具体用药如下:党参颗粒散15g、白术颗粒散12g、茯苓颗粒散12g、炙甘草颗粒散10g、炙黄芪颗粒散15g、肉苁蓉颗粒散10g、柏子仁颗粒散15g、当归颗粒散12g、生地黄颗粒散15g、龙眼肉颗粒散10g、山萸肉颗粒散10g、麸炒山药颗粒散10g、枸杞子颗粒散10g、菟丝子颗粒散15g、覆盆子颗粒散10g、麸炒枳壳颗粒散10g、陈皮颗粒散10g、木香颗粒散10g、砂仁颗粒散10g。

患者间断服用此方20剂,月经周期、经期较正常,月经量适中,精神、体力良好。

按

清代柴得华的《妇科冰鉴·卷一·经脉愆期》记载:"荣卫怯弱,气血两虚,血多不止。"沈金鳌的《妇科玉尺·月经》亦记载:"经水来而不止者,气虚不能摄血也。"气虚不能摄血,血虚无以化气,气血互根、互化,血虚则脏腑组织失养,气虚则机能活动减退。气虚则冲任不固,经血失于制约,故行经量多;气虚中阳不振,故平素感乏力、困倦,语声低微;血虚不能充盈脉络,见面色㿠白。舌淡,苔薄,脉细弱。一诊药方为补中益气汤加减,方中黄芪补中益气、生养阳固表,配伍党参、白术、茯苓、炙甘草补气健脾;当归、白芍养血和营,合党参、黄芪补气养血;陈皮、麸炒枳壳理气和胃,使诸药补而不滞,少量升麻升阳举陷,协助黄芪以升提下陷之中气;酒女贞子、枸杞子补肾益阴,菟丝子、山萸肉补肾助阳,滋阴药与助阳药合用以增强补肾之效;山药补脾益阴、滋肾固精;制何首乌、覆盆子补益肾脏;生地黄凉血滋阴;炙甘草调和药性。二诊时因患者便秘,白芍10g改为15g。三诊时患者倦怠、乏力进一步改善,故调整用药。方中党参、白术、茯苓、炙甘草健脾益气;当归、鸡血藤养血合营;川芎活血行气止痛;赤芍、生地黄凉血;陈皮、麸炒枳壳理气和胃,使诸药补而不滞,枸杞子补肾益阴,菟丝子、肉苁蓉补肾助阳;覆盆子补益肾脏;柏子仁、肉苁蓉润肠通便;炙甘草调和药性。四诊时因患者行经7天仍未净,便秘缓解但未消失,故调整用药。方中炙黄芪补中益气、生养阳固表,配伍党参、白术、茯苓、炙甘草补气健脾;黄芪补气养血;小蓟凉血止血;蒲黄、三七化瘀止血;芦根清热泻火;牡丹皮凉血祛瘀;柏子仁、肉苁蓉润肠通便;炙甘草调和药性。五诊时患者正值经后期,调整用药,益气补肾养血。方中炙黄芪补中益气、生养阳固表,配伍党参、白术、茯苓、炙甘草补气健脾;当归、白芍、鸡血藤养血和营,合党参、黄芪补气养血;少量升麻升阳举陷,协助黄芪以升提下陷之中气;熟地黄、枸杞子补肾益阴,菟丝子、山萸肉、肉苁蓉补肾助阳,滋阴药与助阳药合用以增强补肾之效;麸炒山药补脾益阴、滋肾固精;覆盆子补益肾脏;龙眼肉补益心脾;柏子仁、肉苁蓉润肠通便;炙甘草调和药性。六诊时因患者阴道出血,故配伍止血药与五诊药物同用,方中墨旱莲、侧柏炭凉血止血;蒲黄炭、地榆炭、三七化瘀止血;仙鹤草收敛止血。七诊时患者出血量明显减少,但未净,故五诊中去白芍、熟地黄、鸡血藤,加生地黄清热凉血;墨旱莲、白茅根凉血止血;蒲黄炭化瘀止血;海螵蛸收敛止血。八诊时患者月经量减少,精神、体力与常人无异,便秘缓解,正值经前期,自感腹胀,故去升麻、蒲黄、墨旱莲、白茅根、海螵蛸,加陈皮、麸炒枳壳、木香、砂仁理气和胃,使诸药补而不滞。

五、月经过少

月经过少是指月经周期基本正常,月经量明显变少,或月经时间不足2天,甚至点滴即净。一般认为月经量少于20mL为月经过少。本病一般情况下月经周期还算正常,但有时也会出现月经周期异常,如月经先期伴月经量少、月经后期伴月经量少。月经后期伴随月经量少的情况多在闭经之前出现。月经过少在中医古籍中被称为经水涩少、经水少、经量过少、经水不利等。

(一)历史沿革

月经过少最早记载于《素问·腹中论》中,"病名血枯。此得之年少时,有所大脱血"。当患者有年少时大量失血病史,未能及时补虚,血虚日久,经量渐少直至枯竭。西晋时期,王叔和在《脉经》中记载,月经过少的病机为"亡其精液",在此书中"经水少"作为病名首次出现。历代医家从病因病机、治则治法、遣方用药等方面对月经过少进行了大量的论述与实践。隋代巢元方认为损伤冲任胞宫为妇科疾患的主要病机,认为体内痰湿壅盛、胞宫受到阻滞,经行不畅致月经量少;明代王肯堂在《证治准绳》中道其为"经水涩少",认为本病多虚少实,并对月经过少的辨证治疗做出了详尽的总结性论述;《万氏女科·经水多少》通过肥瘦判别虚实,瘦人量少多为血虚,胖人量少多为痰凝,同病异治以达其效;明代《景岳全书》提及天癸称之为"无形之水",功效类似于现代医学中的内分泌激素;明代赵献可言"五脏之真,唯肾为根",认为养五脏以养肾最为紧要,并丰富了肾命学说;清代《傅青主女科》提出经水源自肾水,如果肾水虚则经水定然不能盈满,血海不充,胞宫外泄乏源,甚至不能外泄;《医宗金鉴·妇科心法要诀》认为女子癸水源于父母先天,并得后天水谷滋养,肾气推动,任通脉盛,月经来潮,若肾气乏源则月经量少。现代医家认为经血是胞宫定期排泄的物质,女子发育到一定时期,天癸行至,月经初潮更是作为女子发育成熟且具备生育能力的标志。若肾气亏虚、气血不足、脏腑失和,或情志不调,痰、湿、瘀等病理产物阻滞,造成冲任损伤、胞脉不利,就会引发月经过少。高飞霞统计分析了岭南地区月经过少患者的中医证型和病因病情的相关性:月经过少的群体中,肾虚证最多见,而且肾虚越严重,月经过少的程度越重,内膜越薄;并发现宫腔粘连与月经过少的程度呈正相关;促黄体生成素(LH)水平亦与月经过少存在相关性。张英敏统计分析了150例月经过少患者和150例健康女性,将月经过少的危险因素总结如下:多孕多产、宫腔操作、不良情绪、起居不慎、感染寒邪、熬夜等容易引起月经量减少,而肾虚型是临床最常见的类型,其次是血瘀型,这与其他研究者的调查数据基本一致。

(二)病因病机

祖国医学认为,虚、实两个病理因素是导致月经过少的主要因素。实者可因患者进食生冷之品或不慎外感寒邪,导致血为寒凝,瘀阻冲任胞宫;或忧思暴怒出现气机不畅,气结血滞;或水液停聚,痰浊阻塞冲任气血的流通,从而导致月经过少。虚者可因平素身体虚弱,抵抗疾病的能力减弱;或脾气亏损,不能将体内消化吸收的精微物质转化成气血津液;或生活调摄失宜、病后不愈,损伤气血,胞宫蓄血无源,致使经行量少。明代医家万全因人制宜,依据体质的虚实差异,提出不同的治法,即瘦人因化源不足、冲任血少导致月经量少,可采用"四物加人参汤"益气补血,而胖人多由痰湿停聚日久,阻滞胞脉,冲任不畅,从而出现经水少,因此治疗上服用"二陈加芎归汤"。根据历代医家研究总结,月经过少主要与肾虚、血虚、血瘀、痰湿等密切相关。

1.肾虚

先天或后天等多种原因损伤肾气,肾不能闭藏精气,导致冲任血少;肾中所贮藏的阴精,为肾气的各种功能活动提供物质保证,若肾阴亏虚,精血不足,胞宫失于充盈,致使经水涩少;肾中阳气衰少,冲任胞宫失于温煦、营养,气血流通迟缓涩滞,也会出现月经过少。《傅青主女科》记载:"经水出诸肾。"《血证论·经血》记载:"经行太少……肾中天癸之水不足者。"肾藏精,主生殖,肾精亏虚,肾气不足,是导致月经量明显减少的主要原因。

2.血虚

患者素体血虚,或久病伤血,营血亏虚;或饮食不节、劳倦、思虑伤脾,脾虚化源不足,冲任血海不充,遂致月经量少。女子的经孕产乳也皆需用血耗血,而当代女性因熬夜、夜寐不足、嗜食辛辣等因素暗耗阴血,或堕胎小产、久病失血,遂致"不足于血",血虚则月经过少。血是构成月经的主要成分,脾运化饮食水谷精气,洒陈于内外周身,脏腑得以濡养而功能正常,则气血充盛调畅,脾气旺盛则气血源源不绝,血海定期满溢,若因饮食不节、忧思伤脾,或暴怒致使肝气乘脾,脾气受损,脾失健运,则经血化源不足。肝藏血,贮存血液,潮来之时,肝调节一身血量下注冲脉,充盈血海,"人卧则血归于肝",若加班熬夜,休息不足,阴血暗耗,血不归于肝,肝血不足,血海蓄溢失常,则月经过少。

3.血瘀

患者感受寒邪,寒客胞宫,血为寒凝;或素多忧郁,气郁血滞,均使冲任受阻,血行不畅,经血受阻致经行量少。气血和调,血行畅通,血海按时满溢,则经候如常。肝主疏泄,调畅气血,肝经与冲脉、任脉、督脉交汇,冲、任、督三经"一源而三歧",同起于胞宫,肝通过任、督、冲三经与胞宫相连,肝气通达则血海藏泄有序。

4.痰湿

患者素多痰湿,或脾失健运,湿聚成痰,痰阻冲任,血不畅行而经行量少。痰湿的形成,多为胖人,或喜食酒水滋腻、过度节食减重等原因损伤脾胃,脾失健运,运化失常,且消化吸收的水液不得由脾上输至肺而输布于全身,水液代谢多余的残液也不得由脾转输至肾与膀胱而排出体外,水液停聚,聚湿成痰,闭塞子宫。或肾阳不足,不能温暖脾土,肾病及脾,天寒地冻,水液内停,津凝成痰,寒痰为有形之邪,得温则化,而脾肾阳虚,痰湿阻滞冲任无以得化,则血行不畅而行经量少。

月经过少的病因病机虽有虚实之分,但临床以虚证或虚中夹实者为多,应掌握其病机转化,如肾阳虚、肾气不足均可致血瘀,即为肾虚血瘀;血虚气弱,亦可致瘀;肾阳不足,不能温煦脾阳,脾失健运,常可发为肾脾两虚夹痰湿。月经过少伴有月经后期者,常可发展为闭经,尤其要警惕卵巢早衰,临证应予以重视,及早诊治。

(三)辨证论治

1.肾虚证

主要证候:月经量素少或渐少,经色暗淡,质稀;腰膝酸软,头晕耳鸣,足跟痛,或小腹冷,或夜尿多;舌淡,脉沉弱或沉迟。

治法:补肾益精、养血调经。

方药:归肾丸(《景岳全书》)。

组成:菟丝子、杜仲、熟地黄、山茱萸、枸杞、山药、茯苓、当归。

方中菟丝子、杜仲补益肾气;熟地黄、山茱萸、枸杞滋肾养肝;山药、茯苓健脾和中;当归补血调经。全方补肾兼顾肝脾,重在益精养血。

2.血虚证

主要证候:经来血量渐少,或点滴即净,经色淡,质稀;或伴小腹隐痛,头晕眼花,心悸怔忡,面色萎黄;舌淡红,脉细。

证候分析:营血衰少,冲任血海不盈,故月经量少;血虚赤色不足,精微不充,故色淡,质稀;血虚胞脉失养,则小腹隐痛;面色萎黄、心悸怔忡,舌淡、脉细亦属血虚之象。

治法:养血益气调经。

方药:滋血汤(《证治准绳·女科》)。

组成:人参、山药、黄芪、茯苓、川芎、当归、白芍、熟地黄。

方中人参、山药、黄芪、茯苓益气健脾,以滋气血生化之源,使气生血长;四物汤(即川芎、当归、白芍、熟地黄)养血调经。气充血足则经自调。如经来点滴即止,属精血亏少,乃闭经之先兆,宜加枸杞、山茱萸、制何首乌、丹参、香附以滋养肝肾、填精益血、活血调经。

3.血瘀证

主要证候:经行涩少,经色紫暗,有血块;小腹胀痛,血块排出后胀痛减轻;舌紫暗,或有瘀斑、瘀点,脉沉弦或沉涩。

方药:桃红四物汤(《医宗金鉴·妇科心法要诀》)。

组成:桃仁、红花、川芎、当归、白芍、熟地黄。

方中桃仁、红花、川芎活血祛瘀;当归养血调经、活血止痛;白芍柔肝缓急止痛;熟地黄补血滋阴。全方有活血化瘀、养血调经之效。

4.痰湿证

主要证候:经行量少,经色淡红,质黏腻如痰;形体肥胖,胸闷呕恶,或带多黏腻;舌淡,苔白腻,脉滑。

治法:化痰燥湿调经。

方药:苍附导痰丸(《叶氏女科证治》)。

组成:茯苓、半夏、陈皮、甘草、苍术、香附、枳壳、胆南星、神曲、生姜。

方中二陈汤化痰燥湿、和胃健脾;苍术燥湿健脾;香附、枳壳理气行滞;胆南星燥湿化痰;神曲、生姜健脾和胃、温中化痰。全方有燥湿健脾化痰调经之功。亦可酌加川芎、桃仁、鸡血藤以活血养血通经,川牛膝可引血下行。

(四)临床验案

病案1

王某某,女,33岁。

一诊:2023年4月13日。

主诉:月经量少,持续5个月。

患者剖宫产术后1年,月经来潮5次,月经周期正常,月经量明显减少,经色淡。末次月经为2023年4月12日,月经量极少,经色淡。患者平素自觉疲乏无力,身困倦怠,偶感胃脘胀满不适。舌淡,苔薄,脉沉细。

诊断:月经过少,辨证为脾肾两虚证,治拟补肾健脾调经。

给予患者中药饮片10剂口服,每日1剂,水煎取汁400mL,早晚饭后分次温服。

具体用药如下:当归12g、白芍10g、熟地黄15g、酒女贞子15g、墨旱莲15g、枸杞子15g、菟丝子15g、山萸肉12g、覆盆子12g、麸炒山药15g、太子参15g、麸炒白术12g、茯苓10g、炙甘草6g、木香10g、砂仁6g。

二诊:2023年4月24日。

患者复诊,主诉前次服药后月经量有所增多,但至今仍淋沥出血,经色暗,质稀。患者疲乏感有所改善,胃脘部胀满减轻。

调整用药,给予患者中药饮片10剂口服,用法同前。

具体用药如下:当归12g、白芍10g、熟地黄15g、酒女贞子15g、墨旱莲15g、枸杞子15g、菟丝子15g、山萸肉12g、覆盆子12g、麸炒山药15g、太子参15g、麸炒白术12g、茯苓10g、炙甘草6g、木香10g、砂仁6g、蒲黄15g、仙鹤草15g、杜仲炭 15g。

三诊：2023 年 5 月 4 日。

患者复诊，主诉服药 3 剂后血止。疲乏无力感明显缓解，自觉精神改善，胃脘部胀满之感进一步缓解。末次月经为 2023 年 4 月 12 日。

调整用药，给予患者中药饮片 10 剂口服，用法同前。

具体用药如下：当归 12g、白芍 10g、熟地黄 15g、枸杞子 15g、山萸肉 12g、麸炒山药 15g、太子参 15g、麸炒白术 12g、木香 10g、砂仁 6g、炒桃仁 12g、红花 10g、益母草 15g、刘寄奴 15g、泽兰 10g、川芎 10g、延胡索 10g。

四诊：2023 年 5 月 15 日。

患者复诊，主诉症状均明显缓解，末次月经为 2023 年 5 月 14 日，月经量有所增多，经色红。

调整用药，给予患者中药口服 7 剂，用法同前。

具体用药如下：当归 12g、枸杞子 15g、菟丝子 15g、山萸肉 12g、麸炒山药 15g、太子参 15g、麸炒白术 12g、木香 10g、砂仁 6g、白芍 12g、熟地黄 15g、制何首乌 15g、酒女贞子 15g、墨旱莲 15g。

五诊：2023 年 5 月 25 日。

患者复诊，末次月经为 2023 年 5 月 14 日，行经 3 天，月经量明显增多，经色红。未有其他自觉不适。

调整用药，给予患者中药饮片 10 剂口服，巩固治疗，用法同前。

具体用药如下：当归 12g、枸杞子 15g、菟丝子 15g、山萸肉 12g、麸炒山药 15g、太子参 15g、麸炒白术 12g、木香 10g、砂仁 6g、白芍 12g、熟地黄 15g、制何首乌 15g、酒女贞子 15g、墨旱莲 15g、锁阳 10g、龙眼肉 10g、淫羊藿 10g。

按

《傅青主女科》记载"脾为后天，肾为先天；脾非先天之气不能化，肾非后天之气不能生"，认为病机为脾肾两虚，精血亏少，阳气不足，气血阻滞不通，脾肾两脏相互促进，治疗需注重补肾健脾，先后天同调，助其化源。脾气虚弱，阴精匮乏，精亏血少，肾阳虚衰、脏腑失于温养，脾虚生化无力，冲任气血不足，以致月经量少，且经色淡；脾虚运化失司，故大便溏薄；脾虚中阳不振，故神疲乏力。

舌淡,苔薄,脉沉细。一诊方中菟丝子、覆盆子补肾益气;熟地黄、山萸肉、墨旱莲、枸杞子、酒女贞子滋肾养肝;麸炒山药、茯苓健脾和中;太子参、麸炒白术、炙甘草健脾益气;当归、白芍养血和营;木香、砂仁开胃醒脾、助脾胃健运。二诊时因患者淋沥出血,加蒲黄、仙鹤草、杜仲炭以止血。三诊时患者处于经前期,去女贞子、墨旱莲、覆盆子,加炒桃仁、红花、刘寄奴以活血通经;益母草、泽兰活血调经;川芎、延胡索活血行气。四诊时患者正值经期,调整用药,方中熟地黄、山萸肉、墨旱莲、枸杞子、酒女贞子滋肾养肝;菟丝子、制何首乌补益肝肾;麸炒山药健脾和中;太子参、麸炒白术健脾益气;当归、白芍养血和营;木香、砂仁开胃醒脾、助脾胃健运。五诊时患者无其他不适,加锁阳、淫羊藿以补肾助阳,龙眼肉养血补脾。

病案2

贾某某,女,42岁。

一诊:2022年5月12日。

主诉:月经量少,持续3个月。

患者主诉近3个月月经量明显减少,经色淡。末次月经为2022年5月2日。患者平素易感无力、气短。舌淡,苔薄,脉细弱。

妇科彩超提示:子宫大小、形态正常,宫底可见一大小约为1.0cm×0.9cm的低回声,内膜居中,厚约0.7cm。宫颈可见多个囊性无回声,较大的直径约0.4cm。右卵巢可见一大小约为2.7cm×2.1cm的无回声,左附件区结构未见明显异常。

诊断:月经过少,辨证为气血两虚证,治拟补气养血调经。

给予患者中药饮片14剂口服,每日1剂,水煎取汁400mL,早晚饭后分次温服。

具体用药如下:当归10g、熟地黄15g、白芍10g、山萸肉10g、酒女贞子15g、墨旱莲15g、党参15g、麦冬12g、醋五味子10g、白术10g、茯苓10g、炙甘草10g、川芎10g、丹参15g、菟丝子15g。

二诊:2022年6月9日。

患者复诊,主诉2022年6月1日月经来潮,月经量少,经色黑;平素怕冷,双下肢常感冰凉。气短、乏力症状有所改善。服药后偶有腹胀。

调整用药,给予患者中药饮片14剂口服,用法同前。

具体用药如下:当归10g、熟地黄15g、白芍10g、山萸肉10g、酒女贞子15g、墨旱莲15g、党参15g、麦冬12g、醋五味子10g、白术10g、茯苓10g、炙甘草10g、柴胡10g、麸炒枳壳10g、桂枝10g。

三诊:2022年7月7日。

患者复诊,主诉2022年6月28日月经来潮,月经量明显增多,怕冷、双下肢冰凉症状改善,气短、乏力症状进一步减轻,腹胀消失。

调整用药,给予患者中药饮片14剂口服,用法同前。

具体用药如下:当归10g、熟地黄15g、白芍10g、山萸肉10g、酒女贞子15g、墨旱莲15g、党参15g、麦冬12g、醋五味子10g、白术10g、茯苓10g、炙甘草10g、菟丝子15g、巴戟天10g、杜仲10g、桑寄生10g。

四诊:2022年7月25日。

患者复诊,主诉怕冷、双下肢冰凉症状进一步改善,气短、乏力基本消失。

给予患者原方中药饮片14剂口服,用法同前。

3个月后随访患者,其主诉月经量满意。

按

根据患者症状、舌象、脉象诊断为月经过少,辨证为气血两虚证。气虚血少,冲任血海不盈,故月经量少;血虚赤色不足,精微不充,故色淡;中气不足,阳气不固,故自感无力、气短。舌淡、苔薄、脉细弱亦属血虚之象。一诊方中四君子汤(党参、白术、茯苓、炙甘草)健脾益气,以助气血生化之源,使气生血长;四物汤(当归、熟地黄、白芍、川芎)养血调经,气血充足则经血调;丹参活血化瘀;墨旱莲、酒女贞子补肾益阴;山萸肉、菟丝子补肾助阳,滋阴药与助阳药合用以增强补肾之效;麦冬、醋五味子养阴清心;炙甘草调和诸药。二诊时患者主诉双下肢常感冰凉,并偶有腹胀,去川芎、丹参、菟丝子,加柴胡、麸炒枳壳以理气行滞,桂枝温通经脉。三诊时因患者腹胀消失,双下肢冰凉症状改善,去柴胡、麸炒枳壳、桂枝,加巴戟天以补肾助阳,菟丝子、桑寄生、杜仲补益肝肾。

六、经期延长

月经周期基本正常,行经时间超过7天,甚至淋沥半个月方净,称为经期延长,古代有医家将其称为"月经不断""经水不止""经事延长"等。

(一)历史沿革

现存中国古代医书中关于经期延长病名的记载有很多,常见的病名有"月水不断""经漏不止""经血不止"等。《黄帝内经》指出,若悲哀太过、情志过激可引发体内阳气的变动,出现经期流血不止,这是关于经期延长最早的认识。《诸病源候论》首次记载"月水不断""经漏"等病名,并认为冲任二脉主统月水,详细阐述了若机体气虚,经血失气的统摄、推动作用,冲任气血乏源而致虚损,从而引起经血不固,下注无援。孙思邈在《备急千金要方·月水不调》中指出,经期延长的原因或虚或实,非仅有虚证,其中瘀血阻络、占据血室亦可导致经期延长。《陈素庵妇科补解》相关记载表明,女性正常行经天数应不多于7天,通常以四五天即净。若迟迟不净,应当辨析成因,排除冲任虚损、气虚不摄等。这不仅明确了正常经期时长,也提出了风寒等邪气阻滞胞宫经络可导致血不循经,引起经期延长。明代薛己指出经期同房、房劳多产等外因均可致经期延长的发生。《妇科玉尺》将本病病因归结于血热。《女科秘诀大全·经水过期不止》提及绝非仅有冲任受损不固的内伤情况才导致经期延长,"非冲任气虚不能制约,为内伤不足,即劳伤气血,外邪客胞……当参以人之强弱也",即若有外感邪气、素体内伤亦可引起经血淋沥时长,同时应根据妇人的体质禀赋来分辨何为主因。王肯堂的《证治准绳·女科》列举了导致月水不调、经漏血崩的多个病因,认为女子月水不调的病因均以七情内伤、劳力虚损、素体内虚为主。叶桂的《叶氏女科证治》认为,女子嗜食辛辣过热肥腻之物,致痰浊内生,与体内伏热搏结,经血受热妄行致经期延长。《女科指掌·不断》提及"经水淋浊不肯除,皆因气血本元虚,或缘房事伤冲任,郁怒忧思亦载书",总结月水过期难除的病因离不开素体元气亏虚、血失濡润、房劳多产、情志不调等因素。张良英通过多年的临床观察与研究,总结了经期延长的病因病机,根据其表现方式的不同,将病因和病机归纳为以下三类,即气阴两虚、气滞血瘀及虚实夹杂。张珍玉认为,经期延长虽然在临床上有虚实寒热的区别,但其发病的脏腑主要涉及肝、脾、肾。而且肝肾同源,所以保持女性能正常行经的关键在于肝、肾封藏,排泄有度,脾统摄有权。若出现脾失去统摄、肝失于疏泄、肾封藏不及,则女性的行经时间延长。

(二)病因病机

气虚冲任不固,"气为血帅……凡是血病,气无不先病者",若平素身体虚弱,气血亏虚,气虚固摄作用失调,难以摄血,可出现经期流血时间长,经血淋沥不净。热扰冲任,血海不宁,若食用辛辣的食物,或素体阳盛,肝火内生,或热邪侵袭机体,扰动冲任,迫使经血妄行。患者素体湿热内蕴,或经期、产后同房,或宫腔手术后护理不当,湿热之邪内侵胞宫,易造成血脉破损溃烂,进而导致经期延长,经久难愈。瘀阻冲任,或因气虚、气滞、正虚而致血瘀,或因热邪煎灼而致血瘀,或寒邪凝滞成瘀,太冲任脉气机受阻,瘀血停滞胞宫,血液不能正常循行于经脉,溢出脉外,经血难止。以上种种原因皆可引起血海不宁,胞宫失于封藏,导致行经时间延长。

1.气虚证

气为血帅,血为气母,气能生血,血能载气,气血调和则百病不生。若先天禀赋不足,素体虚弱,或者劳倦过度,或者大病久病正气耗损,或思虑过度伤脾,导致脾肾之气亏虚,脾气虚则统摄无权,肾气虚则固摄失司,冲任不固,以致经期延长。隋代巢元方的《诸病源候论》记载:"劳伤经脉,冲、任之气虚损,故不能制其经血。"明代王肯堂的《证治准绳·女科》记载:"妇人月水不断,淋沥无时,或因劳损气血而伤冲任,或因经行而合阴阳,皆令气虚不能摄血。"近代张山雷的《沈氏女科辑要笺正》记载:"经事延长,淋漓不断,下元无固摄之权,虚象显然。"

2.阴虚内热

热病、久病阴液耗损,阴虚生内热,热扰血海,血热妄行,以致经期延长。血为气之母,出血久则气随血耗,阴随血伤,阴虚复生内热,热伏冲任,迫血妄行,加重经期延长。清代沈金鳌的《妇科玉尺》记载:"经来十数日不止者,血热也。"

3.湿热

湿性重浊黏滞趋下而易侵犯阴位,如《素问·太阴阳明论》提及"伤于湿者,下先受之",而胞宫胞脉处于下焦阴位,因此,湿邪极易侵犯。若患者素体湿热内蕴,或经期、产后同房,或宫腔手术后护理不当,湿热之邪内侵胞宫,易造成血脉破损溃烂,而导致经期延长,经久难愈。湿热导致经期延长多见于盆腔炎、子宫内膜炎、宫内节育器放置术、清宫术后并发症等。

4. 血瘀

患者嗜食辛辣,熬夜加班,或肝郁化火,导致血热,热灼津液,血液黏稠,导致血行不畅,日久壅滞而成瘀;或者离经之血日久,瘀阻冲任胞宫,瘀血不去,新血难生;或者湿热之邪蕴久,血行不畅而壅滞;或劳倦日久,或大病久病之后,气虚不能行血,而致气虚血瘀。如《校注妇人良方》记载"或因劳损气血而伤冲任,或因经行而合阴阳,以致外邪客于胞内,滞于血海故也"。

(三)辨证论治

1. 气虚证

主要证候:经血过期不净,月经量多,经色淡,质稀;倦怠乏力,气短懒言,小腹空坠,面色㿠白;舌淡,苔薄,脉缓弱。

治法:补气摄血、固冲调经。

方药:举元煎(方见月经过多)加阿胶、炒艾叶、乌贼骨。

方中举元煎补气升提摄血;阿胶养血止血;炒艾叶暖宫止血;乌贼骨固冲止血。全方共奏补气升提、固冲止血之效。

若脾肾同病,兼见腰膝酸痛、头晕耳鸣者,酌加炒续断、杜仲、补骨脂、熟地黄以补肾益精、固肾止血。

2. 阴虚内热证

主要证候:经行时间延长,月经量少,经色鲜红,质稀,无血块;咽干口燥,或见潮热颧红或手足心热;舌红,苔少,脉细数。

治法:养阴清热止血。

方药:两地汤(方见月经先期)合二至丸(《医方集解》)。

二至丸组成:女贞子、墨旱莲。

方中两地汤滋阴壮水以平抑虚火;女贞子、墨旱莲滋养肝肾而止血。全方共奏滋阴清热、止血调经之效,且滋阴不滞血,止血不留瘀。

若伴见倦怠乏力、气短懒言者乃气阴两虚,酌加太子参、黄芪、山茱萸、五味子气阴双补以止血。

3.湿热证

主要证候:经行时间延长,月经量不多,或经色暗如败酱,质黏腻;或带下量多,色赤白或黄,或下腹热痛;舌红,苔黄腻,脉濡数。

治法:清热祛湿、化瘀止血。

方药:固经丸(《医学入门》)加败酱草、鱼腥草。

组成:黄芩、黄柏、椿根皮、败酱草、鱼腥草、龟甲、白芍、香附。

方中黄芩、黄柏、椿根皮清热泻火,加败酱草、鱼腥草加强清热祛湿之功;龟甲滋阴清热化瘀,以防苦寒伤阴化燥;白芍养阴止血;香附行气活血化瘀。诸药相合共奏清热祛湿、化瘀止血之效。

4.血瘀证

主要证候:经行时间延长,月经量或多或少,经色紫暗,有块;经行小腹疼痛,拒按;舌质紫暗或有瘀点,脉弦涩。

治法:活血祛瘀止血。

方药:桃红四物汤(方见月经过少)合失笑散(方见月经过多)。

方中桃红四物汤养血活血祛瘀,失笑散祛瘀止痛止血。全方共奏活血化瘀止血之功。

若兼见口渴心烦、大便干结,舌暗红、苔薄黄者为瘀热之征,酌加生地黄、黄芩、马齿苋、益母草以清热化瘀止血;若诊为盆腔炎、子宫内膜炎、子宫内膜息肉、黏膜下肌瘤或宫内节育器位置下移等,则应做各病的针对性治疗。

(四)临床验案

病案1

郭某某,女,37岁。

一诊:2022年7月28日。

主诉:淋沥出血10余天。

患者2022年7月17日月经来潮,月经量少,无血块,至今已淋沥出血10余天。平素易感倦怠乏力,气短懒言。舌红,苔薄,脉细数。

诊断:经期延长,辨证为气虚血热证,治拟益气清热、调经固冲。

给予患者中药饮片7剂口服,每日1剂,水煎取汁400mL,早晚饭后分次温服。

具体用药如下:党参15g、茯苓12g、白术10g、炙甘草10g、升麻10g、炙黄芪15g、生地黄15g、地榆15g、仙鹤草15g、墨旱莲15g、酒女贞子15g、侧柏炭15g、棕榈炭15g、茜草炭10g、牡丹皮10g、白及12g。

二诊:2022年8月11日。

患者复诊,主诉服药3剂后血止,乏力症状改善不明显。

调整用药,给予患者中药饮片10剂口服,用法同前。

具体用药如下:党参15g、茯苓12g、白术10g、炙甘草10g、升麻10g、炙黄芪15g、生地黄15g、墨旱莲15g、酒女贞子15g、麦冬12g、五味子10g、当归12g、白芍10g、丹参15g、鸡血藤15g、山药10g。

三诊:2022年8月22日。

患者复诊,主诉服药后乏力倦怠症状明显缓解,气短有所改善。

调整用药,给予患者中药饮片10剂口服,用法同前。

具体用药如下:党参15g、茯苓12g、白术10g、炙甘草10g、升麻10g、炙黄芪15g、生地黄15g、墨旱莲15g、酒女贞子15g、麦冬12g、五味子10g、当归12g、白芍10g、丹参15g、鸡血藤15g、山药10g、桑寄生10g、杜仲10g。

四诊:2022年9月8日。

患者复诊,主诉2022年8月23日月经来潮,行经7天,月经量较上个周期增多,经色淡红,无血块。近2天睡眠不佳。

调整用药,给予患者中药饮片10剂口服,用法同前。

具体用药如下:党参15g、茯苓12g、白术10g、炙甘草10g、升麻10g、炙黄芪15g、生地黄15g、墨旱莲15g、酒女贞子15g、麦冬12g、五味子10g、当归12g、白芍10g、丹参15g、鸡血藤15g、山药10g、桑寄生10g、杜仲10g、远志10g、首乌藤15g。

3个月后随访,患者月经正常。

按

患者素体虚弱,中气不足,固摄无力,冲任不固,不能制约经血,则出血不止,经期延长;"血能载气",出血淋沥不止,则气随血脱,加重气虚之证。素体阴虚,阴虚生内热,热扰冲任,迫血妄行,经血失约,故经期延长。舌红、苔薄、脉细数均为气虚血热之象。治宜益气清热、固冲调经。一诊方中党参、茯苓、白术、炙甘草、升麻、炙黄芪健脾益气升阳,助气之固摄而止血;生地黄、地榆、侧柏炭、茜草炭、牡丹皮凉血止血;仙鹤草、棕榈炭、白及补虚收敛止血;酒女贞子、墨旱莲滋补肝肾之阴,益精以养血。二诊时患者主诉服药后血止,去前方止血之品,加麦冬、五味子养阴生津益气,当归、白芍、山药补虚益气养血;恐淋沥日久而有瘀,加用丹参、鸡血藤活血祛瘀。三诊时加用桑寄生、杜仲补肾滋阴养血,滋先天以养后天,增强补益之功。四诊时患者主诉睡眠不佳,加用远志、首乌藤养心安神。

病案2

范某某,女,36岁。

一诊:2022年1月20日。

主诉:经期延长,持续3年。

患者主诉3年来无明显诱因开始出现行经时间延长,常常出血停止后再次淋沥血性分泌物,色暗,有时淋沥半个月方净。月经量时多时少,经色暗,有血块,无痛经。末次月经为2021年12月29日,行经9天,月经量少,经色暗。舌暗,苔白,脉细涩。

妇科彩超提示:子宫后位,大小、形态正常,肌层回声均匀,内膜居中,厚约0.6cm;右卵巢混合回声,大小约3.8cm×3.0cm;右附件区无回声,大小约2.6cm×1.4cm;左卵巢未探及。

诊断:经期延长,辨证为寒凝血瘀证,治拟温阳散寒、活血化瘀调经。

给予患者中药饮片口服14剂,每日1剂,水煎取汁400mL,早晚饭后分次温服。

具体用药如下:丹参30g、当归10g、川芎10g、赤芍10g、熟地黄15g、鸡血藤15g、柴胡10g、醋香附10g、桂枝10g、吴茱萸10g、牛膝10g、干姜6g。

二诊:2022年2月10日。

患者复诊,主诉2022年1月26日月经来潮,行经3天,月经量有所增多,经色暗。行经结束后未淋沥出血。近日因生气不思饮食。

调整用药,给予患者中药饮片7剂口服,用法同前。

具体用药如下:当归10g、川芎10g、熟地黄15g、鸡血藤15g、柴胡10g、醋香附10g、桂枝10g、党参15g、白术10g、茯苓10g、炙甘草10g、山萸肉10g。

三诊:2022年2月17日。

患者复诊,主诉服药后食欲有所恢复,情绪好转。

调整用药,给予患者中药饮片7剂口服,用法同前。

具体用药如下:当归10g、川芎10g、熟地黄15g、鸡血藤15g、柴胡10g、醋香附10g、党参15g、白术10g、茯苓10g、炙甘草10g、山萸肉10g、丹参30g、牡丹皮10g、杜仲10g。

四诊:2022年3月7日。

患者复诊,主诉2022年2月20日月经来潮,行经4天,月经量适中,经色红。2月26日、28日又有少量阴道出血,已干净。近日感精神不济,容易犯困。

调整用药,给予患者中药饮片14剂口服,用法同前。

具体用药如下:当归10g、川芎10g、熟地黄15g、鸡血藤15g、柴胡10g、醋香附10g、党参15g、白术10g、茯苓10g、炙甘草10g、山萸肉10g、杜仲10g、炙黄芪15g、山药10g。

五诊:2022年3月31日。

患者复诊,主诉2022年3月19日月经来潮,行经4天,月经量适中,经色红,干净3天后阴道少量出血,现为粉色分泌物。

调整用药,给予患者中药口服14剂,用法同前。

具体用药如下:当归10g、熟地黄15g、柴胡10g、醋香附10g、党参15g、白术10g、茯苓10g、炙甘草10g、山萸肉10g、杜仲10g、炙黄芪15g、山药10g、牡丹皮10g。

六诊:2022年4月28日。

患者复诊,主诉2022年4月17日月经来潮,行经5天,月经量适中,经色红,月经干净第3天,有淡粉色分泌物1次。

具体用药如下:当归10g、熟地黄15g、柴胡10g、醋香附10g、党参15g、白术10g、茯苓10g、炙甘草10g、山萸肉10g、杜仲10g、山药10g、牡丹皮10g、丹参15g。

随证加减口服中药饮片20余剂,患者经期基本规律,不再就诊。

按

患者素体阳虚或感寒受凉,阴寒内盛,寒性收引凝滞,寒凝血瘀,瘀阻冲任。瘀血不去,新血难安,故经行时间延长。经色暗,有血块,舌暗、苔白、脉细涩均为血瘀之征。一诊方中取四物(即当归、川芎、白芍、熟地黄)汤养血活血,易白芍为赤芍增强活血祛瘀之力;丹参活血祛瘀通经,为祛瘀生新之品;鸡血藤补血活血通络;柴胡、醋香附疏肝理气调经,推动气机流转,"气行则血行";桂枝辛散温通,甘温助阳,助一身之阳气;吴茱萸、干姜温阳散寒;牛膝逐瘀通经。二诊时患者主诉月经量有所增多,行经时间缩短,去一诊时的丹参、赤芍活血之品,减轻药力。因生气影响食欲,保留柴胡、香附疏肝解郁,加用四君子健脾益气促进饮食;现患者处于经后期,加用山萸肉滋补肝肾之阴以养血,去吴茱萸、干姜之温燥。三诊时患者的症状好转,处于经前期,给予丹参、牡丹皮凉血活血通经;杜仲温补肝肾助阳。四诊时患者主诉行经明显改善,现处于经后期,去丹参、牡丹皮活血祛瘀之品;易感疲乏给予炙黄芪、山药益气补虚。五诊时患者主诉有粉色分泌物,去方中川芎,减轻活血之力。六诊时患者主诉行经后仍有少量血性分泌物,予丹参、牡丹皮以凉血祛瘀。患者间断服用20余剂,大法不变,疗效满意。

第二节　崩漏

崩漏是月经的周期、经期、月经量发生严重失常的病证,是指经血非时暴下不止或淋沥不尽,诸多中医古籍亦称该病为"崩中""漏下""崩中漏下""血崩"等。

一、历史沿革

崩首见于《素问·阴阳别论》,其中提及"阴虚阳搏谓之崩",这是中医妇科崩漏理论的起源。《诸病源候论》首列"崩中候",并谓:"忽然暴下,谓之崩中。"后世著作沿用此病名。漏下首见于张仲景的《金匮要略·妇人妊娠病脉证并治》;巢元方指出:"故血非时而下,淋沥不断,谓之漏下。"唐容川的《血证论·崩带》记载:"崩漏者,非经期而下血之谓也。少者名曰漏下,多则名曰血崩。"张景岳在《景岳全书·妇人规》中指出"见此过期阻隔,便有崩决之兆。若隔之浅者,其崩尚轻,隔之久者,其崩必甚,此因隔而崩者也",还指出"盖乱则或前或后,漏则不时妄行,由漏而淋,由淋而崩,总因血病,而但以其微甚耳",既认识到月经久未来潮会有崩漏的可能,又解释了崩与漏因病因病机相同故可单独发病,亦可交替出现。现代中医妇科学以"崩漏"概之,并将其归属于"月经病"的范畴。巢元方认为崩漏发生的主要原因是劳伤、瘀血,过劳伤病则气血、脏腑亏虚,冲任脉虚损而致出血,"崩而内有瘀血"则致崩中漏下,这是"瘀血致崩"理论的首次提出。齐仲甫的《女科百问》沿袭了巢元方因"脏腑俱伤,冲任经虚"而致崩的思想,但又强调了崩漏发病有阴阳之不同,阳崩者因"受热而赤",阴崩者因"受冷而白"。南宋陈自明对崩漏的认识源于《黄帝内经》和《诸病源候论》,认为冲任伤损是崩漏发生的关键,但有"劳伤、热乘、风伤"的区别,还可因阴水不足,则内热乘机攻伤冲任,而致崩漏。

金元时期的李东垣认为脾、胃、心、肾均与崩漏的发生有关,并在《兰室秘藏》中对其进行阐述,或因脾胃虚损、湿气内生、肾阴不足而相火旺,湿热相合而致经漏,或因心气不足而心火炽盛,又因饮食失节而伤脾,心火乘脾,则经水不时而下。明代薛己在《女科撮要》中将崩漏的发生归为肝脾功能失常,责于脾者,因"脾经郁结""脾胃虚损""悲伤胞络"致血不得统而下,责于肝者,因"肝经有火……肝经有风……怒动肝火"而使血妄行。明代张景岳认为阴虚是崩漏发生的主要原因,在《景岳全书》中提到"无匪阴虚而五脏之阴皆能受病",即五脏阴虚皆可能导致崩漏的发生,但一般遵循"脾胃—冲任—肾"的发展顺序。唐容川在《血证论》中提到月事由脾所主,脾土健则月事守常,"土虚则……漏下……崩中",并将损伤脾土的病因概括为"劳倦""思虑饥饱""肝经怒火妄动"。此外,唐容川还强调"吐衄便漏"皆为离经之血,血离经而成瘀,瘀血与血证的发生亦有相关性。

二、病因病机

中医认为,冲任二脉受损,胞宫藏泄功能失职,不能够制约经血,使经血错乱,非时而下。其病因复杂,先天禀赋不足、房劳多产、饮食不节、七情内伤等均可致病。历代医家虽各有侧重,但概括起来,崩漏的产生和进展多从气血同病和多脏受累而论,从气血论多与虚、热、瘀3个致病因素相关;从脏腑论多与肝、脾、肾三脏功能失调相关;但临床上常见病因相互交织,脏腑气血同时病变,病机复杂。总结下来,其常见病因多由脾虚、肾虚、血瘀及血热所致。

（一）脾虚

脾者,血之统领也,女性饮食不节、忧思过度或劳力太过皆可致脾虚无力摄血,血溢脉外乃成崩漏。认为妇人崩漏由"脾胃有伤,中气虚弱,不能收摄其血"所致。

（二）肾虚

肾为先天之本,又为天癸之源,冲任之本;肾主藏精,主生殖;经水皆出自肾。肖承悰教授指出"穷必及肾",认为肾虚是崩漏的主要病机。故肾气充盈则经血循经应时而下,肾气衰竭则封藏失司,胞宫藏泄失常,制约失固,发为崩漏。肾虚又可分为肾阴虚和肾阳虚两类,肾阴耗竭常见内热而生,热气迫血妄行,导致经血非时而下;肾阳不足,封藏功能减弱,使冲任不固,经血妄行。

（三）血瘀

《备急千金要方》记载"瘀血占据血室,而致血不归经",首次提出血瘀致崩的思想理论。患者经期产后,余血未尽,过食生冷,或感湿热之邪,或情志不畅,肝气郁结,失于疏泄,气滞血瘀;瘀血阻滞于胞宫,不能按时排出,则新血不得归经,发为崩漏。陈莹教授认为,瘀血既是发生的本质,也是病理产物,瘀阻冲任、血不归经是崩漏的本质。

（四）血热

《傅青主女科》记载"冲脉太热而血即沸。血崩之为病,正冲脉之火热也",提出了血热是崩漏的主要病机。血热有虚有实,实热者,多因素体阳盛,或过食辛辣助阳之品,或情志不遂,肝郁化热,最终热扰冲任,迫血妄行,发为崩漏;虚热者,多因素体阴虚,或久病失血伤阴,阴不制阳,虚火内生,扰动血海,致经血非时而下。

三、辨证论治

出血期

出血期以塞流、澄源为主。

1.脾虚证

主要证候:经血非时暴下不止,或淋沥日久不尽,经色淡,质清稀;面色㿠白,神疲气短,或面浮肢肿,小腹空坠,四肢不温,纳呆便溏;舌质淡胖,边有齿印,苔白,脉沉弱。

治法:补气摄血、固冲止崩。

方药:固本止崩汤(《傅青主女科》)。

组成:人参、黄芪、白术、熟地黄、当归、黑姜。

方中人参、黄芪大补元气、升阳固本;白术健脾资血之源,又统血归经;熟地黄滋阴养血,"于补阴之中行止崩之法";暴崩阴损及阳耗气,"气不足便是寒",佐黑姜既可引血归经,更有补火温阳收敛之妙;且黄芪配当归含有"当归补血汤"之意,有补血的功能,熟地黄配当归,一阴一阳补血活血。全方气血两补,使气壮固本以摄血,血生气能涵阳,气充而血沛,阳生而阴长,冲脉得固,血崩自止。

气虚运血无力易于停留成瘀,常加三七、益母草或失笑散化瘀止血。据临床研究报道,益气化瘀止血是崩漏出血期的重要治法。

若暴崩如注,肢冷汗出,昏厥不省人事,脉微欲绝者,为气随血脱之危急证候,按急证方法补气回阳固脱。必要时输液、输血迅速补充血容量以抗休克。

2.肾虚证

肾虚证分为肾气虚证、肾阳虚证和肾阴虚证。

(1)肾气虚证

主要证候:多见青春期少女或绝经前后女性出现经乱无期,出血量多,势急如崩,或淋沥日久不净,或由崩而漏,由漏而崩反复发作,经色淡红或淡暗,质清稀;面色晦暗,眼眶暗,小腹空坠,腰膝酸软;舌淡暗,苔白润,脉沉弱。

治法:补肾益气、固冲止血。

方药:苁蓉菟丝子丸(《中医妇科治疗学》)加黄芪、党参、阿胶。

组成:肉苁蓉、菟丝子、覆盆子、熟地黄、黄芪、党参、阿胶、艾叶、枸杞、桑寄生、当归。

方中肉苁蓉、菟丝子、覆盆子温补肾气;菟丝子补阳益阴,阴阳双补;熟地黄滋阴,使肾气充盛,封藏密固以止崩;黄芪、党参补气摄血;阿胶、艾叶补血、固冲、摄血;枸杞子、桑寄生补肝肾;当归补血活血,引血归经。全方共奏补肾益气、固冲止血之功。若嫌当归辛温助动,走而不守,亦可去当归。

(2)肾阳虚证

主要证候:经乱无期,出血量多或淋沥不尽,或停经数月后又暴下不止,血色淡红或淡暗,质稀;面色晦暗,肢冷畏寒,腰膝酸软,小便清长,夜尿多,眼眶暗;舌淡暗,苔白润,脉沉细无力。

治法:温肾益气、固冲止血。

方药:右归丸(《景岳全书》)加党参、黄芪、三七。

组成:熟地黄、山萸肉、山药、制附子、肉桂、鹿角胶、菟丝子、杜仲、当归、枸杞、党参、黄芪、三七。

肾为水火之脏,阴阳互根,元阳不足当以水中求之。方中熟地黄味甘、性温,滋肾养血、填精益髓,配山萸肉、山药,取六味地黄丸中"三补"以生水;制附子、肉桂温肾壮阳,补益命门、温阳止崩,又使水火互济;鹿角胶血肉有情之品,补命火、温督脉、固冲任;菟丝子、杜仲温养肾气;当归、枸杞养血柔肝益冲任;加党参、黄芪补气摄血;寒凝则血瘀,加三七化瘀止血。全方温肾益气、固冲止血。

(3)肾阴虚证

主要证候:经乱无期,出血量少,淋沥累月不止,或停闭数月后又突然暴崩下血,经色鲜红,质稍稠;头晕耳鸣,腰膝酸软,五心烦热,夜寐不宁;舌红,少苔或有裂纹,脉细数。

治法:滋肾益阴、固冲止血。

方药一:左归丸(《景岳全书》)合二至丸。

组成:熟地黄、山萸肉、山药、龟甲胶、鹿角胶、枸杞、菟丝子、川牛膝。

方中熟地黄、山萸肉、山药滋补肝肾,为六味地黄丸中"三补";配龟甲胶、鹿角胶调补肾中阴阳,且龟甲胶补任脉之虚,鹿角胶补督脉之弱;枸杞、菟丝子、二至丸补肝肾、冲任;川牛膝补肝肾,兼能活血,亦可去之而改用白芍养血柔肝、敛阴止血。全方为壮水益精、补益冲任督之剂,使肾阴足,奇经固,经血自止。如肾阴虚不能上济心火,或阴虚火旺,烦躁失眠,心悸怔忡,可加生脉散,加强益气养阴,宁心止血之功。

方药二:滋阴固气汤(《罗元恺论医集》)。

组成:熟地黄、续断、菟丝子、山萸肉、黄芪、白术、党参、炙甘草、牡蛎、制何首乌、岗稔子、阿胶。

方中君用甘温质润之熟地黄补血养阴、补肾填精;续断补肝肾、调冲任、止血安胎;菟丝子"为补脾肾肝三经要药",补肾益脾养肝、益精养血润燥;山萸肉既能补益肝肾,又可收敛固摄,三药助君以补益肝肾、益精养血,共为臣药;黄芪补气升举;白术、党参、炙甘草补气健脾以固冲,四药相合,脾气健旺,则血之统摄有权,血之生化有源;牡蛎固精气,治女子崩带;制何首乌、岗稔子、阿胶既可止血塞流,又能养血以补阴之耗,填血海之亏,以上俱为佐药;炙甘草调和诸药,兼为使药。诸药合用,共奏补脾益肾止血之效。

3.血热证

(1)虚热证

主要证候:经来无期,月经量少淋沥不尽或月经量多势急,血色鲜红;面颊潮红,烦热少寐,咽干口燥,便结;舌红,少苔,脉细数。

证候分析:阴虚内热,热扰冲任血海,经来无期,月经量少淋沥不止或月经量多势急;热灼阴血,其色鲜红;面颊潮红,烦热少寐,口干便结,舌红、少苔、脉细数均为阴虚内热之征。

治法:养阴清热、固冲止血。

方药:上下相资汤(《石室秘录》)。

组成:熟地黄、山茱萸、人参、沙参、玄参、麦冬、玉竹、车前子、牛膝、北五味。

方中熟地黄、山茱萸滋肾养阴,为君药;人参、沙参益气润肺,为臣药;玄参、麦冬、玉竹增液滋水降火;《名医别录》谓车前子"养肺强阴益精";牛膝补肝肾。方内含增液汤,更有生脉散益气养阴止血,清心除烦安神。全方滋肾为主,而佐以润肺之药,上润肺阴,下滋肾水,子母相资,上下兼润,庶使精生液长,血生津还,共奏养阴清热、固冲止血之功。出血淋沥不止,久漏必有瘀,选加失笑散、三七、益母草之类化瘀止血;若阴虚阳元烘热汗出,加白芍柔肝,龟甲、珍珠母、三七育阴潜阳、化瘀止血。

(2)实热证

主要证候:经来无期,经血突然暴崩如注,或淋沥日久难止,血色深红,质稠;口渴烦热,便秘溺黄;舌红,苔黄,脉滑数。

治法:清热凉血、固冲止血。

方药:清热固经汤(《简明中医妇科学》)。

组成:生黄芩、焦山栀、生地黄、地榆、生藕节、地骨皮、炙龟甲、牡蛎粉、清阿胶、陈棕炭、生甘草。

方中生黄芩、焦山栀清热泻火;生地黄、地榆、生藕节清热凉血、固冲止血;地骨皮、炙龟甲、牡蛎粉育阴潜阳,炙龟甲又能补任脉之虚,化瘀生新;清阿胶补血止血;陈棕炭收涩止血;生甘草调和诸药。诸药各司其职,集清热、泻火、凉血、育阴、祛瘀、胶固、炭涩、镇潜、补任、固冲多种止血法于一方之中,能收清热凉血、固冲止血之功。

若兼见心烦易怒、胸胁胀痛、口干苦、脉弦数,为肝郁化热或肝经火炽之证,治宜清肝泄热止血。上方加柴胡疏肝,夏枯草、龙胆草清泻肝热;若兼见少腹或小腹疼痛,或灼热不适,苔黄腻者,为湿热阻滞冲任,上方加黄柏、银花藤、连翘、茵陈清热利湿,去阿胶之滋腻。

4.血瘀证

主要证候:经血非时而下,月经量时多时少,时出时止,或淋沥不断,或停闭数月又突然崩中,继之漏下,经色暗,有血块;舌质紫暗或尖边有瘀点,脉弦细或涩。

证候分析:冲任、子宫瘀血阻滞,新血不安,故经血非时或淋沥不断;离经之瘀时聚时散,故出血量时多时少,时出时止或崩闭交替,反复难止,舌质紫暗或尖边有瘀点、脉弦细或涩均为血瘀之征。

治法:活血化瘀、固冲止血。

方药一:逐瘀止血汤(《傅青主女科》)。

组成:生地黄、当归尾、桃仁、赤芍、牡丹皮、大黄、枳壳、龟甲。

本方由桃红四物汤合桃仁承气汤加减化裁而成。生地黄重用,清热凉血,酒炒寓止于行;当归尾、桃仁、赤芍祛瘀止痛;牡丹皮行血泻火;大黄凉血逐瘀下滞,配枳壳下气,加强涤荡瘀滞之功;妙用龟甲养阴化瘀。朱丹溪的《本草衍义补遗》记载龟甲"主阴血不足,去瘀血"。蔡松汀难产方中配龟甲下死胎治难产。可知龟甲一药,既能养阴以生新,又能化瘀,独具化瘀生新之效。临证中常加三七、益母草加强化瘀止血之功。

方药二:将军斩关汤(《中华名中医治病囊秘——朱南孙卷》)。

组成:蒲黄炭(包)、大黄炭、炒五灵脂(包)、炮姜炭、益母草、仙鹤草、茜草、桑螵蛸、海螵蛸、三七末2g(包,吞)。

方中蒲黄炭、大黄炭为君药,蒲黄炭合炒五灵脂(失笑散)祛瘀止血定痛,五灵脂生则活血,炒则止血,且能制约蒲黄散血之过;大黄炭"不仅无泻下作用,反而能厚肠胃、振食欲,并有清热祛瘀之力",合炮姜炭,一热一寒,一攻一守,通涩并举;益母草伍仙鹤草,亦为通涩之帖,且仙鹤草乃强壮止血帖,通补兼施;茜草活血化瘀而止血;桑螵蛸配海螵蛸益肾摄冲;三七末化瘀止血之圣药。宗全方通涩并用,以通为主,寓攻于补,相得益彰,产后恶露不绝、癥瘕出血、崩漏不止属虚中挟实、瘀热内滞者,用之屡屡奏效。

四、临床验案

病案1

王某某,女,45岁。

一诊:2022年6月16日。

主诉:淋沥出血6个月。

患者主诉近4个月月经量时多或淋沥数十天不尽,末次月经为2022年6月5日,月经量少,血色鲜红,现仍淋沥出血。2022年1月24日因阴道出血量多,于某院进行清宫术,刮取子宫内膜并进行病理活检,未见病理报告。患者平素自觉气短乏力,精神不济。患者体形肥胖,舌红,苔薄,脉细数。

诊断:崩漏,辨证为气虚血热证,治拟益气固冲、凉血清热。

给予患者中药饮片7剂口服,每日1剂,水煎取汁400mL,早晚饭后分次

温服。

具体用药如下:党参15g、白术10g、茯苓12g、炙甘草10g、仙鹤草15g、丹参20g、地榆炭15g、生地黄炭15g、牡丹皮10g、桑螵蛸15g、海螵蛸15g、升麻10g、侧柏炭15g、杜仲炭10g。

二诊:2022年6月23日。

患者复诊,主诉服药后出血明显减少,但现仍有少量出血。自觉乏力症状有所缓解。

调整用药,给予患者中药饮片10剂口服,用法同前。

具体用药如下:党参15g、白术10g、茯苓12g、炙甘草10g、仙鹤草15g、丹参20g、地榆炭15g、生地黄炭15g、牡丹皮10g、杜仲炭10g、炙黄芪15g、麸炒苍术15g、泽泻10g。

三诊:2022年7月14日。

患者复诊,主诉前次服药3剂后血止。2022年7月3日月经来潮,行经7天,月经量适中,经色红。气短乏力症状明显改善,近2天自觉头痛,略感腹胀。

调整用药,给予患者中药饮片7剂口服,用法同前。

具体用药如下:党参15g、白术10g、茯苓12g、炙甘草10g、丹参20g、炙黄芪15g、麸炒苍术15g、泽泻10g、白芷10g、藁本10g、川芎10g、陈皮10g、麸炒枳壳10g、旋覆花15g。

四诊:2022年8月15日。

患者复诊,主诉2022年8月8日月经来潮,行经7天,月经量适中,经色红。前次服药后头痛症状消失。

调整用药,给予患者中药饮片7剂口服,用法同前。

具体用药如下:党参15g、白术10g、茯苓12g、炙甘草10g、炙黄芪15g、麸炒苍术15g、泽泻10g、陈皮10g、麸炒枳壳10g、当归12g、生地黄15g、白芍10g、山萸肉10g、覆盆子10g、枸杞子10g、菟丝子15g、山药10g。

五诊:2022年8月22日。

患者复诊,主诉自觉精神状态明显好转,仅偶尔说话多时才觉气短。近2天感右膝疼痛。

调整用药,给予患者中药饮片10剂口服,用法同前。

具体用药如下:党参15g、白术10g、茯苓12g、炙甘草10g、炙黄芪15g、麸炒苍术15g、泽泻10g、陈皮10g、麸炒枳壳10g、当归12g、生地黄15g、山萸肉10g、覆盆子10g、枸杞子10g、菟丝子15g、山药10g、桑寄生10g、独活10g。

随诊3个月经周期,患者主诉未有淋沥出血症状,行经6~7天即止。自觉状态良好。

按

"气为血之帅",气能摄血,若气虚摄血无力,血失统摄则出血淋沥不尽;素体阳盛或阴虚内热,热伤冲任,迫血妄行,亦发为崩漏。"气属阳,主动",气虚日久则感倦怠、乏力,精神不济。舌红、苔薄、脉细数皆为气虚血热之征。治宜益气固冲、凉血清热。一诊方中党参、白术、茯苓、炙甘草健脾益气;淋沥日久恐有瘀滞,用丹参、牡丹皮凉血活血祛瘀;仙鹤草、桑螵蛸、海螵蛸收敛止血;地榆炭、生地黄炭、侧柏炭凉血止血;杜仲炭补虚止血;升麻益气升阳,增强气之固摄而止血。二诊时患者主诉出血明显减少,减少止血药种类,改升麻为炙黄芪,增加用量,增强益气升提之力;患者体形肥胖,加用麸炒苍术、泽泻健脾燥湿利水。三诊时患者主诉血止,行经一次经期正常,无淋沥出血,故去方中止血之品,组方奏效故其余基本不变;现有头痛、腹胀之感,加用白芷、藁本、川芎止头痛,白芷、藁本祛风散寒止痛,川芎上行头巅,下走血海,内行血气,外散风寒,前人言"头痛不离川芎";陈皮、麸炒枳壳、旋覆花理气化痰消胀。四诊时患者主诉行经正常,经期刚过,去活血化瘀之丹参,加用当归、白芍、生地黄补血养血;覆盆子、枸杞子、菟丝子滋补肝肾之阴,于月事刚过之际滋补阴气;山萸肉、山药温补肝肾,助滋阴之力。五诊时患者主诉症状基本消失,近日右膝疼痛,前方大法不变,加用桑寄生、独活祛风湿、强筋骨、通痹止痛。

病案2

黄某,女,34岁。

一诊:2022年6月9日。

主诉:阴道异常出血3个月。

患者主诉近3个月月经来潮时或量多如注,或淋沥不尽量少,经色鲜红,质稍稠。2022年4月9日因阴道出血量多,于我院妇科门诊进行诊断性刮宫术。病理结果提示:增生期子宫内膜伴子宫内膜息肉。口服优思悦治疗2个月。末次月经为2022年6月3日,月经量少,经色红,现仍有少量出血。患者平素易感燥热,气短懒言,常感胃脘部胀满不适,身形消瘦。舌暗,苔白,脉沉细。

诊断:崩漏,辨证为气阴两虚证,治拟益气养阴、固冲调经。

给予患者中药饮片7剂口服,每日1剂,水煎取汁400mL,早晚饭后分次温服。

具体用药如下:党参15g、茯苓10g、生地黄15g、仙鹤草15g、白及12g、酒女贞子15g、墨旱莲15g、地榆炭15g、白术10g、炙甘草10g、地骨皮10g、覆盆子10g、酒黄精15g、陈皮10g、麸炒枳壳10g、木香10g、砂仁6g。

二诊:2022年6月16日。

患者复诊,主诉前次服药1剂后血止,胃脘部胀满感觉有所缓解,其他症状缓解不明显。

调整用药,给予患者中药饮片7剂口服,用法同前。

具体用药如下:党参15g、茯苓10g、生地黄15g、酒女贞子15g、墨旱莲15g、白术10g、炙甘草10g、覆盆子10g、酒黄精15g、陈皮10g、麸炒枳壳10g、木香10g、砂仁6g、当归12g、龙眼肉10g。

三诊:2022年6月23日。

患者复诊,主诉近3天腰部酸痛不适。末次月经为2022年6月3日,行经8天,月经量少,经色红。燥热症状、气短有所缓解,胃脘部仍感胀满不适。

调整用药,给予患者中药饮片7剂口服,用法同前。

具体用药如下:党参15g、茯苓10g、生地黄15g、白术10g、炙甘草10g、覆盆子10g、酒黄精15g、陈皮10g、麸炒枳壳10g、木香10g、砂仁6g、当归12g、龙眼肉10g、杜仲10g、桑寄生10g、川楝子9g。

四诊:2022年6月30日。

患者复诊,主诉燥热症状较前明显缓解,现基本不再出现,偶有气短症状,胃脘部仍感胀满不适。近2天受风后觉头部疼痛不适。

调整用药,给予患者中药饮片5剂口服,用法同前。

具体用药如下:党参 15g、茯苓 10g、白术 10g、炙甘草 10g、覆盆子 10g、陈皮 10g、麸炒枳壳 10g、木香 10g、砂仁 6g、当归 12g、杜仲 10g、桑寄生 10g、川芎 10g、鸡血藤 15g、白芷 10g、藁本 10g。

五诊:2022 年 7 月 11 日。

患者复诊,主诉 2022 年 7 月 4 日月经来潮,月经量有所增多,经色红,现仍有少量出血。前次服药后气短症状进一步缓解,胃脘部胀满不适症状明显缓解,头痛消失。

调整用药,给予患者中药饮片 7 剂口服,用法同前。

具体用药如下:党参 15g、茯苓 10g、白术 10g、炙甘草 10g、覆盆子 10g、陈皮 10g、麸炒枳壳 10g、木香 10g、砂仁 6g、当归 12g、杜仲炭 10g、桑寄生 10g、熟地黄 15g、白芍 10g、龙眼肉 10g、仙鹤草 15g、墨旱莲 15g。

六诊:2022 年 7 月 21 日。

患者复诊,主诉前次服药 1 剂后血止。现无明显自觉不适,偶有胃脘胀满感。

调整用药,给予患者中药饮片 7 剂口服,用法同前。

具体用药如下:党参 15g、茯苓 10g、白术 10g、炙甘草 10g、覆盆子 10g、陈皮 10g、麸炒枳壳 10g、木香 10g、砂仁 6g、杜仲 10g、桑寄生 10g、生地黄 10g、白芍 10g、墨旱莲 15g、补骨脂 10g、枸杞子 10g、山药 10g。

七诊:2022 年 8 月 4 日。

患者复诊,主诉 2022 年 7 月 29 日月经来潮,月经量正常,经色红,无痛经,现仍有少量出血,无其他自觉症状,胃脘胀满感基本消失。

调整用药,给予患者中药饮片 7 剂口服,用法同前。

具体用药如下:党参 15g、茯苓 10g、白术 10g、炙甘草 10g、覆盆子 10g、陈皮 10g、麸炒枳壳 10g、木香 10g、砂仁 6g、生地黄 10g、白芍 10g、墨旱莲 15g、枸杞子 10g、山药 10g、仙鹤草 15g。

八诊:2022 年 8 月 18 日。

患者复诊,主诉前次服药 3 剂后血止。目前自觉状态良好,未有其他自觉不适症状。

巩固疗效,调整用药,给予患者中药饮片7剂口服,用法同前。

具体用药如下:党参15g、茯苓10g、白术10g、炙甘草10g、覆盆子10g、陈皮10g、麸炒枳壳10g、木香10g、砂仁6g、杜仲10g、桑寄生10g、生地黄10g、补骨脂10g、枸杞子10g、山药10g。

3个月后随访,患者月经基本正常。

按

患者身形消瘦,平素常感胃脘部胀满不适,为素体脾虚之征。脾主统血,脾虚血失统摄,甚至虚而下陷,冲任不固,不能制约经血,则发为崩漏。脾气虚,气血生化乏源,加之淋沥日久,耗损营血,营阴亏耗,阴虚生内热,则出现燥热之征;"血能载气",出血不止,气随血脱,加重气虚,则气短懒言。治宜补气养阴、调经固冲。选用益气化痰、温中行气的香砂六君子,未见明显痰湿之象,而腹胀明显,故易半夏为枳壳,党参、白术、茯苓、炙甘草益气健脾;陈皮、枳壳、木香、砂仁理气消胀;仙鹤草、白及收敛止血;地榆炭凉血止血;地骨皮凉血除蒸,缓解其燥热之感;酒女贞子、墨旱莲、覆盆子滋阴补肾,补先天以滋后天;酒黄精补气养阴、健脾益肾,《本草从新》言其"平补气血而润"。二诊时患者主诉服药后血止,其余症状均有所缓解,故前方大法不变,去止血之品,加用当归、龙眼肉养血补益。三诊时患者主诉症状改善,近日腰部酸痛。"腰为肾之府",加杜仲、桑寄生补益肝肾、强筋骨;加用川楝子行气疏肝,增强理气之功。四诊时患者主诉头部不适,加用白芷、藁本祛风散寒止头痛;考虑患者经期将至,加用川芎、鸡血藤活血祛瘀,其余大法不变。五诊时患者主诉行经8天未净,易杜仲为杜仲炭,加用仙鹤草补虚止血,墨旱莲凉血止血;当归、熟地黄、白芍、龙眼肉养血补阴。六诊时患者主诉血止,故前方去止血之品,加枸杞子、山药补益肝肾之阴,益气健脾;补骨脂温肾助阳、增益精气。七诊时患者主诉行经7天未止,但自觉将尽,加用仙鹤草一味补虚收敛止血。八诊时患者主诉服药后血止,现基本无明显自觉不适,去方中止血之品,以前方巩固疗效。

第三节 闭经

女子超过 16 周岁月经还没有来潮,或是已经形成正常的月经周期,但中间停经达 6 个月以上时,称为闭经。16 岁月经尚未来潮称为原发性闭经,月经来潮中途经断者称为继发性闭经。闭经是临床常见的妇科疾病之一,闭经应属于难治疾病,病程较长久。有的青春期少女 1~2 年内时有月经停闭现象,是正常生理现象,可不给予治疗,等到精气充足的时候,月经可正常来潮。女子怀孕期、哺乳期、绝经过渡期的月经停闭不行,属于生理现象,不作为疾病看待。

一、历史沿革

《黄帝内经》最早记载了"月事不来""血枯"等词,同时提出了其病因病机在于"此得之年少时,有所大脱血,若醉入房中,气竭肝伤,故月事衰少不来也",并以"四乌鲗骨蘆茹丸"治之,由此诞生了治疗闭经的第一首方剂,此方亦是目前所知道的妇科历史上的第一首方剂。晋代王叔和的《脉经》首次提出"月经"之名,同时提出了"居经""避年"等生理性闭经的概念。《素问·上古天真论》记载"……二七而天癸至……月事以时下……",说明了月经的产生本在于肾。东汉张仲景的《金匮要略》记载"妇人之病,因虚、积冷、结气,为诸经水断绝",对闭经病因病机的认识初步成形,认为虚、寒凝、气结为"经水断绝"的主要病因。隋代巢元方的《诸病源候论》"月水不通候"对闭经的病位、病因病机、辨证及变证有了更系统的认识。发展到两宋金元明时期,古代医家对闭经的认识已基本成形,其中张景岳的《景岳全书·妇人规》中将闭经的病因病机分为血枯、血隔两类,前者属虚,后者属实。清代以后,病名逐渐统一为经闭。肾司生殖,闭经是生殖功能低下或丧失的表现,所以申伟平认为"经水者出诸肾",闭经的基本病机是肾虚,其致病之本是肾虚血瘀,同时脾为气血生化之源,主统血,治疗闭经时,除重治肾之外,尚需调理肝脾,佐以化瘀。妇人又以肝为先天,尤昭玲认为肾藏精气,是人体的根本,肾精不足,肝血得不到充养,从而肝血不足、冲任血虚而导致闭经;或者后天肾精亏损,肝血虚少,冲任失养,无以化为经血而闭经,所以闭经的基本病机是肝肾精血不足。肾为先天之本,脾为后天之本,王香桂将闭经责之脾肾阳虚为主,同时肾主水液、脾主运化,肾脾功能失调,水湿内停,湿聚成痰,阻滞气机,故而成病。刘丽丽等认为闭经的病因病机不外气血虚弱、肾气亏虚、阴虚血燥、气滞血瘀、痰湿阻滞,其中痰湿型闭经的重要病机以肾气亏虚、精血不足为本,以痰湿内停、阻滞冲任为标。妇人以血为本,以气为用,黄笑芝认为肾是产生月经的根本,气血是产生月经的基本物质,并强调了肾和肝在月经的化生和调节方面起重要作用。肝脏也是月经产生和正常行止的重要脏器,不仅藏血,亦是与情志相关较为密切的脏器之一。陈筱宝从肝立论,认为气郁是贯穿不同类型闭经的主要病机。吴宏进认为本病可因心、肝、脾、肺、肾有病,心气不足,或心火偏亢,肝失疏泄,则脾失健运,肾失气化,致气散血乱,引起精血亏损而致冲任二脉的通盛失调,从而造成闭经。石玲指出肝气不足致血海空虚、无血可下,肾气不足致天癸不至、精血不充、血海不盈,而抑郁恼怒、七情所伤致使肝失疏泄导致气滞血凝,均可发为闭经。

二、病因病机

月经是脏腑、天癸、气血、冲任共同作用于胞宫而产生的周期性有规律的子宫内膜剥脱性出血。闭经的发病机制多责之于虚和实两方面。辨证属虚者主要有先天肾气不足,后天肝肾虚损,精血匮乏,血海空亏,冲任俱虚,致使经水无源可下;辨证属实者主要为气滞血瘀,痰湿阻滞胞宫,血海阻隔,使经血不得下行。二者常相兼为病而出现虚实错杂之证。

(一)气血虚弱

气血是月经等一系列生理活动的物质基础。女子按月行经、妊娠、产育、哺乳等生理活动皆易耗损阴血。血虚则无血可下,易致经闭不行。脾主运化,为气血生化之源。素体脾胃亏虚或暴饮暴食、忧思等易耗气伤脾,影响气血生化,导致冲任二脉失养,血海无法按时充满,可发生闭经。

(二)肾气亏虚

肾为封藏之本,精之出处,而精血同源,故经行亦耗肾水。先天肾气不足或后天房事劳损、久病伤肾,易耗伤肾之精气,使冲任气血不足,胞宫失养,经血无源,故闭经。而肾虚主要分为肾气虚、肾阳虚及肾阴虚。王冰注《素问》中说:"肾气全盛,冲任流通,经血渐盈,应时而下。"肾精化气生血,先天之精,是后天之精的根本,先天之精又赖后天之精不断滋生。精化气,气生精,精生血,精血同源,相互滋生;肾阴及肾阳,同肾异名,肾之真阴是肾阳之气的物质基础,肾之真阳是肾之阴液的能动力量,肾阴充沛则化源充盈,肾阳充足则气化有力,故月事如期而至。

(三)阴虚血燥

患者素体阴血不足,或失血伤阴,或久病大病致营阴亏耗,虚火上炎,火逼水涸,津液不生。月经乃血脉津液所化,津液既绝,血海枯竭而闭经。《兰室秘藏》记载:"夫经者,血脉津液所化,津液既绝,为热所烁,肌肉消瘦,时见渴燥,血海枯竭,病名曰血枯经绝。"

(四)气滞血瘀

肝喜条达,恶抑郁,主疏泄,畅调气机,促进精血津液输布运行。《医宗金鉴》记载"妇人从人不专主,病多忧忿郁伤情,血之行止与顺逆,皆由一气率而行",强调了情志因素对气血运行的影响,情志不畅则气机郁滞,气郁不畅则血瘀于内,月经不能正常来潮,出现闭经。

(五)痰湿阻滞

患者素体偏肥,痰湿内盛或饮食劳倦,损伤于脾,脾失健运,痰湿内生,下注冲任二脉,胞脉闭塞,经血无法下行,致使闭经。《陈素庵妇科补解·调经门》提及"经水不通有属积痰者",认为痰湿是引起闭经的原因。

三、辨证论治

(一)气血虚弱证

主要证候:月经周期延迟,月经量少,经色淡红,质薄,渐至经闭不行;神疲肢倦,头晕眼花,心悸气短,面色萎黄;舌淡,苔薄,脉沉缓或细弱。

治法:益气养血调经。

方药:人参养荣汤(《三因极一病症方论》)。

组成:人参、黄芪、白术、茯苓、甘草、当归、熟地黄、白芍、陈皮、远志、五味子、肉桂。

方中人参大补元气、健脾和胃,为君药;配黄芪、白术、茯苓、甘草,补中益气,以益气血生化之源;当归、熟地黄、白芍补血和营调经;陈皮理气行滞;远志、五味子宁心安神;肉桂温阳和营、振奋阳气。诸药合奏气血双补,气充血旺,血海充盈则月经通行。

见营阴暗耗、心火偏亢,兼见心悸失眠、多梦,宜养心阴和血脉,方用柏子仁丸(《妇人大全良方》)。

(二)肾气亏虚证

主要证候:年逾16岁尚未行经,或月经初潮偏迟,时有月经停闭,或月经周期建立后,由月经周期延后、月经量减少渐至月经停闭;或体质虚弱,全身发育欠佳,第二性征发育不良,或腰膝酸软,头晕耳鸣,倦怠乏力,夜尿频多;舌淡暗,苔薄白,脉沉细。

治法:补肾益气、调理冲任。

方药:苁蓉菟丝子丸(方见崩漏)加淫羊藿、紫河车。

方中肉苁蓉、淫羊藿温补肾气,菟丝子补阳益阴,与上药合用,既能补肾填精,又能补肾气助阳;紫河车、覆盆子补精养血;枸杞子、熟地黄养血滋阴、补精益髓;当归养血活血调经;桑寄生、焦艾叶补肾通络。诸药合用既温肾助阳,又益肾填精,使冲任得养,血海渐盈,经行复常。

若见面色萎黄,带下量少,头晕目眩,或阴道干涩、毛发脱落,或手足心热,舌红,苔少,脉细数无力或细涩,为肝肾不足,治宜补肾养肝调经。方用归肾丸(见月经过少)加何首乌、川牛膝、鸡血藤。

(三)阴虚血燥证

主要证候:月经周期延后,月经量少,经色红,质稠,渐至月经停闭不行;五心烦热,颧红唇干,盗汗甚至骨蒸劳热,干咳或咳嗽吐血;舌红,苔少,脉细数。

治法:养阴清热调经。

方药:一阴煎(《景岳全书》)加女贞子、黄精、丹参、制香附。

组成:生地黄、熟地黄、麦冬、地骨皮、知母、芍药、女贞子、黄精、丹参、制香附、炙甘草。

方中生地黄、熟地黄并用滋养肾阴、清解血热;麦冬养阴清热;地骨皮、知母养阴除骨蒸劳热,与前药相配有壮水制火之功;芍药、女贞子、黄精滋补精血;丹参活血调经;制香附理气活血调经;炙甘草健脾和中,调和诸药。全方既能滋肾阴,又能降泄虚火,肾水足,虚火降,冲任调畅,月经可通。

(四)气滞血瘀证

主要证候:月经停闭不行;胸胁乳房胀痛,精神抑郁,少腹胀痛拒按,烦躁易怒;舌紫暗,有瘀点,脉沉弦而涩。

治法:理气活血、祛瘀通经。

方药:血府逐瘀汤(《医林改错》)。

组成:当归、川芎、生地黄、赤芍、桃仁、红花、柴胡、枳壳、甘草、桔梗、牛膝。

方中当归、川芎、生地黄、赤芍、桃仁、红花为桃红四物汤,桃仁、红花活血化瘀,使血行通畅,冲任瘀阻消除而经行,四物汤养血调经;配柴胡、赤芍、枳壳、甘草(四逆散)疏肝理气解郁,使气行则血行;桔梗开胸膈之结气,牛膝导瘀血下行。诸药合用既有活血化瘀养血之功,又有理气解郁之效,使气血流畅,冲任瘀血消散,经闭得通,诸症自除。

(五)痰湿阻滞证

主要证候:月经延后,月经量少,经色淡,质黏腻,渐至月经停闭;伴形体肥胖,胸闷泛恶,神疲倦怠,纳少痰多或带下量多;舌白,苔腻,脉滑。

治法:健脾燥湿化痰、活血调经。

方药:四君子汤(《太平惠民和剂局方》)合苍附导痰丸(方见月经过少)加当归、川芎。

四君子汤健脾益气、脾胃健运、痰湿不生;苍附导痰丸燥湿健脾、行气消痰,原方治因痰湿阻滞之闭经;当归、川芎养血活血以通调经脉。诸药合用以达健脾化痰燥湿、行气活血调经之效。标本同治,使脾运湿除痰消,经脉通畅,经血可行。

四、临床验案

病案1

李某,女,34岁。

一诊:2022年4月14日。

主诉:闭经9个月。

患者无明显诱因出现月经未来潮9个月。既往月经较规律,月经周期30~35天,经期7天,月经量少,伴痛经。2019年1月足月顺产一女活婴,产后母乳喂养,产后10个月月经复潮,月经规律。近9个月无诱因出现月经未来潮,伴情志不舒,烦躁易怒,胁肋胀满,小腹胀痛,善太息。舌红,苔薄,脉弦。

妇科彩超提示:子宫内膜居中,厚约0.6cm,回声欠均。

诊断:闭经,辨证为肝郁气滞证,治拟疏肝解郁、理气活血。

给予患者中药饮片10剂口服,每日1剂,水煎取汁400mL,早晚饭后分次温服。

具体用药如下:丹参15g、当归10g、白芍10g、熟地黄12g、鸡血藤15g、泽兰10g、刘寄奴10g、益母草15g、柴胡10g、醋香附10g、川芎10g、陈皮10g、麸炒枳壳10g、党参15g、炒桃仁10g、红花12g。

给予患者孕激素黄体酮胶囊100mg,每日2次,连服5天,患者出现黄体酮撤退性出血。嘱其不适随诊。

二诊:2022年4月25日。

患者主诉服药后月经未至。口服中药未见不适。

继续给予原方14剂,用法同上。嘱其不适随诊。

三诊:2022年5月12日。

患者主诉服药后情绪控制稍稳定,但月经仍未至。患者自觉近日偶有腰酸,性欲降低,食欲减退,便溏,神疲乏力,舌淡,苔薄,脉弱。辨证为脾肾两虚证,治拟补益脾肾、活血调经。

给予患者中药饮片14剂口服,用法同前。

具体用药如下:丹参15g、当归10g、白芍10g、熟地黄15g、鸡血藤15g、何首乌15g、党参15g、酒黄精15g、女贞子15g、墨旱莲15g、川芎10g、白术10g、菟丝子15g、枸杞子15g、陈皮10g、麸炒枳壳10g。

给予患者戊酸雌二醇片,1mg,每日1次,连用21天,补充雌激素,促进内膜增长。服用雌激素戊酸雌二醇片第17天(即2022年5月28日)开始联合应用孕激素黄体酮胶囊,100mg,每日2次,连服5天,停药等待撤退性出血。嘱其不适随诊。

四诊:2022年5月26日。

患者主诉服药后月经未至。腰酸症状缓解,食欲尚可。

给予患者原方中药口服14剂,用法同前。嘱其不适随诊。

五诊:2022年6月13日。

患者主诉2022年6月7日月经来潮,月经量可,经色鲜红,经期5天。舌淡,苔薄,脉细。

继续给予患者上方中药14剂。用法同前。

六诊:2023年8月15日。

患者主诉2022年7月6日月经来潮,月经量多,经色鲜红,经期5天,精神状态良好。

根据患者情况,随证加减中药继续调理3个月,月经周期和月经量基本正常。

患者随访3个月,月经周期28~45天,经期4~5天,月经量可,经色鲜红,无痛经,较满意。

按

本病属气滞血瘀之闭经。肝主藏血,女子以血为本,故有"女子以肝为先天"之说。《素问·阴阳别论》指出,气机不畅、情志失调可致"女子不月"。肝主疏泄,主调畅情志,故七情致病,最易伤肝,肝伤则气机不畅、气化不调。《灵枢·行针》记载:"有不得隐曲,女子不月。"气机郁滞,气滞血瘀,冲任瘀阻,血海不能满溢,故停经不行。瘀阻胞宫,故小腹胀痛,胸胁胀满;气机不舒,肝气不舒,故烦躁易怒,善太息。舌红、苔薄、脉弦为肝郁气滞之征。一诊方中桃红四物汤养血活血、散瘀调经,以破血之品桃仁、红花为主,力主活血化瘀;以甘温之熟地黄、当归滋阴补肝、养血调经;白芍养血和营,以增补血之力;川芎活血行气、调畅气血,以助活血之功。辅以益母草、泽兰、刘寄奴、丹参、鸡血藤增强活血化瘀调经之功;柴胡、醋香附疏肝解郁;陈皮、枳壳理气化滞;党参健脾补气。全方合用,疏肝理气、活血化瘀,使经血畅行。岐伯曰:"女子七岁,肾气盛,齿更发长;二七而天癸至,任脉通,太冲脉盛,月事以时下,故有子。"肾精充盛,天癸到达,冲任脉功能正常,为月经来潮的前提条件。肾对月经的产生及胞宫的正常功能起着主导作用,脾气散精以化气血,为月经的形成提供物质基础。若脾气虚弱,阴精匮乏,精亏血少,则经水渐断;阳气不足,胞宫失于温养,则月水难至。肾阳虚衰、脏腑失于温养,脾虚生化无力,冲任气血不足,故月经停闭;肾阳虚不足以温养髓海,故腰膝酸软,性欲降低;脾虚运化失司,故大便溏薄;脾虚中阳不振,故神疲乏力。舌淡、苔薄、脉弱均为脾肾两虚之征。方中四物汤养血活血,熟地黄味厚滋腻,为养阴补血之要药,当归补血养肝,活血调经,既可助熟地黄补血之力,又能行经隧脉道之滞;白芍酸甘质柔,养血敛阴,与地黄、当归配伍,则滋阴养血之功益著,并可缓急止痛;川芎辛散温通、活血行滞、畅通气血,与当归配伍则行气活血之力益彰;党参、白术有健脾益气之功,配伍鸡血藤、丹参增强其活血化瘀之功,何首乌、酒黄精、女贞子、墨旱莲、枸杞子、菟丝子补肾填精,使天癸渐至;陈皮、麸炒枳壳具有理气和胃之功。

病案 2

肖某某,女,35 岁。

一诊:2022 年 7 月 22 日。

主诉:人工流产术后无月经来潮 3 年。

患者 2019 年 6 月因停经 55 天超声提示宫内早孕,进行人工流产术,术后至今无月经来潮。2022 年 6 月进行人工周期黄体酮撤退性出血,末次月经为2022 年 6 月 27 日,经期 7 天,月经量少,经色鲜红。2022 年 7 月 11 日进行宫腔镜检查,提示宫腔粘连。既往剖宫产 2 次。患者体形肥胖,胸脘痞闷,不思饮食,口淡不渴,带下量多,大便黏腻。舌淡胖,苔白腻,脉沉滑。

2022 年 7 月 9 日查彩超提示:子宫内膜居中,厚约 0.5cm。

诊断:闭经,辨证为痰湿阻滞证,治拟祛痰除湿、活血通经。

给予患者中药饮片 7 剂口服,每日 1 剂,水煎取汁 400mL,早晚饭后分次温服。

具体用药如下:党参 15g、麸炒苍术 15g、茯苓 15g、醋莪术 10g、当归 12g、陈皮 10g、麸炒枳壳 10g、半夏 9g、薏苡仁 20g、佩兰 10g、泽泻 10g、泽兰 10g、刘寄奴15g、牛膝 10g、桑寄生 10g、益母草 15g、茜草 10g、砂仁 6g、川芎 10g、木香 10g。

二诊：2022年8月4日。

患者主诉服药后食欲增加，无其他不适。继续口服原方中药治疗。用法同上。

三诊：2022年8月18日。

患者月经未至。近期尿频。

复查妇科彩超提示：子宫内膜居中，厚约0.8cm。

继续口服中药治疗。因尿频，去醋莪术、佩兰、泽兰、刘寄奴、牛膝、桑寄生、益母草、茜草、砂仁、木香，加白术10g、鸡血藤15g、胆南星10g、淡竹叶10g、车前草15g、柴胡10g、醋香附10g。

具体用药如下：党参15g、麸炒苍术15g、茯苓15g、白术10g、陈皮10g、半夏9g、麸炒枳壳10g、薏苡仁20g、泽泻10g、当归12g、川芎10g、鸡血藤15g、胆南星10g、淡竹叶10g、车前草15g、柴胡10g、醋香附10g。

四诊：2022年9月5日。

患者主诉2022年8月21日月经来潮，经期5天，月经量可，痛经严重。尿频缓解，精神饱满。

根据患者主诉和舌象、脉象随证加减，中药调理半年，效果得以巩固。

随访患者3个月，患者月经基本规律。

按

朱震亨在《丹溪心法》写道："积痰下注于胞门，闭塞不行。"又说："经不行者，非无血也，为痰所凝而不行也。"积痰阻塞胞门，使经血不得下。痰湿阻于冲任，壅遏血海，经血不能满溢，故经闭不行；痰湿下注，损伤带脉，故带下量多，大便黏腻；清阳不升，故形体肥胖；痰湿困阻脾阳，运化失司，故胸脘痞闷；舌淡胖、苔白腻、脉沉滑均为痰湿阻滞之闭经之征。一诊方中麸炒苍术、半夏、佩兰化痰除湿；薏苡仁、茯苓、泽泻利水渗湿；党参健脾补气；川芎、当归、益母草、茜草、泽兰活血调经；刘寄奴、醋莪术破血通经；牛膝逐瘀通经、引血下行；陈皮、麸炒枳壳理气健脾；桑寄生补益肝肾；木香、砂仁开胃醒脾、化湿行气，以助脾胃健运。全方可使痰湿除而胞脉无阻，经血自通。三诊时因患者尿频，方中加白术健脾祛湿；鸡血藤活血通络；淡竹叶、车前草利尿通淋；胆南星清热化痰；柴胡、醋香醋活血行气。

第四节 痛经

痛经也称经行腹痛,属于临床常见妇科病,是女性月经来潮后,经期或经前后出现的周期性下腹部坠胀、疼痛,可伴有恶心、呕吐、腰酸,甚者晕倒、休克,影响正常生活和工作。临床上要将原发性痛经与继发性痛经相鉴别,原发性痛经常见于青春期及性成熟早期女性,是排除任何解剖学因素的经期疼痛;继发性痛经在育龄女性中多见,经检查可发现盆腔有器质性病变,如生殖器官内异症、盆腔炎性疾病等。有数据显示,原发性痛经的发病率为45%~95%,25岁以下女性约为75%,其中10%~25%的女性症状严重,且呈上升趋势。

一、历史沿革

《金匮要略》记载"少腹满痛,经一月再见者",此为痛经的最早记载;《诸病源候论》将"月水来腹痛候"归为妇人杂病之一;《景岳全书》记载"经行腹痛",阐述病机不同疼痛时间有经前、经后之分;《彤园妇人科》根据痛经的不同病机将其分为"经前腹痛"及"经后腹痛",对痛经的认识与张景岳相似。痛经病位以肝、脾、肾为主,又与冲任、胞宫密切相关,其中以肾为主导。女子以肝为先天,情志因素影响肝气疏泄,在病机上表现为"太过"或"不及";妇人经带胎产乳的物质基础离不开气血,脾胃为气血生化之源,脾胃气机变化影响气血。痛经的证候特点以"痛"为主,其病因病机分为"不荣"和"不通"两方面。其中"不荣"表现为肝肾、气血虚弱,冲任不能盈满,胞宫失养;"不通"表现为寒凝、气滞、血瘀、湿热阻滞胞宫,气血运行停滞。临证多变,常虚实夹杂致病。《景岳全书》将痛经的病机分虚实两大类,寒凝、血瘀、气滞、热甚为实性致病因素,虚证主要为气虚和血虚。张景岳还认为有形之邪所致病者多于行经前即出现腹部疼痛,实邪与气血搏结,胞宫经血流通不畅,所谓"不通则痛",经期旧血下行,则胞脉胞络通利,疼痛故而减轻;本就气血虚弱,经行之时或经行之后气血更伤,冲任胞宫骤然空虚,失于气血濡养,不荣则痛,于行经之后疼痛不止或疼痛更甚。《验方新编》论述虚实夹杂所致之痛经。《四圣心源》阐述痛经血虚肝燥的病机,经后气血虚弱,影响肝藏血,肝木失荣,则肝木克脾土,气血更伤作痛。

《彤园妇人科》记载气血虚、气血滞均可致经痛。《傅青主女科》记载治疗痛经以肝肾为主,肾水不足,母病及子,肝木气机失常,气逆而少腹痛,治疗以顺肝气、补肾水为主,肝气顺则逆气安,少腹痛自解。《医学心悟》从虚实两方面描述了经前、经后两种腹痛性质,实则拒按,虚则喜按也。胡玉荃教授认为,原发性痛经与寒凝、瘀血密切相关,寒凝胞宫,导致气血运行受阻,瘀血停滞胞宫,发为痛经。庞玉琴教授认为,气机变化可导致血瘀、痰饮等病理产物生成,因气为血帅,气虚从而血虚,全身气血失和,下达胞宫,导致胞宫经气不利,出现痛经。治疗上以理气为先,滞者行之,虚者补之。韩百灵教授认为,痛经治疗重在治肝,原因有三:一者肝的生理功能与气血密切相关,肝气疏泄正常与否影响藏血,若肝脏受累,气血运行不畅通,凝滞胞宫,导致下腹痛;二者女性易为情志所困,肝脏调节情志,怒伤肝,肝气不顺,肝木克脾土,或母病及子,肝火亢盛导致心火盛,影响气血运行输布发病;三者厥阴肝经循行抵达少腹部,肝气不顺常见胁肋不舒,下腹痛。

二、病因病机

冲任、胞宫、气血是与痛经密切相关的三要素,冲任、胞宫为病位,气血指变化因素。痛经的病机包括"不通则痛""不荣则痛"两方面,前者主要是寒邪凝滞经脉或冲任瘀血内阻,致机体气血运行不畅,胞宫经血运行不通;后者则是由于冲任、胞宫失于濡养而引起。实者致"不通则痛"有3种,分别为气滞血瘀、寒凝血瘀、湿热蕴结;虚者致"不荣则痛"有两种,分别为气血虚弱、肾气亏损。

(一)气滞血瘀

妇人素体多抑郁,经前或经期伤于情志,肝郁气结,气滞与血瘀二者相互为病,终发疼痛。

(二)寒凝血瘀

经期或月经将至之时患者常恣食贪凉,或久处湿冷之地,致寒邪客于冲任、胞宫,经血得寒则凝,运行失畅,发为痛证。

(三)湿热蕴结

患者机体外感湿热之邪或素体脾湿内蕴,并与经血相搏,流注于冲任二脉、下聚于胞宫,阻碍气血运行,发为痛经。

(四)气血虚弱

患者素体脾胃虚弱,气血化生乏源,或大病久病之后,机体气血俱虚,因此行经过后,血海空虚,不再濡养冲任、胞宫,而与此同时,气虚行血无力,经血停滞,故而发生痛经。正如《胎产证治》中记载:"经止而复腰腹痛者,血海空虚气不收也。"

(五)肾气亏损

患者禀赋素弱,或多产房劳伤损,精血不足,经后血海空虚,冲任、子宫失于濡养,"不荣则痛"发为痛经。《傅青主女科》已有"妇人有少腹疼于行经之后者,人以为气血之虚也,谁知是肾气之涸乎"的认识。

三、辨证论治

(一)气滞血瘀证

主要证候:经前或经期小腹胀痛拒按,经血量少,行而不畅,血色紫暗有块,块下痛减;乳房胀痛,胸闷不舒;舌质紫暗或有瘀点,脉弦。

治法:理气行滞、化瘀止痛。

方药:膈下逐瘀汤(《医林改错》)。

组成:香附、乌药、枳壳、当归、川芎、桃仁、红花、赤芍、延胡索、五灵脂、牡丹皮、甘草。

方中香附、乌药、枳壳理气行滞;当归、川芎、桃仁、红花、赤芍活血化瘀;延胡索、五灵脂化瘀定痛;牡丹皮凉血活血;甘草缓急止痛、调和诸药。气顺血调则疼痛自止。

肝气夹冲气犯胃,痛而恶心呕吐者,加吴茱萸、法半夏、陈皮和胃降逆;小腹胀坠或前后阴坠胀不适,加柴胡、升麻行气升阳;郁而化热,心烦口苦、舌红、苔黄、脉数者,加栀子、郁金、夏枯草。

(二)寒凝血瘀证

主要证候:经前或经期小腹冷痛拒按,得热痛减,月经或见推后,月经量少,经色暗而有瘀块;面色青白,肢冷畏寒;舌暗,苔白,脉沉紧。

治法:温经散寒、化瘀止痛。

方药:少腹逐瘀汤(《医林改错》)。

组成:官桂、干姜、小茴香、当归、川芎、赤芍、蒲黄、五灵脂、没药、延胡索。

方中官桂、干姜、小茴香温经散寒;当归、川芎、赤芍养营活血;蒲黄、五灵脂、没药、延胡索化瘀止痛。寒散血行,冲任、子宫血气调和流畅,自无疼痛之虞。

寒凝气闭,痛甚而厥,四肢冰凉,冷汗淋沥者,加附子、细辛、巴戟天回阳散寒;冷痛较甚,加艾叶、吴茱萸;痛而胀者,酌加乌药、香附、九香虫;若伴肢体酸重不适,苔白或有冒雨、涉水、久居阴湿之地史,乃寒湿为患,宜加苍术、茯苓、薏苡仁、羌活以散寒除湿。

(三)湿热蕴结证

主要证候:经前或经期小腹疼痛或胀痛不适,有灼热感,或痛连腰,或平时小腹疼痛,经前加剧,经血量多或经期长,经色暗红,质稠或夹较多黏液;平素带下量多,色黄有臭味,或伴有低热起伏,小便黄赤;舌质红,苔黄腻,脉滑数或弦数。

治法:清热除湿、化瘀止痛。

方药:清热调血汤(《古今医鉴》)加车前子、薏苡仁、败酱草。

组成:黄连、牡丹皮、生地黄、白芍、当归、川芎、桃仁、红花、延胡索、莪术、香附、车前子、薏苡仁、败酱草。

方中黄连清热燥湿;牡丹皮、生地黄、白芍清热凉血;当归、川芎、桃仁、红花活血化瘀;延胡索、莪术、香附行气活血止痛;加车前子、薏苡仁、败酱草意在增强原方清热除湿之功。

(四)气血虚弱证

主要证候:经期或经后小腹隐隐作痛,喜按或小腹及阴部空坠不适,月经量少,经色淡,质清稀;面色无华,头晕心悸,神疲乏力;舌质淡,脉细无力。

治法:益气养血、调经止痛。

方药:圣愈汤(《医宗金鉴·妇科心法要诀》)。

组成:人参、黄芪、熟地黄、白芍、当归、川芎。

方中人参、黄芪补脾益气;熟地黄、白芍、当归、川芎养血活血。气充血沛,子宫、冲任复其濡养,自无疼痛之患。可酌加鸡血藤、香附、艾叶、炙甘草养血缓痛。伴腰酸不适,可加菟丝子、杜仲、台乌补肾壮腰止痛。

（五）肾气亏损证

主要证候:经期或经后1～2天内小腹绵绵作痛,伴腰骶酸痛,经色暗淡,量少,质稀薄;头晕耳鸣,面色晦暗,健忘失眠;舌质淡红,苔薄,脉沉细。

治法:补肾益精、养血止痛。

方药一:益肾调经汤(《中医妇科治疗学》)。

组成:巴戟天、杜仲、续断、乌药、艾叶、当归、熟地黄、白芍、益母草。

方中巴戟天、杜仲、续断补肾壮腰、强筋止痛;乌药温肾散寒;艾叶温经暖宫;当归、熟地黄、白芍滋阴养血;益母草活血调经。肾气实、筋骨坚,阴血充沛,子宫、冲任得以濡煦则疼痛自止。

方药二:调肝汤(《傅青主女科》)。

组成:山萸肉、巴戟天、当归、白芍、阿胶、山药、甘草。

方中山萸肉益精气养肝肾,巴戟天温肾益冲任;当归、白芍、阿胶养血补肝;山药健脾益肾;甘草合芍药、山萸肉,酸甘化阴,助山药以健化源。全方共收调补肝肾之功。

痛经在辨证论治中,应选加相应的止痛药以加强止痛之功;气滞者,选加香附、金铃子散、枳壳;血瘀者,选加田七、没药、三棱、莪术、血竭、桃仁、红花、失笑散、益母草;寒者,选加艾叶、小茴香、肉桂、桂枝、吴茱萸;热者,选加葛根、黄芩、牡丹皮、赤芍、生地黄;肾虚者,选加续断、石楠藤、杜仲、台乌、巴戟天。

四、临床验案

病案1

王某,女,36岁。

一诊:2022年6月6日。

主诉:行经腹痛2年余,间断左下腹疼痛半年余。

患者主诉行经腹痛2年余,每值经期腹痛难忍,需口服西药止痛。末次月经为2022年6月5日,主诉腹痛难忍,行经第一天口服止痛药2片,今来就诊。

追问病史,主诉月经来潮前几日常自觉乳房、小腹隐隐胀痛,平素情绪易波动,容易生气,怕冷。触诊:左下腹压痛明显。舌暗,苔薄,脉弦涩。

诊断:痛经,辨证为气滞血瘀证,治拟理气化瘀、温经止痛。

考虑患者目前正处于经期,可给予患者中药颗粒剂5剂,取药即刻开水冲服200mL,每日1剂,早晚饭后冲服。

具体用药如下:丹参散颗粒20g、当归散颗粒10g、桃仁散颗粒10g、红花散颗粒10g、川芎散颗粒10g、桂枝散颗粒10g、干姜散颗粒6g、鸡血藤散颗粒15g、柴胡散颗粒10g、醋香附散颗粒10g、乌药散颗粒12g、郁金散颗粒10g、牛膝散颗粒10g、益母草散颗粒15g。

嘱患者于下次月经前1周左右复诊,以便在行经前服药,避免经期腹痛。

二诊:2022年6月30日。

患者复诊,主诉前次服药后腹痛减轻,服用中药期间未服其他止痛药物。舌红,苔薄微黄,脉细涩。

调整用药,给予中药饮片7剂口服,每日1剂,水煎取汁400mL,早晚饭后分次温服。

具体用药如下:丹参15g、当归12g、赤芍10g、川芎10g、炒桃仁10g、红花10g、鸡血藤15g、柴胡10g、醋香附10g、郁金12g、乌药15g、川楝子9g、桂枝10g、小茴香10g。

嘱患者于下次月经前1周左右复诊。

三诊:2022年7月21日。

患者复诊,主诉末次月经为2022年7月5日,服药后经期腹痛明显减轻,无须服用其他止痛药物。自觉情志亦有所改善,相较之前不易动怒生气。左下腹仍感疼痛。舌红,苔薄微黄,脉涩。

调整用药,给予患者中药饮片7剂口服,用法同前。

具体用药如下:丹参15g、当归12g、赤芍10g、川芎10g、鸡血藤15g、柴胡10g、醋香附10g、乌药15g、川楝子9g、桂枝10g、大血藤15g、败酱草15g、车前草15g。

四诊:2022年7月28日。

患者复诊,主诉服药后左下腹疼痛有所缓解,预计8月初月经来潮。调整用药,给予患者中药饮片7剂口服,用法同前。

具体用药如下:丹参15g、当归12g、赤芍10g、川芎10g、炒桃仁10g、红花10g、鸡血藤15g、柴胡10g、醋香附10g、郁金12g、乌药15g、川楝子9g、桂枝10g、小茴香10g、醋乳香10g、醋没药10g。

五诊:2022年8月8日。

患者复诊,主诉末次月经为2022年8月7日,服药后腹痛明显减轻,现经期腹痛轻微,无须服用其他止痛药物,左下腹疼痛亦明显缓解。

调整用药,给予患者中药颗粒7剂,开水冲服,早晚饭后冲服,每日1剂。

具体用药如下:丹参散颗粒20g、当归散颗粒10g、桃仁散颗粒10g、红花散颗粒10g、川芎散颗粒10g、桂枝散颗粒10g、鸡血藤散颗粒15g、柴胡散颗粒10g、醋香附散颗粒10g、乌药散颗粒12g、郁金散颗粒10g、牛膝散颗粒10g、益母草散颗粒15g、川楝子散颗粒10g。

随访3个月经周期,患者主诉行经期间仅偶有轻微腹痛,不影响正常生活和工作。

按

患者平素情绪波动,气郁不舒。气能行血,气机阻滞,血行失畅,瘀阻于子宫、冲任。冲任气血郁滞,"不通则痛",故经期腹痛;肝郁气滞,经脉不利,则乳房、小腹胀痛。平素怕冷提示其阳虚。舌暗、苔薄、脉弦涩为气滞血瘀之象。治宜理气化瘀、温经止痛。一诊方中丹参、当归、桃仁、红花、川芎、鸡血藤活血化瘀养血;桂枝、干姜温经通脉、散寒止痛;柴胡、醋香附、乌药、郁金理气行滞解郁;牛膝、益母草逐瘀通经、活血调经。二诊时患者主诉腹痛明显减轻,舌红、苔微黄去原方中干姜,减轻辛热之性,易为小茴香温肾散寒。三诊时患者主诉左下腹疼痛缓解不明显,因未值经期,去原方桃仁、红花减轻活血之力;加用大血藤、败酱草、车前草清热凉血、祛瘀解毒。四诊时患者主诉左下腹疼痛缓解,考虑其经期将近,此次用药以治疗痛经为主,去前方中清热祛瘀之品,加用醋乳香、醋没药活血止痛;炒桃仁、红花活血祛瘀。五诊时患者正值经期,予首方活血祛瘀、行气、温经止痛。随访患者,症状基本消失,不影响正常生活。

病案 2

孙某某,女,17 岁。

一诊:2022 年 7 月 18 日。

主诉:行经腹痛 2 年。

患者主诉经期腹痛,需服止痛药,已影响其学习、生活。患者 13 岁时月经初潮,月经周期基本正常,经期 5~6 天,月经量较少,经色暗,末次月经为 2022 年 6 月 22 日。追问病史,主诉经期腹痛得温可减,平素畏寒肢冷。舌暗,苔白,脉沉涩。

诊断:痛经,辨证为寒凝血瘀证,治拟温经散寒、化瘀止痛。

给予患者中药饮片 7 剂口服,每日 1 剂,水煎取汁 400mL,早晚饭后分次温服。

具体用药如下:当归 12g、川芎 10g、赤芍 10g、熟地黄 15g、炒桃仁 10g、红花 10g、郁金 10g、醋香附 10g、乌药 12g、牛膝 10g、桂枝 10g、小茴香 10g、益母草 15g、杜仲 10g、桑寄生 10g。

二诊:2022 年 7 月 28 日。

患者复诊,主诉 2022 年 7 月 22 日月经来潮,行经 5 天,其间腹痛明显缓解,无须服用其他止痛药物,月经量略有增多,经色暗红,畏寒未见明显缓解。

调整用药,给予患者中药饮片 10 剂口服,用法同前。

具体用药如下:当归 10g、白芍 10g、生地黄 15g、鸡血藤 15g、党参 10g、茯苓 10g、白术 10g、炙甘草 6g、陈皮 10g、牡丹皮 10g、柴胡 10g、香附 10g、桂枝 10g、小茴香 10g。

三诊:2022 年 8 月 22 日。

患者复诊,主诉畏寒症状明显减轻,现四肢末端不再冰凉。

考虑患者经期将至,调整用药,给予患者中药饮片 7 剂口服,用法同前。

具体用药如下:当归 12g、川芎 10g、赤芍 10g、郁金 10g、醋香附 10g、乌药 12g、牛膝 10g、桂枝 10g、小茴香 10g、益母草 15g、丹参 15g、鸡血藤 15g、柴胡 10g、醋香附 10g、牡丹皮 10g、泽兰 10g、刘寄奴 15g。

患者因学业服用 7 剂药物后无法按时就诊,故提前开具中药颗粒剂 14 剂,嘱其每日 1 剂,开水冲服 200mL,早晚饭后开水冲服。

具体用药如下:太子参散颗粒15g、麸炒白术散颗粒10g、茯苓散颗粒10g、炙甘草散颗粒6g、陈皮散颗粒10g、麸炒枳壳散颗粒10g、木香散颗粒10g、砂仁散颗粒6g、当归散颗粒10g、白芍散颗粒10g、生地黄散颗粒15g、牡丹皮散颗粒10g、鸡血藤散颗粒15g、丹参散颗粒15g。

四诊:2022年9月19日。

患者复诊,主诉2022年8月25日月经来潮,行经5天,其间腹痛进一步减轻,月经量增多,经色红,畏寒症状进一步缓解。自觉身体状态明显优于就诊之前。

考虑患者经期将近,调整用药,给予其中药颗粒7剂,每日1剂,开水冲服200mL,早晚饭后温服。

具体用药如下:当归散颗粒10g、川芎散颗粒10g、赤芍散颗粒10g、鸡血藤散颗粒15g、炒桃仁散颗粒10g、红花散颗粒10g、郁金散颗粒10g、乌药散颗粒12g、延胡索散颗粒10g、丹参散颗粒15g、桂枝散颗粒6g、小茴香散颗粒10g。

随访3个月经周期,患者主诉经期腹痛基本消失,畏寒症状明显缓解,无明显自觉不适。

按

患者平素贪凉饮冷,寒客冲任,与血相搏,瘀阻子宫、冲任。经前、经期气血下注冲任,子宫气血更加壅滞,"不通则痛",故行经腹痛。寒得热化,瘀滞暂通,故得温痛减。寒凝血瘀故月经量少、经色暗。平素畏寒肢冷。舌暗、苔白、脉沉涩均为寒凝血瘀之象。治宜温经散寒、化瘀止痛。一诊方中当归、川芎、赤芍、熟地黄、炒桃仁、红花以桃红四物汤养血活血祛瘀;郁金、醋香附、乌药行气止痛,以气行促血行;桂枝、小茴香温经通脉、散寒止痛;牛膝、益母草活血逐瘀调经;考虑其刚值17,肾中精气不足,以杜仲、桑寄生滋补肝肾以补虚。二诊时患者正值经后期,去前方活血通经之品,以四物汤养血滋阴;党参、白术、茯苓健脾益气,补中焦以益气血化生;鸡血藤、牡丹皮补血活血化瘀;陈皮、柴胡、香附行气疏肝,以促血行。三诊时患者主诉症状缓解,其经期将近,给药予活血通经、行气祛瘀、温经止痛之品,加用泽兰、刘寄奴活血调经祛瘀。开具经后期药物大法同二诊,以八诊补气养血,加用行气化瘀调经之品。四诊时患者主诉诸症均明显缓解,经期将至,予其活血祛瘀调经、温经行气止痛之品。

病案3

高某某,女,14岁。

一诊:2023年1月30日。

主诉:行经腹痛1年余。

患者主诉平素月经规律,经期腹痛严重,影响正常生活、学习,需口服止痛药,近2个月口服止痛药效果不理想。末次月经为2023年1月24日,现行经7天,仍淋沥不尽,每日需服用3片布洛芬止痛。患者体形偏瘦,平素食欲缺乏、食少,常感神疲倦怠。舌淡,苔薄,脉沉细。

诊断:痛经,辨证为脾肾两虚证,治拟补脾益肾、理气止痛。

给予患者中药饮片14剂口服,每日1剂,水煎取汁400mL,早晚饭后分次温服。

具体用药如下:当归10g、生地黄15g、覆盆子10g、山萸肉10g、酒女贞子15g、墨旱莲15g、仙鹤草15g、蒲黄15g、白茅根30g、小蓟15g、党参15g、麸炒白术10g、陈皮10g、麸炒枳壳10g、木香10g、砂仁6g。

二诊:2023年2月16日。

患者复诊,主诉服药2天后血止,近1周饮食较之前有所改善,自觉疲劳感减轻。近几日略感恶心、腰痛。

调整用药,给予患者中药饮片10剂口服,用法同前。

具体用药如下:当归12g、川芎10g、赤芍10g、炒桃仁10g、红花10g、延胡索10g、醋香附10g、郁金10g、太子参12g、麸炒白术10g、木香10g、砂仁6g、醋三棱10g、醋莪术10g、细辛6g、桂枝10g。

三诊:2023年3月6日。

患者复诊,主诉末次月经为2023年2月24日,月经量少,第一天经色暗,痛经明显缓解,无须服用其他止痛药。腰痛症状消失,主诉轻微胃脘部不适,昨晚失眠(考试压力大)。

调整用药,给予患者中药饮片14剂口服,用法同前。

具体用药如下:当归10g、生地黄15g、酒女贞子15g、墨旱莲15g、党参15g、麸炒白术10g、木香10g、砂仁6g、陈皮10g、麸炒枳壳10g、柴胡12g、香附12g、合欢花15g、首乌藤30g、醋五味子10g、醋延胡索10g。

随访3个月经周期,患者主诉经期腹痛基本消失,无须服用止痛药,不影响正常生活、学习。

按

患者脾胃素虚,气血化源匮乏,冲任气血亏少;二七之年,肾中精气尚且不足,冲任精血不足。行经时气血外溢,冲任亏虚更甚,"不荣则痛",故经行腹痛。脾肾气虚固摄失司,经血不固,故行经时间长。平素食欲缺乏、食少,常感神疲倦怠。舌淡、苔薄、脉沉细为脾肾两虚之象。治宜健脾补肾、理气调经止痛。一诊方中当归、生地黄养血调经;覆盆子、山萸肉、酒女贞子、墨旱莲滋补肾阴、益精血;仙鹤草、蒲黄补虚收敛止血;白茅根、小蓟凉血止血;党参、麸炒白术健脾益气和胃;陈皮、木香、砂仁行气健脾和中,助脾胃之运化,促进气血化生。二诊时患者主诉服药后血止,现经期将至,予桃红四物汤活血祛瘀调经;延胡索、醋香附、郁金、醋三棱、醋莪术行气止痛;桂枝、细辛温经止痛。三诊时患者主诉经期腹痛明显减轻,现正值经后期,予以养血滋阴、益气健脾之品,促进气血化生以滋养冲任;患者又诉近日因压力大而失眠,予以合欢花、首乌藤、五味子解郁宁心安神。

第五节　月经前后诸证

一、经行发热

经行发热又称为经来发热,是指每于经期或行经前后,出现以午后潮热、低热、自觉发热,甚至寒热等不适症状为主的病证。若行经期间偶尔一次发热则不属于本病范畴。本病需与经行感冒、热入血室相鉴别。

(一)历史沿革

历代医家对经行发热多有论述,并有虚、实、内伤、外感之论。本病始见于《陈素庵妇科补解·调经门》,其记载"经正行,忽然口燥咽干,手足壮热,此客邪乘虚所伤……若潮热有时,或潜潜然汗出,四肢倦怠,属内伤,为虚证……",提出了经行发热有外感及内伤之分,可通过伴随症状进行辨证,经期发热伴有实证表现者多为外感发热;经行发热伴有虚证表现者多为内伤发热。《医宗金鉴·妇科心法要诀》记载"经行发热,时热潮热之病,若在经前则为血热之热;经后则为血虚之热,发热时热,多是外感,须察客邪之热,午后潮热,多属里热,当审阴虚之热也",提出经行发热病因有虚、实、外感、内伤之别。可根据发热在经前后的不同来辨实证、虚证,根据发热的性质辨表证和里证。同时提出了内伤发热也应辨清发热之虚实。《女科经纶·月经门》记载"若经后发热,则是血脉空虚,阴虚不足,为有虚而无实也",提出在经后发热应按虚证进行辨证的观点。《竹林女科证治》记载"经来一半,遍身潮热,头痛口渴,小便作痛,此因伤食生冷,故血滞不行,内有余血",提出了饮食不当导致寒邪直中血脉,寒凝血瘀,在月经期瘀积化热而导致经行发热。这是首次按照气滞血瘀对经行发热进行辨证。清代武之望在《济阴纲目》中指出"经前潮热,血虚有滞,经后潮热者,血虚有热",提出经行发热无论发热在经前或者经后,都可按血虚进行辨证。综上所述,经行发热的病因可以有表、里、虚、实、内、外等诸多方面。在表里方面,机体正气不足所致的内伤发热为里,外邪乘虚而致的外感发热为表。在虚实方面,机体阳气亢盛所表现出的壮热、口干等多为实;若患者内伤虚损,或为气虚,或为阳虚,或为血虚等导致的发热,病性属虚。从发热的时间来看,若发热在经前多为血热,发热在行经期多为外感,发热在经后多为血虚。按发热的性质,若发热甚,伴口干、咽痛等多为实,表明机体正气未伤,正邪交争较激烈;若微微发热,病性多属里、属虚;若午后潮热,则多为里热。

(二)病因病机

本病的病因主要是气血营卫失调,肝郁、阴虚、血瘀为临床常见致病因素,三者亦可互为因果。妇人以血为本,月经乃血所化,正值行经或行经前后,阴血下注于冲任,易使机体阴阳失衡。若素体气血阴阳不足,或经期稍有感触,即诱发本病。临床常见证型有肝肾阴虚、血气虚弱、瘀热壅阻、肝郁化火。

1. 肝肾阴虚

患者素体阴血不足,或房劳多产,或久病耗血伤阴,致肝肾阴虚,阴虚则生内热,行经之际,血注胞宫,营阴愈虚,虚阳浮越,以致经行发热。

2.血气虚弱

患者禀赋素弱,或劳倦过度、久病失养,则血气不足,行经时气随血泄,其气益虚,营卫阴阳失调,遂致低热不扬。

3.瘀热壅阻

患者经期、产后,余血未净,或因经期、产后外感内伤,瘀血留滞胞中,积瘀化热,行经之际,血海充盈,瘀热内郁,气血营卫失调,遂致经行发热。

4.肝郁化火

患者平素精神抑郁,肝气郁滞,日久则气郁化热,不得发散。每至经前或经期,由于阴血下行,阳气偏旺,加之体内郁热的蒸动,遂出现发热之症。

(三)辨证论治

1.肝肾阴虚证

主要证候:经期或经后,午后潮热,月经量少,经色红;两颧潮红,五心烦热,烦躁少寐;舌红,苔少,脉细数。

治法:滋养肝肾、育阴清热。

方药:蒿芩地丹四物汤(《中医临床家徐志华》)。

组成:青蒿、黄芩、地骨皮、牡丹皮、生地黄、白芍、川芎、当归。

方中青蒿、黄芩、地骨皮、牡丹皮清热养阴凉血;生地黄、白芍滋阴凉血;当归养血调经。全方共奏滋阴清热、凉血调经之效。

2.血气虚弱证

主要证候:经期或经后发热,热势不扬,动则自汗出,月经量多,经色淡,质薄;神疲肢软,少气懒言;舌淡,苔白润,脉虚缓。

治法:补益血气、甘温除热。

方药:补中益气汤(《内外伤辨惑论》)。

组成:人参、黄芪、白术、甘草、当归、陈皮、升麻、柴胡。

方中人参、黄芪益气,为君药;白术、甘草健脾补中,为臣药;当归补血,陈皮理气,为佐药;升麻、柴胡升阳,为使药。全方共奏补中益气、甘温除热之功。

3.瘀热壅阻证

主要证候:经前或经期发热,腹痛,经色紫暗,挟有血块;舌暗或尖边有瘀点,脉沉弦数。

治法:化瘀清热。

方药:血府逐瘀汤(《医林改错》)加牡丹皮。

组成:当归、川芎、生地黄、甘草、桃仁、红花、赤芍、牛膝、柴胡、牡丹皮、枳壳、桔梗。

方中四物养血活血,桃仁、红花、赤芍、牛膝活血化瘀;柴胡、牡丹皮凉血清热;枳壳、桔梗直通上下气机,使气血调和,瘀去热除。

4.肝郁化火证

主要证候:经前或经期发热,经期提前,月经量过多或淋沥不尽,经色鲜红或挟有血块;烦躁易怒,头晕头痛,胸胁及乳房胀痛;舌红,苔黄,脉弦而数。

治法:疏肝清热、理气调经。

方药:丹栀逍遥散加减(《方剂学》)。

组成:柴胡、白芍、当归、茯苓、白术、牡丹皮、栀子、生地黄。

柴胡疏肝气,升提下陷之阳气,提举陷入血室之外邪,使之透达而出;白芍养血敛阴、柔肝缓急,配当归养血柔肝;茯苓、白术健脾助运,配柴胡疏肝升阳而复脾运;牡丹皮、栀子清肝凉血、泄热除烦;生地黄味甘、性寒,滋阴凉血。

(四)临床验案

病案

赵某,女,33岁。

一诊:2021年11月18日。

主诉:经期发热伴身痛2年。

近2年来患者每值经期发热,多在38~39℃,最高可达40℃,伴有身痛、周身疲乏、精神不济。经净后热退,其余症状缓解。既往于发热时口服退烧药治疗,但仅能缓解发热症状,无法解除其他症状。患者平素情志不畅,末次月经为2021年10月26日,月经周期较规律。舌红,苔薄,脉弦细。

诊断:经行发热,辨证为肝郁化热兼阴虚证,治拟疏肝解郁、养阴清热。

给予患者中药饮片10剂口服,每日1剂,水煎取汁400mL,早晚饭后分次温服。

具体用药如下：柴胡10g、香附10g、地骨皮10g、生地黄10g、牡丹皮10g、玄参10g、白芍10g、麦冬10g、山药10g、西洋参10g、炙甘草10g。

嘱患者按时服药，观察11月行经期间症状，于12月行经前1周左右复诊。

二诊：2021年12月23日。

患者精神饱满，主诉2021年11月28日行经，经期最高体温37.4℃，且经期及过后精神状态明显改善，但略感腹胀。

首诊方剂合度，故大法同前，加用陈皮10g、枳壳10g。给予患者中药饮片7剂口服，用法同前。

具体用药如下：柴胡10g、香附10g、地骨皮10g、生地黄10g、牡丹皮10g、玄参10g、白芍10g、麦冬10g、山药10g、西洋参10g、炙甘草10g、陈皮10g、枳壳10g。

三诊：2022年1月20日。

患者主诉2021年12月30日行经，经期未发热，腹胀感消失，自觉精神状态良好。本次就诊以求巩固疗效。予二诊方7剂，用法同前。

随访3个月，患者的经行发热未复发。

按

该患者以经期发热伴有身痛为主症就诊，发热具有典型的周期性，经净热退，故应诊断为经行发热。患者平素情志不畅，肝气郁滞，日久则气郁化热，不得发散。及至经前或经期，由于阴血下行，阳气偏旺，加之体内郁热的蒸动，遂出现发热之症。加之病程日久，久病耗血伤阴，郁热蒸腾营阴，阴血不足，加重经期发热之症。故辨证为肝郁化热兼阴虚的虚实夹杂之证，以疏肝解郁、养阴清热为大法，兼扶助正气，虚实同调。一诊方以柴胡、香附疏肝解郁。柴胡入肝胆经，能条达肝气而疏肝解郁，《滇南本草》记载"柴胡除肝家邪热、痨热，行肝经逆结之气……治妇人血热烧经，能调月经"。现代药理研究表明，柴胡含有的丁香酚、乙酸等多种成分均具有退热作用。《本草纲目》中记载香附为"气病之总司，女科之主帅"，香附作为理气开郁要药，对于缓解焦虑、抑郁均具有良好疗效。白芍养血调经，平肝敛阴，入肝经血分，能补肝之阴血，又可防"柴胡劫肝阴"之弊，二药相合，刚柔并济，疏肝而不伤阴，柔肝而不碍滞，是治疗经行发热的要药。生地黄、白芍合用，甘酸化阴、甘寒生津、养阴清热、柔肝敛阴,再加地骨皮、牡丹皮、麦冬、玄参增强清热凉血、养阴生津之力,生地黄、玄参配伍,清解郁热的同时滋阴养血,使实热祛而营阴涨,虚实同调。因久病体虚,以山药、西洋参、炙甘草益气补虚而扶正,加速机体康复。山药有补脾肾之功,补益先后天以增强人体正气;西洋参补气养阴,清热生津,不仅能补人体之虚,还能清病症之热;炙甘草兼调和诸药。二诊时患者主诉有腹胀症状,故加用陈皮、枳壳共奏理气宽中之效。此方既疏肝之郁热,又补损耗之阴,虚实同治,故收效甚著。

二、经行身痛

经行身痛为中医病名,是指女子每遇行经前后或正值经期,出现以身体疼痛为主症的疾病。其多发于行经期女性,以身痛为主,每随月经周期而发,经净后逐渐减轻或自然消失为其特点,甚至经净数日仍身痛不止,严重影响她们的学习、工作和生活。

(一)历史沿革

宋代医家齐仲甫的《女科百问》中首次出现了"经水欲行,先身体痛"的记载。书中认为本病主要责之于阴阳气血之盛衰:"外亏卫气之充养,内乏营血之灌溉,血气不足,经候欲行,身体先痛也。"遂以活血养血的当归、补气的黄芪为主药的"趁痛散"(《妇科玉尺》)治疗。可见,素体血虚或大病久病后所致的气血两虚,均可引起行经时阴血下注胞中,气随血泄,营卫失调,肢体百骸缺乏营血灌溉充养,筋脉失养,不荣身痛。《素问·举痛论篇》记载:"经络流行不止,环周不休,寒气入经而稽迟,泣而不行,客于脉外则血少,客于脉中则气不通,故卒然而痛。"由此可见,痛症的出现也可因邪气痹阻、经络气血"不通"所致,故可见不通则痛。《陈素庵妇科补解》提出:"此由外邪乘虚而入,或寒邪,或风冷,内伤冲任,外伤皮毛,以致周身疼痛。"总之,经行身痛的病因亦可能为宿有寒湿稽留经络、关节,经期时乘虚而发,血为寒湿凝滞,形成瘀血内阻经脉,终致周身疼痛。《医宗金鉴·妇科心法要诀》则根据身痛在经后、经前来辨别虚实,强调:"经来时身体疼痛,若有表证者,酌用前麻黄四物、桂枝四物等汤发之;若无表证者,乃血脉壅阻也……若经行后或血去过多者,乃血虚不荣也。"说明身痛以经前为主者可分为兼表证者与血瘀不通两种情况,身痛以经行后为主者为血虚不荣,在临床中有一定的指导意义。龚信在《古今医鉴》提出本病因"劳力太过"或"情志所伤"所致。现代医家亦认为经行身痛可通过有无发热的症状来区分,发热者系外感风寒,不发热者乃精神郁结。

(二)病因病机

经行身痛的病因主要责之于血脉不通。血虚时无力濡养周身,继而发为本病;所谓"正气存内,邪不可干",行经期间女性体虚,此时外邪较易侵袭,以寒湿之邪尤甚,致血脉闭阻,使周身疼痛。说明血虚致病多以单纯的血虚为主,而血瘀致病则重点在于正虚邪侵,或情志不舒导致其内伤血脉、闭阻不通。

1.血虚

患者素体血虚或大病久病后,以致气血两虚,经行时阴血下注胞中,气随血泄,气血愈显不足,筋脉失养,遂致身痛。

2.血瘀

血瘀以素有寒湿稽留经络、关节,血为寒湿凝滞,经潮时气血下注冲任,因寒凝血瘀、运行不畅,以致经行身痛。

(三)辨证论治

1.血虚证

主要证候:行经时肢体疼痛麻木,肢软乏力;月经量少,色淡,质薄,面色无华;舌质淡红,苔白,脉细弱。

治法:养血益气、柔筋止痛。

方药:当归补血汤(《内外伤辨惑论》)加白芍、鸡血藤、丹参、玉竹。

方中以黄芪、当归益气养血;黄芪5倍于当归,是补气生血之剂,大补脾肺元气,以资生血之源;白芍、鸡血藤、丹参、玉竹养血柔筋。全方共奏养血益气、缓急止痛之功。

2.血瘀证

主要证候:行经时腰膝、肢体、关节疼痛,得热痛减,遇寒疼甚;月经推迟,月经量少,经色暗或有血块;舌紫暗,或有瘀斑,苔薄白,脉沉紧。

治法:活血通络、益气散寒止痛。

方药:趁痛散(《经效产宝》)。

组成:当归、黄芪、白术、炙甘草、生姜、桂心、薤白、独活、牛膝。

方中当归养血活血,为君药;黄芪、白术、炙甘草健脾益气,寓气生血长之义;生姜温中散寒;桂心、薤白、独活温阳散寒止痛;牛膝补肝肾、壮腰膝。全方重在益气养血、散寒止痛,使气顺血和,则痛自除。

若寒甚者,加川乌;经行不畅、小腹疼痛者,加益母草、延胡索。

(四)临床验案

病案

宋某某,女,35岁。

一诊:2023年2月20日。

主诉:经期身痛伴月经量少4个多月。

近4个月来患者每值经期周身疼痛,持续不得缓解,伴有月经量减少,经色淡,偶有痛经;平素易感疲倦乏力,精神不济。末次月经为2023年2月11日,行经7天,月经量少,经色淡。舌淡,苔白,脉细弱。

妇科彩超提示:子宫大小、形态正常,肌层回声均匀,内膜居中,厚约0.7cm,宫颈可见多个无回声,双附件区结构未见明显异常。

诊断:经行身痛,辨证为气血两虚证,治拟补气养血、柔筋止痛。

给予患者中药颗粒14剂口服,每日1剂,开水冲服200mL,早晚饭后温服。

具体用药如下:丹参散颗粒30g、熟地黄散颗粒15g、菟丝子散颗粒15g、党参散颗粒15g、鸡血藤散颗粒15g、当归散颗粒15g、桑寄生散颗粒12g、龙眼肉散颗粒10g、枸杞子散颗粒10g、山萸肉散颗粒10g、杜仲散颗粒10g、炙甘草散颗粒10g、茯苓散颗粒10g、白术散颗粒10g、麸炒山药散颗粒15g、女贞子散颗粒15g。

二诊:2023年3月6日。

患者复诊,主诉服药后感觉精神状态有所改善。

患者经期将至,调整用药,给予其中药颗粒10剂口服,用法同前。

具体用药如下:丹参散颗粒30g、菟丝子散颗粒15g、党参散颗粒15g、鸡血藤散颗粒15g、当归散颗粒15g、桑寄生散颗粒12g、龙眼肉散颗粒10g、枸杞子散颗粒10g、山萸肉散颗粒10g、杜仲散颗粒10g、炙甘草散颗粒10g、麸炒山药散颗粒15g、白术散颗粒10g、延胡索散颗粒12g、乌药散颗粒10g、益母草散颗粒15g、川芎散颗粒12g、桃仁散颗粒10g、红花散颗粒10g。

三诊：2023年3月16日。

患者复诊，主诉2023年3月11日月经来潮，月经量少，经色鲜红，身痛症状有所缓解，行经第一天轻微腹痛，精神、体力明显较前改善。

调整用药，给予患者中药颗粒14剂口服，用法同前。

具体用药如下：丹参散颗粒30g、菟丝子散颗粒15g、党参散颗粒15g、鸡血藤散颗粒15g、当归散颗粒15g、桑寄生散颗粒12g、龙眼肉散颗粒10g、枸杞子散颗粒10g、山萸肉散颗粒10g、杜仲散颗粒10g、炙甘草散颗粒10g、麸炒山药散颗粒15g、白术散颗粒10g、白芍散颗粒10g、熟地黄散颗粒15g、制何首乌散颗粒15g、女贞子散颗粒15g、巴戟天散颗粒12g。

四诊：2023年4月6日。

患者复诊，主诉感觉精神状态、体力进一步改善，无其他不适症状。

考虑患者月经将近，调整用药，给予其中药颗粒10剂口服，用法同前。

具体用药如下：丹参散颗粒30g、党参散颗粒15g、鸡血藤散颗粒15g、当归散颗粒15g、桑寄生散颗粒12g、龙眼肉散颗粒10g、杜仲散颗粒10g、炙甘草散颗粒10g、白术散颗粒10g、麸炒山药散颗粒15g、白芍散颗粒10g、赤芍散颗粒10g、川芎散颗粒12g、益母草散颗粒15g、延胡索散颗粒12g、醋香附散颗粒12g、郁金散颗粒12g。

五诊：2023年4月17日。

患者复诊，主诉2023年4月7日月经来潮，月经量较前增多，经色鲜红，痛经明显缓解，未觉周身疼痛。近日因生气，偶有胃胀。

调整用药，根据患者要求给予中药口服21剂，用法同前。

具体用药如下：党参散颗粒15g、当归散颗粒15g、龙眼肉散颗粒10g、白术散颗粒10g、麸炒山药散颗粒15g、白芍散颗粒10g、醋香附散颗粒12g、木香散颗粒10g、砂仁散颗粒6g、熟地黄散颗粒15g、女贞子散颗粒15g、墨旱莲散颗粒15g、黄精散颗粒15g、覆盆子散颗粒12g、山萸肉散颗粒12g、桂枝散颗粒10g、杜仲散颗粒12g、桑寄生散颗粒12g。

六诊:2023年5月11日。

患者复诊,主诉2023年5月10日月经来潮,月经量少,经色鲜红,无痛经,无周身疼痛。前次服药后胃胀症状缓解。

调整用药,给予患者中药颗粒5剂口服,用法同前。

具体用药如下:党参散颗粒15g、当归散颗粒15g、龙眼肉散颗粒10g、白术散颗粒10g、麸炒山药散颗粒15g、醋香附散颗粒12g、木香散颗粒10g、砂仁散颗粒6g、桂枝散颗粒10g、杜仲散颗粒12g、桑寄生散颗粒12g、桃仁散颗粒10g、红花散颗粒10g、益母草散颗粒15g、延胡索散颗粒12g、丹参散颗粒30g。

随访患者,其于2023年6月9日月经来潮,无身痛,月经量满意,无其他自觉不适。

按

患者素体气虚,推动无力,不能激发脏腑活动,故平素易感疲乏。"气为血之帅",气能生血,气虚日久则血虚。行经时阴血下注胞中,气随血泄,肢体百骸缺乏营血灌溉充养,筋脉失养,不荣而身痛。治宜益气养血、柔筋止痛。一诊方中党参、白术、茯苓、炙甘草四君子汤健脾益气、补益中气,以促进气血化源;熟地黄、山萸肉、麸炒山药取六味地黄中"三补"滋补肾阴以益先;当归补血活血;鸡血藤、丹参养血柔筋;菟丝子、枸杞子、女贞子滋补肝肾、平补阴阳;杜仲、桑寄生补肝肾、强筋骨;龙眼肉益气血。"肾主骨,肝主筋",故在补益气血的同时补益肝肾。二诊时患者经期将至,减少方中补阴之品,去熟地黄、女贞子;其月经量少,痛经给予桃仁、红花、川芎、益母草活血祛瘀;延胡索、乌药活血行气止痛。三诊时患者主诉经期身痛症状缓解,现为经后期,去活血祛瘀、行气止痛之品,加用白芍缓急止痛;熟地黄、制何首乌、女贞子补肾益阴养血;巴戟天补肾阳、强筋骨,于"阳中求阴"增强全方之力。四诊时患者主诉症状均有所缓解,其经期将近,去方中滋阴之品,加用赤芍、益母草、川芎活血祛瘀;延胡索、醋香附、郁金行气解郁止痛。五诊时患者主诉月经量增多,现处于经后期,给予滋阴养血之品,补益阴血,用龙眼肉、熟地黄、女贞子、墨旱莲、黄精、覆盆子、山萸肉补肾益精养血;因胃胀加用木香、砂仁健脾理气和胃;桂枝温通助阳,于"阳中求阴";杜仲、桑寄生补肝肾、强筋骨。六诊时患者主诉昨日月经来潮,但月经量少,无身痛,给予桃仁、红花、益母草、丹参活血祛瘀;延胡索活血行气止痛;去原方中滋补阴血之品。

三、经行头痛

经行头痛是指每值经期或行经前后,出现以头痛为主的病证,经后自止,连续两个月经周期以上,属于月经病范畴。首见于清代张璐的《张氏医通》中所述"经行辄头痛"。

(一)历史沿革

清代张璐的《张氏医通》将经行头痛称为"经行辄头痛",其发病机制有虚实两端,虚者为气血阴精不足,经行气血下注,清窍失养;实者为痰瘀之邪随冲气上逆,扰乱清窍所致。《中医妇科学》《中医病证诊断疗效标准》《中医妇科常见病诊疗指南》总结其证型不外乎气血虚弱证、肝肾阴虚证、气滞血瘀证、肝阳上亢证、痰湿中阻证、肝郁化热证。女子以肝为先天,以血为本,以气为用,肝体阴而用阳,肝藏血,主疏泄,调畅气机,具有维持气血运行、调畅情志之功。《妇人良方大全》记载"妇人性情执着,不能容忍",清代叶天士在《临证指南医案》中写道"女子以肝为先天,阴性凝结,易于怫郁,郁则气滞血亦滞"。因女子特殊的心理、生理特质与情志密切相关,情志不遂,肝失条达,气机不舒而易于致病。经行头痛因女子忧郁恼怒,情志不遂,肝失疏泄,气血郁滞,随冲气上扰清窍而发。《医学真传》记载"盖冲任之血,肝之所主也",冲脉附于肝,经行时气血下聚,阴血相对不足,肝血更虚,气血不足不能濡养而致经行头痛。故而总以肝郁、血虚易致经行头痛。脾主运化,转输水精,调节水液代谢。女子静而多思,思虑过度,或饮食不节,喜食肥甘厚味之品,损伤脾胃,失其运化,津液输布失常,水湿内停,久而聚湿成痰,阻滞中焦,气机不畅,浊阴不得降,痰湿随气上犯,蒙蔽清窍而发此病。肾主藏精,"阴常不足",肾精不足,不能充养脑髓,脑窍失养故见头痛。而肾气分化为元阴、元阳,为一身阴阳之根本,又为气血之源,经期精血下注,肾精更亏,不能濡养脑窍加重头痛。另有孟安琪、王云铭、马大正等教授提出妇人经行头痛多以"风"作祟,风邪上犯脑窍致头痛。《素问·至真要大论》记载"诸风掉眩,皆属于肝",或因肝血不足,阴不制阳,阳气上亢,或因素来性情抑郁,气机郁结,久郁化火,肝火上炎而致经行头痛。崔玉衡、王秀霞、杨家林教授等诸多医家均认为本病的发生与肝的关系密切,以肝郁为先,气机郁滞不舒,经行肝血更虚,气郁血虚而致经行头痛,临床用方亦各有异,以理气行滞、疏肝养血为法。

(二)病因病机

头为"诸阳之会",位于人体最高巅,为髓海所在之处,脏腑之气皆上注于头面部,手足三阳经循行均过头部,脑为髓海,是神与清窍之所在。足厥阴经循行过巅顶且在此与督脉相合,肝主藏血,经行时气血下注冲任,导致阴血相对比较匮乏,冲任的气血亏虚更为明显,此时女性自身抵抗力较平时更低,因此外邪易侵袭机体致脏腑气血失调,从而引发头痛。经行头痛虽病因较为复杂,但大致分为虚实两类,实证为肝郁化火、上逆清窍,瘀血阻络、络脉不通所致;虚证常见病因为气血亏虚、脑失所养。发病机制主要认为与肝火、血瘀和血虚有关。

1.肝火证

肝性喜条达而恶抑郁,女子以肝为先天,女性平素易伤情志,致肝失疏泄,气血津液运行受阻,无力濡养脑窍;情志郁怒易伤肝,致肝阳偏亢,或肾水亏虚不能涵养肝木,阳热化火,耗伤人体精血,亦致脑窍失养,脑失所养而致头痛,行经前阴血下注血海,冲气较盛,肝火随冲气上逆,扰乱脑窍引发经行头痛。

2.血瘀证

肝失条达,全身气机郁滞无以行血,血脉瘀滞,或经期受寒,寒邪凝滞血脉,或因跌仆损伤以致瘀血阻滞经络,经络不通,行经之时冲气偏于旺盛,血瘀随之上行,阻于脑络,引发头痛。

3.血虚证

女性自身气血较为虚弱,久病之后气血耗伤,脾虚则气血生化无源,房劳多产而致失血伤精等皆可引起血虚无力、上荣脑窍而致头痛。

(三)辨证论治

1.肝火证

主要证候:经期头痛,甚或颠顶掣痛,头晕目眩,月经量稍多,经色鲜红;烦躁易怒,口苦咽干;舌质红,苔薄黄,脉弦细数。

治法:清热平肝、息风止痛。

方药:羚角钩藤汤(《重订通俗伤寒论》)。

组成:羚羊角、钩藤、桑叶、菊花、竹茹、贝母、生地黄、白芍、茯神、甘草。

方中以羚羊角、钩藤平肝清热、息风镇痉;桑叶、菊花清肝明目;竹茹、贝母清热化痰;生地黄、白芍养阴清热;茯神宁心安神;甘草和中缓急。全方共奏平肝育阴息风之功。

若肝火旺、头痛剧烈者,加龙胆草、石决明以清泄肝火。平时可服杞菊地黄丸滋养肝肾以治本。

2. 血瘀证

主要证候:每逢经前、经期头痛剧烈,痛如锥刺,经色紫暗,有块;伴小腹疼痛拒按、胸闷不舒;舌暗或尖边有瘀点,脉细涩或弦涩。

治法:活血化瘀、通络止痛。

方药:通窍活血汤(《医林改错》)。

组成:赤芍、川芎、桃仁、红花、老葱、麝香、生姜、红枣。

方中赤芍、川芎、桃仁、红花直入血分,以行血中之滞,化瘀通络;取老葱、麝香香窜以通上下之气,气通则血活;生姜、红枣调和营卫。全方共奏调气活血、化瘀通络之功。

3. 血虚证

主要证候:经期或经后头晕,头部绵绵作痛,月经量少,经色淡,质稀;心悸少寐,神疲乏力;舌淡,苔薄,脉虚细。

治法:养血益气。

方药:八珍汤(《正体类要》)加何首乌、蔓荆子。

组成:当归、川芎、白芍、熟地黄、何首乌、人参、白术、炙甘草、茯苓、蔓荆子。

方中当归、川芎、白芍养血活血;熟地黄、首乌养肝血、滋肾精;人参、白术、炙甘草益气健脾;茯苓健脾宁心安神;蔓荆子清利头目止痛。全方有养血益气之功,使气旺血足,自无经行头痛之疾。八珍汤气血双补,亦统治气血两虚的各种病证。

(四)临床验案

病案

刘某某,女,41岁。

一诊:2022年6月16日。

主诉:经期头痛4年。

患者4年来每逢经期头部隐隐作痛,自行服药(具体不详)效果不佳。末次月经为2022年6月3日,行经3天,月经量少,经色淡,其间头部隐隐作痛。平素偶感头晕不适,易感疲乏,精神不济;便秘,2~3天解1次大便。舌淡,苔薄,脉细弱。

诊断:经行头痛,辨证为气血两虚证,治拟养血益气、活络止痛。

给予患者中药饮片14剂口服,每日1剂,水煎取汁400mL,早晚饭后分次温服。

具体用药如下:党参15g、茯苓10g、白术10g、炙甘草10g、当归10g、白芍10g、熟地黄15g、川芎10g、丹参15g、鸡血藤15g、肉苁蓉10g、柏子仁10g、麦冬12g、五味子10g、玉竹10g。

二诊:2022年6月30日。

患者复诊,主诉服药期间未出现头痛,症状缓解,精神状态有所改善;便秘有所改善,大便1~2天解1次,通畅,无其他不适。

调整用药,给予患者中药饮片10剂口服,用法同前。

具体用药如下:党参15g、茯苓10g、白术10g、炙甘草10g、当归10g、白芍10g、川芎10g、丹参15g、鸡血藤15g、肉苁蓉10g、柏子仁10g、麦冬12g、五味子10g、玉竹10g、白芷10g、藁本10g。

三诊:2022年7月11日。

患者复诊,主诉2022年7月5日月经来潮,行经期间头痛明显缓解,月经量增多,经色红。精神、体力明显改善,大便1天解1次。无其他不适症状。

调整用药,给予患者中药饮片14剂口服,用法同前。

具体用药如下:党参15g、茯苓10g、白术10g、炙甘草10g、当归10g、白芍10g、川芎10g、丹参15g、鸡血藤15g、肉苁蓉10g、麦冬12g、五味子10g、玉竹10g、熟地黄15g。

上方间断口服20余剂,随访患者,其主诉行经期间头痛症状基本消失,月经量增多,经色红。平素精神、体力明显改善,大便正常。不再就诊。

按

患者素体虚弱,经血亏虚,行经时精血下注冲任,血不能上荣于脑,脑失所养,不荣则痛,故头隐痛、头晕;血虚冲任血海不盈,故月经量少,经色淡。血能载气,血虚日久导致气虚,气虚推动不足,不能激发脏腑活动,故平素易感疲乏。舌淡、苔薄、脉细弱为气虚之象。治宜养血益气、活络止痛。一诊方中以八珍汤益气养血补虚,当归、川芎、白芍、熟地黄养血活血;党参、白术、炙甘草益气健脾;茯苓健脾宁心安神;气虚日久恐有瘀予丹参、鸡血藤补血活血祛瘀;肉苁蓉、柏子仁养阴润肠通便;麦冬、五味子、玉竹养阴生津益气宁心。全方补气养血兼祛瘀安神,补不足而祛瘀血,故能奏效。二诊时患者主诉服前方14剂后便秘缓解,头晕、疲乏状态好转。近日头痛,调整用药,大法同前,考虑患者目前处于经前期,去原方中滋阴之熟地黄;加用白芷、藁本祛风止痛,白芷善治前额、眉棱骨之阳明头痛,藁本善治颠顶头痛。三诊时患者主诉经行头痛症状明显缓解,现大便基本正常,去柏子仁减轻润肠之力,加用熟地黄滋阴养血。本方养血滋阴益气,间断口服,巩固疗效,防止复发。

四、经行泄泻

经行泄泻又名经行腹泻,指女性经期开始前或于行经过程中出现的以腹泻为主要症状的一类疾病,现代多将之归类于女性经前期综合征中。腹泻症状以慢性腹泻表现为主,也可出现水样便,一日数次,其症状可随月经周期结束而自行停止,至下一周期再度发作。

(一)历史沿革

经行泄泻最早见于明代陈文昭的《陈素庵妇科补解·调经门》,原文表述为"经正行忽病泄泻",并指出其病乃"脾虚"所致,脾胃为后天之本,气血生化之源,患者素体脾虚,月事前后气血下注冲任,致使脾气更加虚弱,运化失司,为寒湿所困,下渗大肠,出现传导失常之病变,导致泄泻的发生。明代汪机的《汪石山医案·调经》也引用此观点,认为"脾虚"是造成女性月经前后泄泻的主要病机,并进一步分析患者中焦功能虚弱、运化失常,不能正常升清降浊,使浊气下注大肠,诱发传导病变,出现泄泻症状,治疗上选取参苓白术散以渗湿健脾。另外,明代张景岳在《景岳全书》中专注命门之说,在"脾虚"的病机基础上进一步认为患者月经前后之泄泻症状乃是"脾肾俱虚"所致,"泄泻之本,无不由于脾胃""肾为胃关,开窍于二阴,所以二便之开闭,皆肾脏之所主,今肾中阳气不足,则命门火衰……阴气极盛之时,则令人洞泄不止也"。明代傅山的《傅青主女科》对于经行泄泻的病机也持"脾虚"之说,但与前人不同的是,傅山认为前人论及经行泄泻时多以女性月事来时脾气虚弱导致的"化湿无权"为主要原因,但忽略了"脾统血"的功能受损与泄泻之间的联系。其选用的健固汤乃是以"健脾益气,固脾摄血"为立意,通过健脾使脾气稳固,统摄气血之功能正常发挥,在此基础上发挥其运化水湿的功能,从而治疗泄泻。清代张山雷在《沈氏女科辑要笺》中认为,经行泄泻并非单纯的脾虚所致,其中"肝气郁滞"所致的脾失健运也是导致经行泄泻的重要原因。其机制在于,患者行经前后情志郁积,肝气不疏,肝气旺盛,克伐脾胃,脾气被肝气所制,运化失常,使湿困中焦,浊气迫于大肠,出现泄泻证候,治宜疏肝健脾、固冲止泻。

(二)病因病机

本病的发生主要责之于脾肾虚弱。脾主运化,肾主温煦,为胃之关,主司二便。若二脏功能失于协调,脾气虚弱或肾阳不足,则运化失司,水谷精微不化,水湿内停。行经之际,气血下注冲任,脾肾益虚而致经行泄泻。

1.脾虚

患者素体脾气虚弱,或因感受寒邪、饮食不节、劳倦伤脾等原因使脾气虚弱,又逢经期气血下注冲任胞宫,气血更虚,脾气更弱,运化功能失常,水谷糟粕内停,蓄于肠道,引发泄泻。肝主疏泄,有调节胞宫藏泄的功能。经前或经期情志异常,忧愁思虑过度,引起肝气旺盛而克脾土,脾失健运,水谷不化而致泄泻,即"木强则侮土,故善泄也";肝失疏泄使胞宫藏泄功能失常,经血不利,"血不利则为水",水液代谢失衡,内蓄大肠则成泄泻。

2.肾虚

患者素体肾阳虚弱,先天不足,或房劳所伤,或他病及肾而损伤阳气者,又逢经期气血下注冲任,经血亏虚,命火愈衰,不能上温于脾,脾失健运,致成泄泻。"肾为胃关,开窍于二阴,所以二便之开闭,皆肾脏所主,今肾中阳气不足,则命门火衰。阴气极盛之时,则令人洞泄不止也"。肾司二便,主开阖,肾阳不足,阴寒内生,蒸腾气化作用失常,使水液清者不升,浊者不降,代谢失调而成泄泻。

(三)辨证论治

1.脾虚证

主要证候:月经前后,或正值经期,大便溏泄,月经量多,经色淡,质薄;脘腹胀满,神疲肢软,或面浮肢肿;舌淡红,苔白,脉濡缓。

治法:健脾渗湿、理气调经。

方药:参苓白术散(《太平惠民和剂局方》)。

组成:人参、白术、茯苓、甘草、山药、白扁豆、莲子肉、薏苡仁、砂仁、桔梗。

原方主治脾胃虚弱、饮食不进、多困少力、中满痞噎、心悸气喘、呕吐泄泻及伤寒咳噫。

方中以人参、白术、茯苓、甘草、山药健脾益气;白扁豆、莲子肉、薏苡仁健脾化湿;砂仁和胃理气;桔梗载药上行。全方使脾气健运,水精四布,自无泄泻之疾。

若脾虚肝木乘之,则经行腹痛即泻,泻后痛止,兼胸胁痞闷,嗳气不舒。治宜补土泻木,用痛泻要方(《丹溪心法》)。

2.肾虚证

主要证候:经期或经后,大便泄泻,或五更泄泻,经色淡,质清稀;腰膝酸软,头晕耳鸣,畏寒肢冷;舌淡,苔白,脉沉迟。

治法:温阳补肾、健脾止泻。

方药:健固汤(《傅青主女科》)合四神丸(《证治准绳》)。

组成:人参、白术、白茯苓、薏苡仁、巴戟天、补骨脂、吴茱萸、肉豆蔻、五味子。

方中以人参、白术、白茯苓、薏苡仁健脾渗湿;巴戟天、补骨脂温肾扶阳;吴茱萸温中和胃;肉豆蔻、五味子固摄止泻。全方使肾气得固,脾气健运,湿浊乃化,泄泻自愈。

(四)临床验案

病案

郭某某,女,25岁。

一诊:2022年4月4日。

主诉:经前1周腹泻、腹痛2年。

患者近2年来每逢行经前1周左右出现腹泻,一日2~3次,大便不成形,伴小腹疼痛不适。末次月经为2022年4月1日,月经量正常,经色淡红,痛经。平素易疲劳,精神状态不佳。患者体形偏瘦,双手末端发凉。舌淡,苔薄,脉沉细。

诊断:经行泄泻,辨证为气血两亏证,治拟益气养血、理气止痛。

给予患者中药饮片7剂口服,每日1剂,水煎取汁400mL,早晚饭后分次温服。

具体用药如下:党参15g、白术10g、茯苓10g、炙甘草10g、当归10g、丹参15g、牡丹皮10g、白芍10g、生地黄15g、山药10g、地骨皮10g、陈皮10g、麸炒枳壳10g。

二诊:2022年4月11日。

患者复诊,主诉前次服药后腹痛缓解,其他症状缓解不明显。

调整用药,给予患者中药饮片7剂口服,用法同前。

具体用药如下:党参15g、白术10g、茯苓10g、炙甘草10g、当归10g、丹参15g、白芍10g、生地黄15g、山药10g、陈皮10g、麸炒枳壳10g、麸炒苍术10g、薏苡仁15g。

三诊:2022年4月21日

患者复诊,主诉近2天大便不成形,轻微腹泻,一日1~2次。易疲劳状态改善,精神状态改善,仍觉四肢末端发凉。

调整用药,给予患者中药饮片10剂口服,用法同前。

具体用药如下:党参15g、白术10g、茯苓10g、炙甘草10g、当归10g、丹参15g、山药10g、陈皮10g、麸炒枳壳10g、麸炒苍术10g、薏苡仁15g、鸡血藤15g、川芎10g、醋香附10g、郁金10g、乌药15g、桂枝10g、小茴香10g。

四诊:2022年5月2日。

患者复诊,主诉今日尚未行经,末次月经为2022年4月1日,经前腹泻、腹坠胀等不适症状明显缓解,近日易感疲累,四肢末端发凉症状有所缓解。

调整用药,给予患者中药饮片10剂口服,用法同前。

具体用药如下:党参15g、白术10g、茯苓10g、炙甘草10g、当归10g、丹参15g、山药10g、陈皮10g、麸炒枳壳10g、鸡血藤15g、川芎10g、醋香附10g、郁金10g、乌药15g、桂枝10g、小茴香10g。

五诊:2022年5月16日。

患者复诊,主诉2022年5月9日月经来潮,经前腹痛明显减轻,行经前未腹泻,四肢末端发凉症状进一步缓解,手足末端有微温热感,精神状态良好,自觉体力较前充沛。

调整用药,给予患者中药饮片14剂口服,用法同前。

具体用药如下:党参15g、白术10g、茯苓10g、炙甘草10g、当归10g、山药10g、陈皮10g、麸炒枳壳10g、鸡血藤15g、桂枝10g、覆盆子10g、山萸肉10g、枸杞子10g、菟丝子15g。

六诊:2022年5月30日。

患者复诊,主诉诸症明显缓解,无其他自觉不适。

调整用药,给予患者中药饮片14剂口服,用法同前。

具体用药如下:党参15g、当归10g、丹参15g、陈皮10g、麸炒枳壳10g、鸡血藤15g、川芎10g、醋香附10g、郁金10g、乌药15g、桂枝10g、小茴香10g、白术10g、牡丹皮10g。

七诊:2022年6月13日。

患者复诊,主诉现在尚未行经,无明显不适。

调整用药,给予患者中药饮片7剂口服,用法同前。

具体用药如下:党参15g、当归10g、丹参15g、陈皮10g、麸炒枳壳10g、鸡血藤15g、川芎10g、醋香附10g、郁金10g、乌药15g、白术10g、炒桃仁10g、红花10g、泽兰10g、益母草15g、牛膝10g。

八诊:2022年7月4日。

患者复诊,主诉2022年6月13日月经来潮,行经期间无腹痛、腹泻。近2

天感头痛。

调整用药,给予患者中药饮片口服7剂,用法同前。

具体用药如下:党参15g、当归10g、丹参15g、陈皮10g、麸炒枳壳10g、鸡血藤15g、醋香附10g、白术10g、柴胡10g、川芎10g、白芷10g、石菖蒲10g、牡丹皮10g。

随访3个月经周期,患者主诉经前未再腹泻,经期未痛经,自觉精神状态良好,体力充沛。

按

患者体形偏瘦,素体脾虚。脾胃为后天之本,气血生化之源,脾虚气血化生乏源,日久则成气血两虚之证。脾主运化水湿,经行时气血下注冲任血海,脾气益虚,脾虚失运,化湿无权,湿浊下渗于大肠,发为泄泻。气血亏虚,不能充养冲任胞宫,不荣则痛,故痛经。气虚推动无力,不能激发脏腑功能活动,故平素精神不振。气虚失于温煦,则肢端发凉。舌淡、苔薄、脉沉细均为气血两亏之象。治宜健脾益气养血、理气止痛。患者就诊时正值经期,痛经,给予当归、白芍、生地黄补血活血;丹参、牡丹皮、地骨皮凉血活血祛瘀;陈皮、枳壳行气,助血行而止痛;四君子汤健脾益气,以养后天;山药健脾补虚益精,涩肠。二诊后患者按前方服7剂,主诉腹痛缓解,其余症状缓解不明显,去凉血祛瘀之牡丹皮、地骨皮,加用麸炒苍术、薏苡仁健脾燥湿。三诊时患者主诉腹泻,去方中滋阴之生地黄及有润肠作用的白芍;考虑患者经期将近,用川芎、鸡血藤活血补血、调经止痛;醋香附、郁金活血止痛、行气解郁;乌药行气散寒止痛;桂枝温经通脉,助阳化气,助阳气走至肢体末端;小茴香散寒止痛。四诊时患者主诉未行经,经期腹泻、小腹坠胀感明显缓解,去前方中燥湿之麸炒苍术、薏苡仁,余药不变,经前期用药以减轻其痛经症状。五诊时患者主诉症状均好转,现处于经后期,去前方活血及行气止痛之品,予覆盆子、山萸肉、枸杞子、菟丝子滋肾益精养阴。六诊时患者处于经前期,予四诊方剂以活血通经、行气止痛。七诊时患者仍未行经,予炒桃仁、红花、益母草、泽兰增强活血祛瘀之力;牛膝引血下行。八诊时患者处于经前期,给予行气活血之品,主诉头痛加用白芷祛风止痛,石菖蒲开窍醒神。治疗以益气养血、理气止痛为总则,根据其症状灵活加减用药,补其不足,泻其有余,方能奏效。

第六节　绝经前后诸证

绝经前后诸证,亦称经断前后诸证,是指女性在绝经期前后,围绕月经紊乱或绝经出现的如烘热汗出、烦躁易怒、潮热面红、眩晕耳鸣、心悸失眠、腰背酸楚、面浮肢肿、情志不宁、精神倦怠等明显不适证候,这些证候常三三两两出现,轻重不一,持续时间长短不一,短则数月,长则迁延数年。严重者可影响女性的日常生活和工作,降低生活质量,危害其身心健康。

一、历史沿革

古代医籍对本病无专篇记载,但其症状多散见于"脏燥""百合病""年老血崩""年老经断复来"等病证之中。汉代《金匮要略·妇人杂病脉证并治》记载:"妇人脏躁,喜悲伤欲哭,象如神灵所作,数欠伸。"又记载:"妇人年五十所,病下利数十日不止,暮即发热,少腹里急,服满,手掌烦热,唇口干燥……当以温经汤主之。"《医宗金鉴》谓此处"下利"当作"下血"。《金匮要略·百合狐惑阴阳毒病脉证并治》记载:"百合病者,百脉一宗,悉致其病也。意欲食,复不能食,常默然,欲卧不能卧,欲行不能行;饮食或有美时,或有不用闻食臭时;如寒无寒,如热无热;口苦,小便赤;诸药不能治,得药则剧吐利。如有神灵者,而身形如和,其脉微数。"明代《景岳全书·妇人规》记载:"妇人于四旬外,经期将断之年,多有渐见阻隔,经期不至者,当此之际,最宜防察。若果气血和平,素无他疾,此固渐止而然,无足虑也。若素多忧郁不调之患而见此过期阻隔,便有崩决之兆。若隔之浅者,其崩尚轻,隔之久者,其崩必甚,此因隔而崩者也。"提示以平素身体状态来判断女性于经期将断之际是否有发生血崩的可能。清代《傅青主女科》记载年老血崩证,以加减当归补血汤合安老汤治之。1964年成都中医学院主编的《中医妇科学》第2版开始以"经断前后诸证"将本病列入教材。近年来本病进行专病研究后,取得较大进展,对其认识不断深入。《哈荔田妇科医案医话选》《裘笑梅妇科临床经验选》《百灵妇科》等均有专篇论述。国医大师班秀文教授以补益肝脾肾之虚,补气养血治崩的学术思想论治绝经前后诸证,用药忌峻猛刚燥,善以药引入奇经。马有度教授治疗绝经前后诸证,采用防治养三位一体化诊疗模式,疗效显著。以精神方面的调节、言语上常常鼓励、开导患者;以和解少阳、滋阴润燥清虚热、养血安神的理论思想治之;从心态情志、生活趣味、饮食等方面指导患者进行调养。金哲教授注重滋后天在治疗绝经前后诸证中的地位,同时关注调理气与血,并灵活运用药方加减以辨证治疗绝经前后诸证,收效显著。韩冰教授认为,绝经前后诸证的病机特点是肾虚为本、冲任失调。临床上,补肾调冲法应贯穿治疗的始终,同时配伍疏肝解郁、宁心安神、敛阴止汗、健脾和胃之药。金季玲教授治疗绝经前后诸证以肾、肝、心为重点,三脏同调。杜教授认为,绝经前后诸证的病因非独肾虚,而是脏腑功能的衰退,治疗上重在"平衡""调和"五脏及气血阴阳,顺应机体的生理变化,使机体达到新的平衡状态。

二、病因病机

本病的发生与女性绝经前后的生理特点密切相关。《素问·上古天真论》记载:"女子七岁,肾气盛,齿更发长;二七而天癸至,任脉通,太冲脉盛,月事以时下,故有子;三七,肾气平均,故真牙生而长极;四七,筋骨坚,发长极,身体盛壮;五七,阳明脉衰,面始焦,发始堕;六七,三阳脉衰于上,面皆焦,发始白;七七,任脉虚,太冲脉衰少,天癸竭,地道不通,故形坏而无子也。"这是女性生长发育、生殖与衰老的自然规律,多数女性可顺利度过,但部分女性由于体质因素、产育、疾病、营养、劳逸、社会环境、精神等方面的因素,不能很好地调节这一生理变化,使得肾阴阳平衡失调而导致本病。而肾阴阳失调常涉及其他脏腑,尤以心、肝、脾为主。若肾阴不足,不能上济心火,则心火偏亢;乙癸同源,肾阴不足,精亏不能化血,导致肝肾阴虚,肝失濡养,肝阳上亢;肾与脾先天、后天互相充养,脾阳赖肾阳以温煦,肾虚阳衰,火不暖土,又致脾肾阳虚。

(一)肾阴虚

"七七"之年,肾阴不足,天癸渐竭,若素体阴虚,或多产房劳伤肾耗精,或数脱于血致精血不足,复加忧思失眠,营阴暗耗,肾阴益亏,脏腑失养,"任脉虚,太冲脉衰少,天癸竭",遂发经断前后诸证。肝肾同居于下焦,乙癸同源。若肾水不足以涵养肝木,易致肝肾阴虚或肝阳上亢。若肾水不足,不能上济于心,心火独亢,热扰心神,神明不安,出现心肾不交,肾阴虚,精亏血少,不能上荣脑,出现脑髓失养等。

(二)肾阳虚

绝经之年,肾气渐虚,若素体肾阳亏虚,或过用寒凉及过度贪凉,可致肾阳虚惫。若命门火衰而不能温煦脾阳,出现脾肾阳虚;若脾肾阳虚,水湿内停,湿聚成痰,易酿成痰湿;或阳气虚弱,无力行血而为瘀,又出现肾虚血瘀。

(三)肾阴阳俱虚

肾藏元阴而寓元阳,阴损及阳,或阳损及阴,真阴真阳不足,不能濡养、温煦脏腑,或激发、推动机体的正常生理活动而致诸证丛生。

(四)心肾不交

绝经前后肾水不足,不能上济心火,心火独亢,热扰心神,出现心肾不交,遂致绝经前后诸证。

本病以肾虚为本,肾的阴阳平衡失调影响心、肝、脾,从而发生一系列的病理变化,出现诸多证候。因女性一生经、孕、产、乳,数伤于血,易处于"阴常不足,阳常有余"的状态,而且经断前后,肾气虚衰,天癸先竭,所以临床以肾阴虚居多。由于体质、阴阳转化等因素,亦可表现为偏肾阳虚,或阴阳两虚,并由于诸种因素,常可兼夹气郁、瘀血、痰湿等复杂病机。

三、辨证论治

(一)肾阴虚证

主要证候:绝经前后,月经紊乱,月经提前,月经量少或量多,或崩或漏,经色鲜红;头晕耳鸣,腰酸腿软,烘热汗出,五心烦热,失眠多梦,口燥咽干,或皮肤瘙痒;舌红,苔少,脉细数。

治法:滋肾益阴、育阴潜阳。

方药:六味地黄丸加生龟甲、生牡蛎、石决明。

组成:熟地黄、山萸肉、生龟甲、山药、茯苓、生牡蛎、石决明、牡丹皮、泽泻。

方中熟地黄、山萸肉、生龟甲滋阴补肾;山药、茯苓健脾和胃;生牡蛎、石决明平肝潜阳;牡丹皮、泽泻清泄虚热。全方共奏滋阴补肾、育阴潜阳之功。

(二)肾阳虚证

主要证候:绝经前后头晕耳鸣,腰痛如折,腹冷阴坠,形寒肢冷,小便频数或失禁,夜尿频多,面浮肢肿,带下量多;月经不调,月经量多或少,经色淡,质稀;精神萎靡,面色晦暗;舌淡,苔白滑,脉沉细而迟。

治法:温肾壮阳、填精养血。

方药:右归丸。

组成:熟地黄、山萸肉、山药、附子、肉桂、鹿角胶、菟丝子、杜仲、当归、枸杞子。

方中熟地黄甘温滋肾养血、填精益髓,配山萸肉、山药,取六味地黄丸中"三补"以生水;附子、肉桂温肾壮阳,补益命门温阳,又使水火互济;鹿角胶血肉有情之品,补命火,温督脉;菟丝子、杜仲温阳肾气;当归、枸杞子养血柔肝益冲任。全方共奏温肾壮阳、益精养阴之功。

(三)肾阴阳俱虚证

主要证候:绝经前后乍寒乍热,烘热汗出,月经紊乱,月经量少或多;头晕耳鸣,健忘,腰背冷痛;舌淡,苔薄,脉沉弱。

治法:阴阳双补。

方药:二仙汤合二至丸加何首乌、生龙骨、生牡蛎。

组成:仙茅、淫羊藿、巴戟天、知母、黄柏、当归、墨旱莲、女贞子、何首乌、生龙骨、生牡蛎。

方中仙茅、淫羊藿、巴戟天温补肾阳;知母、黄柏滋肾坚阴;当归养血和血;墨旱莲、女贞子滋肝肾之阴;加何首乌补肾育阴,生龙骨、生牡蛎滋阴潜阳敛汗。全方共奏温阳补肾、滋阴降火、潜阳敛汗之功。

(四)心肾不交证

主要证候:绝经前后心烦失眠,心悸易惊,甚至情志失常;月经周期紊乱,月经量少或多,经色鲜红;头晕健忘,腰酸乏力;舌红,苔少,脉细数。

治法:滋阴补血、养心安神。

方药:天王补心丹。

组成:生地黄、玄参、天冬、麦冬、人参、茯苓、丹参、当归、远志、柏子仁、酸枣仁、五味子、桔梗。

方中生地黄、玄参、天冬、麦冬滋肾养阴液;人参、茯苓益心气;丹参、当归养心血;远志、柏子仁、酸枣仁、五味子养心安神、除烦安眠;桔梗载药上行;朱砂为衣,安心神。全方共奏滋阴降火、养心安神之功。

四、临床验案

病案1

王某某,女,45岁。

一诊:2021年11月11日。

主诉:健忘、心悸、烦躁近2个月。

患者绝经1年,激素替代治疗5个月,近2个月无撤退性出血。主诉近2个月明显健忘,常常无故烦躁不安,多次出现心悸症状,其余症状不明显。舌暗,苔薄,脉细弱。

诊断:绝经前后诸证,辨证为肝肾阴虚证,治拟滋补肝肾、养阴清热。

给予患者中药饮片14剂口服,每日1剂,水煎取汁400mL,早晚饭后分次温服。

具体用药如下:当归10g、白芍10g、川芎10g、熟地黄20g、女贞子15g、墨旱莲15g、制何首乌15g、山萸肉10g、山药10g、菟丝子15g、覆盆子15g、枸杞子10g、补骨脂10g。

二诊:2021年11月29日。

患者主诉服药后前次症状明显缓解,情绪舒畅,心悸症状减轻,但自觉舌尖疼痛。舌质暗,舌尖微红,脉细数。

一诊方中去山药、菟丝子、覆盆子、枸杞子、补骨脂,加用丹参、鸡血藤、地骨皮、莲子心、麦冬,给予患者中药饮片7剂口服,用法同前。

具体用药如下:当归10g、白芍10g、川芎10g、熟地黄20g、女贞子15g、墨旱莲15g、何首乌15g、山萸肉10g、丹参30g、鸡血藤15g、地骨皮10g、莲子心6g、麦冬12g。

随访患者,主诉服药后舌尖疼痛症状基本消失,情绪较好,无自觉不适。

按

患者将值"七七之年",已绝经1年,提示其本身已有肾中阴阳不足之证候。肾中阴阳不足,日久易累积其他脏腑。肾主骨生髓,肾阴虚则导致脑髓空虚,故出现健忘之症;"乙癸同源",肝肾共同受肾所藏的先后天综合之精的充养,肝肾阴液相互滋生,肝阴充足,则下藏于肾,肾阴旺盛,则上滋肝木;肾阴虚不能上滋肝木,致肝阴亦虚。肝阴虚不能制阳,易导致肝阳上亢,故症见烦躁不安;肾阴虚不能上济心火,心火亢盛,煎灼心阴,心阴不足,心失所养故出现心悸症状。舌暗、苔薄、脉细弱为肝肾阴虚之征。治宜滋补肝肾、养阴清热。一诊方中熟地黄、山药、山萸肉取补肾阴第一方六味地黄汤中"三补",熟地黄滋阴、补肾、益精髓而生血,《本草从新》言其"滋肾水,封填骨髓,利血脉,补益真阴";山萸肉温补肝肾;山药补肾益精、健脾养胃,先后天同补;当归、白芍养血柔肝、平抑肝阳,同时现代研究显示,当归具有抗心律失常的作用;川芎活血行气,为"血中气药,气中血药",善走肝经,辛以散之,疏肝之郁气;取二至丸补益肝肾之阴,女贞子养肝益肾、填精健脑,墨旱莲滋补肝肾、益髓填精,二药配合,益下荣上,相得益彰,共同起到补益肝肾之阴的功效;制何首乌甘补兼涩,不腻不燥,补肝肾、益精血;取五子衍宗丸中菟丝子、枸杞子、覆盆子补肾益精,其中菟丝子既可益阴,又能扶阳,温而不燥,补而不滞;枸杞子平补阴阳,益肾填精;覆盆子滋阴固肾;补骨脂补肾壮阳,于"阳中求阴,阴得阳升而源泉不竭"。二诊时患者主诉舌尖疼痛,诊察舌质暗、舌尖红,故祛山药、菟丝子、覆盆子、枸杞子、补骨脂甘温之品,加用莲子心清心火,兼交通心肾;地骨皮清热凉血;麦冬养阴清心除烦;丹参凉血清心除烦;鸡血藤活血通络。方药补肝肾之阴而清血热、滋阴除烦、益精填髓,收效甚著。

病案2

仇某某,女,47岁。

一诊:2022年10月10日。

主诉:身痛、阵阵烘热2个多月。

患者近2个月常感不明原因身痛,阵阵烘热无法缓解。近2年来月经稀发,现已停经42天。其余绝经期症状不明显。舌暗,苔腻,脉濡缓。

诊断:绝经前后诸证,辨证为风湿阻络兼肾阴虚证,治拟祛风除湿、滋补肾阴。

给予患者中药饮片14剂口服,每日1剂,水煎取汁400mL,早晚饭后分次

温服。

具体用药如下：当归 12g、丹参 30g、鸡血藤 15g、羌活 10g、秦艽 10g、川芎 10g、酒女贞子 15g、墨旱莲 15g、白芍 10g、覆盆子 10g、生地黄 15g、醋香附 10g、郁金 10g、桑寄生 10g、牛膝 10g。

二诊：2022 年 10 月 17 日。

患者复诊，主诉服药后身痛明显减轻，烘热缓解不明显，近 2 天颈部不适。

根据患者现有症状对前方进行适当调整，给予其中药饮片 7 剂口服，用法同前。

具体用药如下：当归 15g、丹参 30g、鸡血藤 15g、羌活 10g、独活 10g、秦艽 10g、川芎 10g、酒女贞子 15g、墨旱莲 15g、白芍 12g、覆盆子 10g、生地黄 15g、醋香附 10g、郁金 10g、桑寄生 10g、牛膝 10g、白芷 10g、石菖蒲 10g。

三诊：2022 年 10 月 24 日。

患者复诊，主诉服药后身痛进一步缓解，症状基本消失，颈部不适、烘热均有所缓解。

根据现有症状调整用药，给予患者中药饮片 14 剂口服，用法同前。

具体用药如下：当归 15g、丹参 30g、鸡血藤 15g、川芎 10g、酒女贞子 15g、墨旱莲 15g、白芍 12g、覆盆子 10g、生地黄 15g、醋香附 10g、郁金 10g、桑寄生 10g、牛膝 10g、白芷 10g、石菖蒲 10g、防风 10g、葛根 10g、络石藤 15g。

四诊：2022 年 11 月 17 日。

患者复诊，主诉身痛、颈部不适症状基本消失，烘热明显缓解。近 2 天自觉牙龈略微肿痛。

针对患者现有症状调整用药，给予其中药饮片 10 剂口服，用法同前。

具体用药如下：当归 15g、丹参 30g、鸡血藤 15g、川芎 10g、酒女贞子 15g、墨旱莲 15g、白芍 15g、生地黄 20g、醋香附 10g、郁金 10g、桑寄生 10g、牛膝 10g、白芷 10g、石菖蒲 10g、防风 10g、葛根 10g、络石藤 15g、黄连 10g、淡竹叶 10g。

五诊：2022 年 12 月 5 日。

患者复诊，主诉身痛、颈部不适、烘热、牙龈肿痛症状均基本消失，自觉身体、精神状态较就诊前明显改善。

本次就诊为巩固疗效,继续给予前方10剂,用法同前。

随访3个月,患者未复发,身体、精神状态良好。

按

肾为先天之本,藏元阴而寓元阳,阴损及阳。"七七之年"本就肾中阴阳亏虚,肾阴虚衰,阴不维阳,虚阳上越,故烘热汗出。肾阴亏虚日久,损及肾阳,肾阳温煦不能,患者感寒受凉,阳气不能温煦,风湿之邪停滞于肌肉、骨骼之间,阻滞气血经络,"不通则痛";肾主骨生髓,肾之精血亏虚,不能荣养机体,"不荣则痛",内虚外邪共同作用,故身痛。阻滞日久,气血不通而易成瘀,故其舌质暗。一诊方中当归辛温行散、补血活血止痛;丹参、鸡血藤活血祛瘀、通络止痛;羌活、秦艽祛风除湿止痛;川芎活血行气、祛风止痛;以二至丸补益肝肾之阴,酒女贞子益肾填精,墨旱莲滋补肝肾、益髓填精;白芍缓急止痛;覆盆子滋补肾中之阴;生地黄入肾经,滋阴生津;醋香附、郁金行气活血止痛,"气行则血行";桑寄生、牛膝补肝肾、强筋骨、祛风湿,既补虚又祛邪。全方补肾滋阴、活血止痛。二诊时患者主诉身痛症状明显好转,出现颈部不适,加用独活散在里伏风及寒湿而止痛;白芷散风寒,除湿邪而止痛;石菖蒲苦燥温化,善化痰湿,《本经》记载:"主风寒湿痹。"三诊时患者主诉身痛基本消失,颈部不适有所缓解,但仍有明显症状,故去羌活、独活、秦艽,加用防风、络石藤祛风通络;葛根解肌治项背僵痛。四诊时患者主诉身痛、颈部不适均基本消失,牙龈肿痛,考虑其火热之邪上扰,故去甘温之覆盆子,加用黄连、淡竹叶清热泻火。

病案3

王某某,女,48岁。

一诊:2022年9月5日。

主诉:烘热汗出、失眠、情绪不佳半年余。

近半年来患者常自觉烘热,过后即汗出,可自行缓解,一日发作数次或10余次。失眠时需服用西药镇静药物助眠,情绪不佳,常感烦躁、脾气暴躁易怒。近1年来月经稀发,月经量少。舌暗,苔薄,脉沉细。

诊断:绝经前后诸证,辨证为脾肾两虚证,治拟健脾补肾、养阴安神。

给予患者中药饮片14剂口服,每日1剂,水煎取汁400mL,早晚饭后分次

温服。

具体用药如下:当归10g、白芍10g、熟地黄15g、酒女贞子15g、墨旱莲15g、制何首乌15g、麦冬12g、醋五味子10g、远志10g、合欢花15g、首乌藤15g、鸡血藤15g、丹参15g、党参15g、茯苓12g、白术10g、炙甘草6g、淫羊藿10g、补骨脂10g。

二诊:2022年9月12日。

患者复诊,主诉烘热汗出、情绪不佳症状缓解。一天中燥热汗出次数减少,情绪有所好转,睡眠改善不明显,近日自觉胃脘胀闷。

针对患者症状调整用药,给予其中药饮片10剂口服,用法同前。

具体用药如下:当归10g、白芍10g、熟地黄15g、酒女贞子15g、墨旱莲15g、麦冬12g、醋五味子10g、远志10g、合欢花15g、首乌藤15g、鸡血藤15g、丹参15g、党参15g、白术10g、炙甘草6g、淫羊藿10g、川芎10g、石菖蒲10g、煅龙骨15g、煅牡蛎15g、麸炒枳实10g、厚朴10g。

三诊:2022年9月22日。

患者复诊,主诉服药后烘热汗出症状进一步缓解,睡眠质量明显改善,现无须镇静西药助眠,情绪明显改善,心情舒畅。

为进一步巩固疗效,调整用药,给予患者中药饮片10剂口服,用法同前。

具体用药如下:当归10g、白芍10g、熟地黄15g、酒女贞子15g、墨旱莲15g、制何首乌15g、党参15g、黄精15g、升麻10g、丹参30g、鸡血藤15g、石菖蒲10g、远志10g、合欢花15g、首乌藤15g、煅龙骨15g、煅牡蛎15g。

随访2个月,患者自觉状态良好。

按

患者年近"七七",肾阴不足,天癸渐竭,肾阴虚不能维阳,虚阳上越,则烘热汗出;脾虚运化无力,饮食不能及时运化而生痰湿,或堆积于胃脘,"胃不和则卧不安";脾虚日久,气血生化乏源,心神失养,则失眠;肾阴不足,肾水不能上济心火,心火亢盛,则失眠、情绪烦躁。故治宜健脾补肾、养心安神。一诊方中当归、白芍、熟地黄养血滋阴;酒女贞子、墨旱莲补肾滋阴;制何首乌甘补兼涩,补肝肾、益精血;麦冬滋养清润、清养心神而安神除烦;醋五味子酸敛质润,能补肾生津、宁心安神,《本草备要》言其"专收敛肺气而滋肾水",《医林纂要》

记载其"宁神······安梦寐";远志使肾气上交于心而安神益智;合欢花、首乌藤养心安神;鸡血藤、丹参活血祛瘀通络;党参、白术、茯苓、炙甘草四君子汤健脾益气;淫羊藿、补骨脂温补肾阳,以"阳中求阴"。二诊时患者主诉睡眠改善不明显,自觉胃脘胀闷,加用石菖蒲宁心神、和胃气;煅龙骨、煅牡蛎重镇安神;麸炒枳壳、厚朴行气燥湿。三诊时患者主诉症状明显改善,去枳壳、厚朴行气之品,加用升麻升举脾胃清阳之气,《医学启源》记载"升麻,若补其脾胃,非此为引不能补";黄精补气养阴健脾,《本经逢原》记载"黄精,宽中益气,使五脏调和,肌肉充盛,骨髓强坚"。

病案 4

张某某,女,53 岁。

一诊:2022 年 5 月 16 日。

主诉:烘热汗出、情志烦躁、便秘 2 年余。

近 2 年来患者时常无诱因自觉燥热,伴随周身出汗,吃凉饮冷不能缓解,持续数分钟可自行缓解,一天之内发作数次,常感心情烦躁,无明显诱因发怒,影响日常生活与家庭和睦;便秘,2~3 天大便 1 次,大便干燥难解。近 2 年来月经稀发,月经量少,末次月经为 2022 年 4 月 10 日,现停经 35 天。观察患者两颧隐隐潮红,说话语声低微。追问病史主诉近年来常感体疲乏累,夜间偶有出汗。舌暗,苔薄,脉沉细数。

诊断:绝经前后诸证,辨证为气阴两虚证,治拟补气养阴、疏肝解郁。

给予患者中药饮片 7 剂口服,每日 1 剂,水煎取汁 400mL,早晚饭后分次温服。

具体用药如下:丹参 30g、牡丹皮 10g、地骨皮 10g、酒女贞子 15g、墨旱莲 15g、当归 10g、白芍 10g、熟地黄 15g、鸡血藤 15g、党参 15g、茯苓 10g、炙黄芪 15g、肉苁蓉 10g、柴胡 10g、香附 10g、柏子仁 10g、郁李仁 10g。

二诊:2022 年 5 月 26 日。

患者复诊,主诉服药后烘热汗出,症状明显缓解,1 天之内发作次数较之前减少;情志烦躁亦有所缓解,近 1 周自觉较之前能够控制自身情绪;便秘症状缓解,服药后 1~2 天可大便 1 次,便时较为顺畅。

结合患者自身感受,调整用药,给予患者中药口服10剂,用法同前。

具体用药如下:丹参30g、酒女贞子15g、墨旱莲15g、当归10g、白芍10g、熟地黄15g、鸡血藤15g、党参15g、茯苓10g、炙黄芪15g、肉苁蓉10g、柴胡10g、香附10g、柏子仁10g、郁李仁10g、郁金12g、桂枝10g、白术10g、炙甘草10g。

患者未再就诊,电话随访,主诉服药后症状基本消失,自觉良好,不再就诊。

按

患者年过半百,肾阴、肾阳皆亏虚。肾阴虚,阴不维阳,虚阳浮越,加之气虚固摄失司,则烘热汗出;肾阴虚不能上滋肝木,致肝阴亦虚。肝阴虚不能制阳,易导致肝阳上亢,加之阴虚生内热,热扰心神,则情志烦躁;虚热上蒸于头面则两颧潮红;虚热蒸腾肠道津液,则肠燥便秘。故治宜益气养阴、疏肝润肠。一诊方中丹参、牡丹皮、地骨皮清热凉血除蒸;酒女贞子、墨旱莲滋补肝肾之阴,滋阴以清虚热;当归、白芍、熟地黄养血滋阴;鸡血藤补血、活血;党参、茯苓健脾益气,滋后天以养先天;炙黄芪补气生血、生津,增强固摄之力;肉苁蓉补肾阳、益精血,阴阳双补;柴胡、香附疏肝理气解郁;柏子仁、郁李仁润肠通便。二诊时患者主诉症状明显好转,去性寒之牡丹皮、地骨皮,加用郁金行气解郁,增强疏肝之力,舒缓其情志;白术、炙甘草合成四君子汤健脾益气,增加气之固摄;桂枝辛散温通、甘温助阳,于"阳中求阴"增强补阴之力。

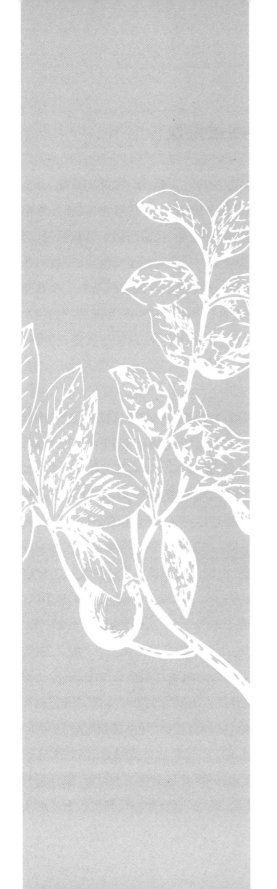

第二章

妊娠病

第一节　妊娠恶阻

妊娠恶阻是指孕妇妊娠早期出现恶心、呕吐、头晕、厌食、恶闻食味,甚则食入即吐,以致影响身体健康,甚至威胁孕妇生命的妊娠剧吐,又称妊娠呕吐、子病、病儿、阻病。孕妇在妊娠早期时出现头晕、倦怠、择食、食欲减退、轻度恶心、呕吐等症状,称为早孕反应。早孕反应是正常的生理反应,一般对生活与工作影响不大,不需要特殊治疗,多在妊娠12周前后自然消失。少数孕妇早孕反应严重,恶心、呕吐频繁,不能进食,影响身体健康,当威胁孕妇生命时,称为妊娠剧吐。本病多见于年轻初孕妇,症状明显,病情进展迅速,严重影响孕妇的健康。

一、历史沿革

本病首见于《金匮要略·妇人妊娠病脉证并治篇》,其记载"妇人得平脉,阴脉小弱,其人渴,不能食,无寒热,名妊娠"。而"恶阻"之名则首见于隋代的《诸病源候论》:"恶阻病者,心中愦闷,头眩,四肢烦痛,懈惰不欲执作,恶闻食气。"唐代的《备急千金要方》记载"凡妇人虚羸,血气不足""肾气又弱,平时喜怒不节……欲有妊而喜病阻"。明代的《证治准绳·女科》记有"妊娠呕吐恶食,体倦嗜卧,此胃气虚而恶阻也",指出了胃虚及胃弱或兼气郁是本病的重要病因。《校注妇人良方》记载"妊娠恶阻病……由胃气怯弱,中脘停痰",认为本病的发生与患者素体脾胃虚弱,精血化生匮乏,加之受孕后阴血下输以养胞胎,损伤中焦阳气,痰湿之邪不化,浊阴之气不降有关。《医宗金鉴·妇科心法要诀》提出本病"当以胃弱为主……而分治之"。元代的朱丹溪认为孕妇常肝气太旺,升发太过,灼伤阴液,以火有余而阴常不足立论,认为妊娠恶阻的主因为肝气太旺;清代傅山的《傅青主女科》提出"肾水生胎,不暇化润于五脏"则"肝血太燥""肝急则火动而逆",亦认为本病的病因为肝胃不和。张丽君提出,怀孕之初有恶心、呕吐症状是由于冲脉气血暂时相对旺盛引起的,此时经血不能排泄,但胚胎还较小,所需气血也少,这时冲脉气血相对旺盛,冲脉又是全身气血运行之枢纽,一旦发生变化,则会影响全身气机,出现头晕、恶心、呕吐等一系列气血上逆的表现,后期随着胞胎的增长,气血需求量不断增加,冲脉气血会随之减少,使全身气血运行又趋于平衡,头晕、恶心、呕吐等早孕反应也会消失。

二、病因病机

胃弱是妊娠恶阻发生的根本。主要病因是脾胃虚弱、肝胃不和(或)气阴两虚,加之妊娠后冲脉之气上逆所致。病位在胃,与肝脾关系密切。发病主要机制为冲脉之气上逆犯胃,胃失和降。因孕后胎元初凝,血聚养胎,胞宫内实,冲气偏旺,冲气上逆犯胃所致。本病初起常为脾胃虚弱,胃气上逆而呕,渐则胃气受损,脾运不力,生化不足,肝血愈虚,肝郁犯脾,加重呕吐。如此反复,屡伤阴液,导致阴损液伤,胃失所濡,甚则肾阴受损,水不涵木,肝脾肾同病,使呕吐日剧,反复不愈。

(一)脾胃虚弱

脾胃虚弱和(或)妊娠饮食不慎,或伤于生冷,或伤于油腻,或思虑伤脾,使中阳不振,运化失常,湿浊或痰饮中阻,胃气随冲气上逆。张景岳云:"凡恶阻多由胃虚气滞。"夫妊娠之后,胎元初凝,血聚养胎,胞宫内实,冲脉起于胞宫而隶于阳明,冲脉气奎则上逆。胃气素虚,失于和降,冲气挟胃气上逆,故致恶心、呕吐。素体脾虚夹痰者,痰饮也随之上逆而呕。

(二)肝胃不和

肝胃不和(或)素体肝旺之体,孕后情志抑郁或暴怒伤肝,肝气横逆,犯脾伤胃,脾失健运,胃失和降。肝脏体阴而用阳,孕后阴血下聚,则肝气偏旺,肝旺则上逆,夹胃气上逆而作呕。肝胆相为表里,胆汁溢泄则呕吐苦水。

三、辨证论治

(一)脾胃虚弱证

主要证候:妊娠早期恶心、呕吐不食,甚则食入即吐,口淡,呕吐清涎;头晕体倦,脘痞腹胀;舌淡,苔白,脉缓滑无力。

治法:健脾和胃、降逆止呕。

方药:香砂六君子汤(《医宗金鉴·名医方论》)。

组成:人参、白术、茯苓、甘草、砂仁、半夏、木香、陈皮、生姜。

方中以四君健脾胃、和中气,为君药;砂仁、半夏醒脾和胃、降逆止呕,木香、陈皮理气和中,为臣药;生姜温胃止呕,为佐药。全方补脾胃、降逆气、止呕吐。

若脾虚挟痰浊,症见胸闷泛恶,呕吐痰涎,舌淡,苔厚腻,脉缓滑,原方加全瓜蒌、苏叶,橘红易陈皮,以宽胸理气、化痰止呕。

(二)肝胃不和

主要证候:妊娠早期恶心、呕吐酸水或苦水,恶闻油腻,烦渴,口干口苦;头胀而晕,胸满胁痛,嗳气叹息;舌淡红,苔微黄,脉弦滑。

治法:清肝和胃、降逆止呕。

方药:橘皮竹茹汤(《金匮要略》)加枇杷叶、白芍、柿蒂、乌梅、法半夏。

组成:橘皮、竹茹、人参、生姜、甘草、大枣、枇杷叶、白芍、柿蒂、乌梅、法半夏。

方中橘皮理气和胃、降逆止呕,合竹茹清热安中,共为君药;人参补益中气,与橘皮合用使行中有补,生姜和胃止呕,与竹茹配合则清中有温,均为臣药;甘草、大枣益气和胃,为佐药。全方使肝胃得和,肝热自除,则呕吐自平。常加枇杷叶、白芍、柿蒂增强清肝、柔肝、和胃降逆止呕之功;乌梅合甘草,酸甘化阴止呕。

上述二证,经治未愈,呕吐剧烈,持续日久,变为干呕或呕吐苦黄水,甚则血水,精神萎靡,形体消瘦,眼眶下陷,双目无神,四肢乏力,或发热口渴,尿少便秘,唇舌干燥,舌质红,苔薄黄而干或光剥,脉细滑数无力,为气阴两虚之象。治宜益气养阴、和胃止呕。方用生脉散(方见崩漏)合增液汤(《温病条辨》)。

四、临床验案

病案1

王某某,女,26岁。

就诊时间:2022年10月10日。

主诉:妊娠12周+,恶心、呕吐1个月,加重3天。

患者末次月经为2022年7月15日,现妊娠12周+,1个月前开始出现晨起恶心,无呕吐,近3天恶心、呕吐症状加重,不能进食,食入即吐,呕吐物为胃内容物。妊娠后爱生气,情绪波动较大。舌红,苔微黄,脉弦滑。

诊断:妊娠恶阻,辨证为肝热犯胃证,治拟疏肝清热、和胃安胎。

给予患者中药颗粒3剂冲服,每日1剂,开水200mL冲服,早晚饭后温服。

具体用药如下:党参散颗粒15g、麸炒白术散颗粒10g、茯苓散颗粒10g、甘草散颗粒6g、陈皮散颗粒10g、黄芩散颗粒10g、竹茹散颗粒10g、木香散颗粒10g、砂仁散颗粒6g、麦冬散颗粒12g、芦根散颗粒10g。

随访患者,其主诉服药后恶心、呕吐症状明显缓解,可正常进食。现症状与未加重前程度相似,可自行缓解,遂不再就诊。

按

患者孕后情绪波动较大,爱生气,愠怒伤肝,肝气郁结,郁而化热。孕后血聚养胎,肝血益虚,肝火愈旺,火性炎上,上逆犯胃,胃失和将,遂致恶阻。舌红、苔微黄、脉弦滑均为肝热犯胃之象。治宜清肝和胃,将逆止呕。方以党参、麸炒白术、茯苓、炙甘草四君子健脾和胃、补益中气;陈皮理气和胃、降逆止呕;黄芩清热安胎,《滇南本草》记载其"清胎热,出六经实热实火";竹茹、芦根清热止呕安胎;木香、砂仁理气健脾安胎,增强中焦之力;麦冬益胃生津、养阴以制肝火。全方补益中气兼清肝、胃之火,清补兼施,方能奏效。

病案2

崔某某,女,26岁。

一诊:2022年11月15日。

主诉:妊娠8周+,恶心、呕吐1个月,加重2天。

患者现妊娠8周+,主诉1个月前开始出现轻微恶心、呕吐症状,不影响进食,进行性加重,进食量亦逐渐减少,呕吐物为胃内容物。近2天症状加重,仅能进食少量流食,食入即吐。平素常感倦怠无力,易脘痞腹胀。舌淡,苔白,脉缓弱。

诊断:妊娠恶阻,辨证为胃虚证,治拟健脾和胃、理气安胎。

给予患者中药颗粒3剂冲服,每日1剂,开水200mL冲服,早晚饭后温服。

具体用药如下:党参散颗粒15g、白术散颗粒10g、茯苓散颗粒12g、甘草散颗粒10g、木香散颗粒10g、砂仁散颗粒6g、陈皮散颗粒10g、麸炒枳壳散颗粒

10g、旋覆花散颗粒10g、竹茹散颗粒10g。

二诊：2022年11月17日。

患者复诊，主诉服药后恶心、呕吐症状明显缓解，现可进食半流质食物，呕吐明显减少。首诊合度，继续予前方7剂。

随访患者，其主诉尽服药后恶心、呕吐症状基本消失，现可正常清淡饮食，无明显自觉不适。

按

患者平素易脘痞腹胀，说明其素体脾胃虚弱，而受孕后血聚于子宫，充养胎元。子宫内实，冲脉之气较盛，冲脉起于胞中隶于阳明，冲气循经上逆犯胃，胃失和降，反随冲气上逆而发为恶阻。平素倦怠无力，舌淡、苔白、脉缓弱均为脾胃气虚之象。治宜健脾和胃、将逆止呕安胎。方中党参、白术、茯苓、甘草四君子健脾益气和中；木香、陈皮、麸炒枳壳理气和中；砂仁醒脾和胃安胎；旋覆花降胃气、止呕哕；竹茹清热止呕安胎，佐全方温燥。全方补益脾胃之气兼平上冲之逆气，标本兼治，故能奏效。

病案3

王某某，女，34岁。

就诊时间：2023年3月7日。

主诉：停经1个多月，恶心、呕吐17天，加重伴下腹坠胀1天。

患者末次月经为2023年1月8日，现停经30多天，17天前出现恶心、呕吐症状，可正常进食。1天前症状加重，不能进食，食入即吐。平素易感腹胀不适。舌淡，苔白，脉缓无力。

诊断：妊娠恶阻，辨证为脾肾两虚证，治拟健脾和胃、理气安胎。

给予患者中药颗粒3剂冲服，每日1剂，开水200mL冲服，早晚饭后温服。

具体用药如下：太子参散颗粒15g、白术散颗粒12g、炙甘草散颗粒10g、陈皮散颗粒10g、竹茹散颗粒12g、生姜散颗粒10g、旋覆花散颗粒12g、黄芪散颗粒15g、续断散颗粒12g、桑寄生散颗粒12g。

随诊时患者主诉服药后症状明显减轻，仅偶有恶心感，可正常进食。

按

患者平素脾胃虚弱,孕后血聚胞宫以养胎,冲气日盛。冲气上逆犯胃,胃失和降,胃气上逆发为恶阻;肾气不固,充养无力,故下腹坠胀不适;舌淡、苔白、脉缓无力均为脾肾两虚之象。方中太子参、白术、炙甘草健脾益气和胃;陈皮理气和中,《名医别录》记载其"下气,止呕咳";生姜温胃止呕;旋覆花降逆止呕;黄芪益气以安胎;续断、桑寄生补肝肾,安胎元。全方脾肾兼补,降逆止呕,收效甚佳。

第二节 异位妊娠

异位妊娠又称宫外孕,是指妊娠组织着床于子宫腔以外的部分,好发于育龄女性,若不能及时合理处置,严重时可造成孕妇大出血,甚至死亡。因此成为妇产科急腹症之一,也是妊娠早期孕妇死亡的主要原因,占所有妊娠相关死亡的10%。95%的异位妊娠发生在输卵管,其余则发生在卵巢、腹腔、宫颈或剖宫产瘢痕部位。传统认为盆腔炎、输卵管妊娠史、宫内节育器、口服紧急避孕药物等是异位妊娠的危险因素,近年来受辅助生殖技术广泛应用的影响,异位妊娠的发生率逐年升高。

一、历史沿革

异位妊娠的典型表现为停经后腹痛与阴道流血。若孕囊破裂时,可出现突发下腹部撕裂样疼痛,伴有恶心、呕吐;若血液聚集于直肠子宫陷凹时,可有肛门坠胀感,若出血量大,可造成失血性休克,甚至危及生命。中医古籍中并无异位妊娠、输卵管妊娠等病名的记载,而是根据疾病的表象,散在于"少腹瘀血""妊娠下血""癥瘕"等病证范畴。中医对异位妊娠最早的文献记载可追溯至张仲景在《金匮要略·妇人妊娠病脉证论治》中所述"妇人有漏下者,有半产后因续下血都不绝者,有妊娠下血者,假令妊娠腹中痛,为胞阻",其所提及的"漏下""半产后因续下血都不绝""妊娠下血""胞阻"等证候,与输卵管妊娠患者常出现的停经、阴道不规则流血、腹痛等症状类似,可归类于异位妊娠疾病范畴。中华人民共和国成立以来,现代中医学界对异位妊娠的研究不断深入,于1981年首次将"宫外孕"作为其病名收录在《中国医学百科全书·中医妇科学》中,20世纪80年代罗元恺教授在其主编的《中医妇科学》教材中,将"异位妊娠"作为"妊娠腹痛"附篇单独论述。此后的《中医妇科学》教材均沿用"异位妊娠"病名编写疾病。张仲景在《金匮要略》中指出,只冲主胞胎,冲任脉虚,阴血不能内守,则漏下不止;冲任虚而不固,胎失所系,则妊娠下血,少腹疼痛。清代王清任提出,肾虚元气不足,胞脉失于充养;无力运血则血瘀,胞脉瘀滞,则孕卵运送受阻。从现代中医角度分析,异位妊娠属于"少腹血瘀证",胞脉通而不畅,孕卵不能及时移行于胞宫而在输卵管内发育,以致胀破脉络,阴血内溢于少腹,发生血瘀、血虚等一系列证候。针对中医提出的血瘀、血虚等证候,1958年山西医科大学第一医院研制了以化瘀、消癥为特征的宫外孕Ⅰ、Ⅱ号方,为现代输卵管妊娠治疗开辟了新思路。宫外孕Ⅰ号方使用丹参15g、赤芍15g、桃仁9g,适用于稳定型早期且腹腔内出血未凝结成血肿包块者;宫外孕Ⅱ号方则在Ⅰ号方的基础上进行改进,添加三棱3~6g、莪术3~6g,针对腹腔内出血已凝结成血肿包块者。1986年于载畿教授研究表明,宫外孕Ⅰ、Ⅱ号方治疗输卵管妊娠有效率最高达92%,平均为50%~80%,获得广泛关注,并在全国范围内推广应用。宫外孕Ⅰ号方和Ⅱ号方中丹参、桃仁、赤芍活血化瘀,莪术、三棱消癥散结,有促进血凝块分解、吸收的作用,还能提高血浆纤溶活性、减少血浆纤维蛋白原,有利于血肿分解和吸收。随着中药治疗输卵管妊娠的研究逐渐增多,药方中可根据症状适当增加水蛭和紫草。张慧玲等使用水蛭中成药制剂治疗输卵管妊娠保守治疗陈旧性宫旁包块者,显示总有效率为96.2%,包块完全消失者占65.4%,提示水蛭消散异位妊娠包块的疗效显著。《本草纲目》中记载紫草可"活血凉血,利大肠",邢恺等通过AnnexinV-FITC试剂盒检测不同浓度复方紫草汤对绒毛细胞的作用,发现低浓度的复方紫草汤可引起绒毛细胞的早期凋亡,而高浓度的复方紫草汤则可直接使绒毛细胞坏死或裂解,进一步证实其在药物治疗中的疗效。

二、病因病机

异位妊娠的发病机制与少腹宿有瘀滞,冲任、胞脉、胞络不畅,或先天肾气不足、后天脾气受损等有关。由于脾肾气虚,不能把孕卵及时运送至子宫,或由于瘀阻,运送孕卵受阻,不能移行至子宫,使其在输卵管内发育,以致破损脉络,阴血内溢于少腹,发生血瘀、血虚、厥脱等一系列证候。其病机本质是少腹血瘀实证,常见病因病机如下。

(一)气虚血瘀

患者禀素肾气不足,或房事不节,人流堕胎,损伤肾气;或素体虚弱,饮食劳倦伤脾,中气不足。气虚运血无力,血行瘀滞,以致孕卵不能及时运达子宫,而成异位妊娠。

(二)气滞血瘀

患者素性抑郁,或忿怒过度,气滞而致血瘀;或经期产后,余血未尽,不禁房事,或感染邪毒,以致血瘀气滞。气滞血瘀,胞脉不畅,孕卵阻滞而不能运达子宫,而成异位妊娠。

病情发展,孕卵胀破脉络,血溢于少腹,可迅速发展为阴血暴亡、气随血脱的厥脱证,危及生命。

三、辨证论治

(一)未破损期

主要证候:患者可有停经史及早孕反应,或有一侧下腹隐痛,或阴道出血淋沥,妇科检查可触及一侧附件有软性包块、压痛,妊娠试验阳性或弱阳性;舌正常,苔薄白,脉弦滑。

治法:活血化瘀、消癥杀胚。

方药:宫外孕Ⅱ号方(山西医科大学第一医院)加蜈蚣、全蝎、紫草。

组成:丹参、赤芍、桃仁、三棱、莪术、蜈蚣、全蝎、紫草。

方中丹参、赤芍、桃仁活血化瘀;三棱、莪术消癥散结。可加蜈蚣、全蝎、紫草以破血通络、杀胚消癥。

(二)已破损期

已破损期指输卵管妊娠流产或破裂者。

1.休克型

输卵管妊娠破损后引起急性大量出血,有休克征象。

主要证候:突发性下腹剧痛,肛门下坠感,面色苍白,四肢厥冷,或冷汗淋沥,恶心呕吐,血压下降或不稳定,有时烦躁不安,阴道出血,脉微欲绝或细数无力,并有腹部及妇科检查体征。

治法:益气固脱、活血祛瘀。

方药:生脉散(方见崩漏)合宫外孕Ⅰ号方(山西医科大学第一医院)。

组成:赤芍、丹参、桃仁。

方中人参、麦冬、五味子益气摄血敛汗、养阴生津;赤芍、丹参、桃仁活血化瘀以消积血。

若四肢厥冷者,酌加附子以回阳救逆;大汗淋沥不止者,酌加山茱萸敛汗涩津。本型宜中西医结合抢救,见急症处理。

2. 不稳定型

输卵管妊娠破损后时间不长,病情不稳定,有再次发生内出血的可能。

主要证候:腹痛拒按,腹部有压痛及反跳痛,但逐步减轻,可触及界限不清的包块,时有少量阴道出血,或头晕神疲,血压平稳;舌正常或舌质淡,苔薄白,脉细缓。

证候分析:脉络破损,络伤血溢,离经之血,瘀于少腹,则腹痛拒按;血蓄少腹,日久不去,则渐成包块;瘀血内阻,新血不得归经,故阴道出血;气随血泄,气血虚弱,则头晕神疲;气血骤虚,脉道不充,故脉细缓。

治法:活血化瘀、佐以益气。

方药:宫外孕Ⅰ号方加党参、黄芪。

此型患者常见有气虚之象,用药宜平和,勿伤正气,又因本型有再次内出血的可能,应做好抢救准备。

3. 包块型

本型指输卵管妊娠破损时间较长,腹腔内血液已形成血肿包块者。

主要证候:腹腔血肿包块形成,腹痛逐步减轻,可有下腹坠胀或便意感,阴道出血逐渐停止;舌质暗或正常,苔薄白,脉细涩。

证候分析:络伤血溢于少腹成瘀,瘀积成癥,故腹腔血肿包块;癥块阻碍气机,则下腹坠胀;舌质暗、脉细涩为瘀血内阻之象。

治法:活血祛瘀消癥。

方药:宫外孕Ⅱ号方(见未破损期)。

若兼有虚象,食欲减退,脉虚弱者,可酌加党参、黄芪补气。

四、临床验案

病案1

杨某,女,26岁。

一诊:2022年4月25日。

主诉:"停经45天,阴道不规则出血9天"入院。

患者平素月经规律,经期7天,周期30天。末次月经为2023年3月11日,2023年4月11日自测尿妊娠反应阳性,2023年4月17日无明显诱因出现阴道出血,少于平素月经量。查HCG379mIU/mL。

今日查孕酮22.54ng/mL,HCG1513mIU/mL。妇科彩超提示:左附件区环形包块(13mm×13mm×13mm)。既往剖宫产1次,人工流产3次,引产3次。妇科检查:外阴已婚未产型,阴道畅,可见少量褐色分泌物,宫颈举痛、摇摆痛不明显,子宫前位,子宫略大,无压痛。左侧附件区轻度压痛。舌质暗,苔薄,脉弦滑。

诊断:异位妊娠,辨证为胎元阻络证,治拟化瘀消癥杀胚。

给予患者中药颗粒冲服,每日1剂,开水200mL冲服,早晚饭后冲服。

具体用药如下:丹参散颗粒15g、紫草散颗粒15g、赤芍散颗粒15g、炒桃仁散颗粒10g、红花散颗粒6g、三棱散颗粒10g、醋莪术散颗粒10g、益母草散颗粒30g、天花粉散颗粒10g。

患者入院后严密监测生命体征,口服中药宫外孕保守治疗。分别于2023年4月28日、5月2日、5月5日查孕酮、HCG,呈下降趋势。5月5日查孕酮1ng/mL,HCG235.68mIU/mL。妇科彩超提示:子宫大小、形态正常,肌层回声均匀,宫腔内可见宽约0.2cm液性暗区。右卵巢可见一大小约1.7cm×1.5cm的无回声,左附件区可见一大小约3.1cm×1.9cm的混合回声。盆腔内可见暗性液区,较深的约1.6cm。2023年5月12日复查孕酮0.27ng/mL,HCG11.84mIU/mL。予以出院,2023年5月23日门诊查HCG0.78mIU/mL。

随访1个月,患者未出现不适症状。

按

患者先天禀赋不足或后天房劳伤肾,以致脾肾气血虚弱,冲任失养,推动无力,导致孕卵不能及时移行胞宫而孕于异处;实者瘀血、痰湿、热毒阻滞冲任胞脉,使胞脉失畅,孕卵受阻,不能运达胞宫,则胎孕异位。怀孕后故停经,血HCG阳;未破损早期,胎元不能运达子宫而停于宫外,瘀阻冲任,阻滞气机,故少腹隐痛,有附件区包块;血不循经,则有阴道不规则出血。舌质暗,苔薄,脉弦滑。诊断为异位妊娠之胎元阻络证,给予中药方化瘀消癥杀胚。方中丹参、赤芍有化瘀之效;炒桃仁消癥;红花、蜈蚣、紫草、天花粉增强化瘀消癥杀胚之功;三棱、醋莪术破血行气。

第三节　胎漏、胎动不安

祖国医学中将妊娠期间出现的阴道少量出血,时下时止,而无腰酸、腹痛、小腹下坠者,称为胎漏。若妊娠期间有腰酸、腹痛伴下腹坠胀感,或伴有少量阴道出血者,称为胎动不安。中医认为胎漏、胎动不安是堕胎或小产的前兆,言明万万不可忽视此病,出现症状时,应当给予及早治疗,才可保胎无虞。

一、历史沿革

东汉张仲景所著的《金匮要略》为最早记载胎漏、胎动不安的古籍,文中提到"妇人宿有癥病,经断未及三月,而得漏下不止,胎动在脐上者……后断三月衃也。所以血不止者,其癥不去故也。当下其癥,桂枝茯苓丸主之""妇人有漏下者,有半产后因续下血都不绝者,有妊娠下血者,假令妊娠腹中痛,为胞阻,胶艾汤主之"。文中将"妊娠漏下"的症状进行描述,并称"妊娠腹痛"为胞阻,同时鉴别两者。其后,隋代巢元方在《诸病源候论》中首次提出"胎动不安"的病名,并分别论述"漏胞"与"胎动不安"病证,意识到劳累过度、饮食不节、居处失宜、跌仆损伤是导致胎漏、胎动不安的病因。南宋陈自明的《妇人大全良方》曾言,妊娠期妇人喜怒哀乐不节,可能引发胎动不安,强调情志致病。清代萧壎的《女科经纶》中提出房劳可伤及胞胎的思想。清代沈金鳌的《妇科玉尺》总结出外感六淫、七情内伤皆为导致"胎漏、胎动不安"的重要诱因。综上所述,胎漏、胎动不安的常见病因不外乎母有宿疾、七情内伤、饮食不节、房劳过度、居处失宜、跌仆损伤这六大方面。萧壎于《女科经纶》中记载"女子肾脏系于胎，是母之真气……便不能固摄胎元"，言明肾虚则胎元不固，可知母体肾精的充足与否，直接牵连胎儿的安危。而宋代《陈素庵妇科补解》中提及"妊娠腹中有孕已四五月，后又大惊恐……肝肾气虚，胎动不安"，佐证肝肾气虚是胎动不安发病的重要机制。明代张景岳在《景岳全书·妇人规》中首先提出了"胎漏"的病名，并言明因虚而致胎气不安者，最难调停，其中根源既有先天，亦有后天，但都离不开气血的亏虚，认证气血两虚是发病的重要因素。又言热致血动，血动则胎不安，指出血热而致胞胎不固。清代《傅青主女科》则从气虚方向阐明本病的病因病机。王清任的《医林改错》中提出，妊娠者漏下之血，多为宫内瘀血，因无法流入胞胎，而从旁流下，其后，胎无血之养护则发生小产。王氏推崇血瘀为致病根本。经过对古代大家思想的归纳与分析，可知胎漏、胎动不安发病的主要机制在于肾虚、气血不足、血热、血瘀及外伤。追究其发病的根本，诚如《圣济总录》中所述"妊娠将理失宜，经血时下……则胎气无所禀养，心致萎燥矣"，言明虚损的冲任，无法固养胎元。

二、病因病机

冲任损伤、胎元不固是导致胎漏、胎动不安的主要病机。妊娠是胚胎、胎儿在母体子宫内生长发育和成熟的过程。母胎必须互相适应，中医把母胎之间的微妙关系以"胎元"来涵盖。胎元包括胎气、胎儿、胎盘三方面的含义。《简明中医辞典》解释胎气为"胎儿在母体内所受精气"。胎气、胎儿、胎盘任何一方有问题，均可发生胎漏、胎动不安。引起冲任损伤、胎元不固的常见病因病机有肾虚、血热、气血虚弱和血瘀。

（一）肾虚

父母之禀赋不足，或久病伤肾，母之房事多产，或屡孕屡堕，或孕后不节房事，导致肾气虚冲任不固，胎因失其所养而成胎漏、胎动不安。古人早在《素问·上古天真论》就强调了肾与女子生殖密切相关，"天癸至，任脉通，太冲脉盛"方能有子。可见母体脏腑功能正常、肾气充盈、冲任充盛对正常妊娠的重要性。

（二）血热

患者素体阳气偏盛，有因孕后过食辛热温燥之品，有因误服过热过补之药品，或因七情伤于内而化火，又或感受热邪，导致阳盛血热、热扰冲任、迫血妄行、热扰胎元，而致胎元不固。诚如朱丹溪所言："胎漏多因于血热。然有气虚血少者。"《景岳全书·妇人规》记载："凡胎热者，血易动，血动者，胎不安。"

（三）气血虚弱

气虚不能摄胎，血虚不能荫胎。母体气血素虚，或久病大病耗伤气血，或孕后思虑过度，劳倦伤脾，气血生化不足，气血虚弱，冲任匮乏，不能固摄滋养胎元，致胎元不固。《傅青主女科》记载："盖脾统血，肺主气，胎非血不萌，非气不生，脾健则血旺而荫胎，肺清则气旺而生子。"《景岳全书》记载："凡胎孕不固，无非气血损伤之病，盖气虚则提摄不固，血虚则灌溉不周。"《陈素庵妇科补解》记载："妊娠胎动不安，大抵冲任二经血虚，胎门子户受胎不实也。"由此可见，气血壮盛，运行畅通，则能化精养神，以成其孕，以养其胎；若气血虚弱或运行不畅，则可致胎结不实。

（四）血瘀

妊娠女子可因胞宫素有癥瘕瘀血，失血伤气，血虚则经行迟滞，气伤则行血乏力，瘀血滞于胞宫之内；或因妊娠不慎，跌仆闪挫，直中冲任，扰动胎气，导致胎动不安。如清代王清任在《医林改错》中指出，倘若宫内先有瘀血占位子宫，胎长至3个月或者更长时间，胞宫内无容胎之地，血不能入胞胎之脉络，从胎旁流下，所以先见出血，血不入胞胎，无血养胎，所以胎萎小产。《诸病源候论》认为，瘀血导致胎动不安主要有以下两点：一个是行动倒仆，或从高处坠落，伤损胞络，导致出血，扰动胎气；另一个是孕妇素有癥瘕，闭阻胞脉，导致孕后冲任气血失调，血难以循行经脉，不能养胎，胎失摄养。

三、辨证论治

（一）肾虚证

主要证候：妊娠期阴道少量出血，色淡暗，腰酸、腹痛、下坠，或曾屡孕屡堕；头晕、耳鸣，夜尿多，眼眶暗黑或有面部暗斑；舌淡暗，苔白，脉沉细滑，尺脉弱。

治法:补肾健脾、益气安胎。

方药一:寿胎丸(《医学衷中参西录》)加菟丝子、桑寄生、续断、阿胶、党参、白术。

方中菟丝子补肾益精、固摄冲任,肾旺自能荫胎,故重用菟丝子,为君药;桑寄生、续断补益肝肾、养血安胎,为臣药;阿胶补血,为佐使药;四药合用,共奏补肾养血、固摄安胎之效。加党参、白术健脾益气,是以后天养先天,生化气血以化精,先后天同补,加强安胎之功。

若腰痛明显,小便频数或夜尿多,加杜仲、覆盆子、益智仁加强补肾安胎、固摄缩泉之功;若小腹下坠明显,加黄芪、升麻益气升提安胎,或高丽参另炖服;若阴道出血不止,加山萸肉、地榆固冲止血;若大便秘结,选加肉苁蓉、熟地黄、桑椹子滋肾增液润肠。

临证时结合肾之阴阳的偏虚,选加温肾(如杜仲、补骨脂、鹿角霜)或滋阴(如山萸肉、二至丸、淮山药)安胎之品。

方药二:滋肾育胎丸(《罗元恺女科述要》)。每次5g,每日3次,温开水送服。

(二)血热证

主要证候:妊娠期阴道少量出血,色鲜红或深红,质稠;或腰酸,口苦咽干,心烦不安,便结溺黄;舌质红,苔黄,脉滑数。

方药:保阴煎(方见月经过多)或当归散(《金匮要略》)。

方中当归、白芍补血养肝,为君药;黄芩、白术坚阴清热、健脾除湿,为臣药;川芎能舒气血之滞,为佐使药。全方养血健脾、清化湿热以安胎。朱丹溪谓"黄芩白术乃安胎妙药"源出于此方。

临证时可师其法不拘泥其方。如南方因气候水土之故,医家多不主张用内有辛温助动之当归、川芎的当归散治疗胎漏、胎动不安之血热证,而较多选用保阴煎加减。

(三)气血虚弱证

主要证候:妊娠期少量阴道出血,色淡红,质清稀;或小腹空坠而痛,腰酸,面色㿠白,心悸气短,神疲肢倦;舌质淡,苔薄白,脉细弱略滑。

治法:补气养血、固肾安胎。

方药:胎元饮(《景岳全书》)。

组成:人参、白术、炙甘草、当归、熟地黄、白芍、杜仲、陈皮。

方中人参、白术、炙甘草甘温益气、健脾调中,以助生化之源,使气旺以载胎;当归、熟地黄、白芍补血养血安胎;杜仲补肾安胎;陈皮行气健胃。胎元饮实为八珍汤去茯苓、川芎加杜仲、陈皮,取其双补气血兼补肾。

若气虚明显、小腹下坠,加黄芪、升麻益气升提,固摄胎元,或加服高丽参6~10g另炖服,每周1~2次,连服1~2周以大补元气。若腰酸明显或有堕胎史,亦可与寿胎丸合用,加强补肾安胎之功。

(四)血瘀证

主要证候:宿有癥积,孕后常有腰酸、腹痛、小腹下坠,阴道不时出血,色暗红;或妊娠期跌仆闪挫,继之腹痛或少量阴道出血;舌暗红,或有瘀斑,脉弦滑或沉弦。

治法:活血化瘀、补肾安胎

方药:桂枝茯苓丸(《金匮要略》)合寿胎丸加减。

组成:桂枝、芍药、桃仁、牡丹皮、茯苓、菟丝子、桑寄生、续断、阿胶。

方中桂枝温经通阳,以促血脉运行而散瘀,为君药;白芍养肝和营、缓急止痛;或用赤芍活血化瘀消癥,为臣药;桃仁、牡丹皮活血化瘀,为佐药;茯苓健脾益气、宁心安神,与桂枝同用,通阳开结、伐邪安胎,为使药。诸药合用,共奏活血化瘀、消癥散结之效。合寿胎丸补肾安胎,攻补兼施,邪去胎安。

若妊娠期不慎跌仆伤胎,是气血失和或瘀滞为新病,治宜调气和血安胎,选圣愈汤(《兰室秘藏》)。

四、临床验案

病案1

刘某某,女,37岁。

一诊:2022年11月18日。

主诉:妊娠30周,下腹坠痛1周,阴道出血2天。

患者现妊娠30周,诉1周前无明显诱因出现下腹坠痛伴腰部酸痛不适,2天来开始阴道出血,量少,色暗。孕期常感腰部酸痛不适,夜尿较多,容易口渴。舌暗,苔薄,脉沉细滑。

诊断:胎动不安,辨证为脾肾两虚证,治拟补肾健脾、益气安胎。

给予患者中药饮片10剂口服,每日1剂,水煎取汁400mL,早晚饭后分次温服。

具体用药如下:炙黄芪15g、太子参15g、麸炒白术12g、黄芩10g、菟丝子15g、续断10g、桑寄生15g、阿胶9g、杜仲炭10g、生地黄炭15g、玉竹12g、北沙参15g、百合12g、升麻6g。

二诊:2022年12月1日

患者复诊,主诉服药3剂后下腹坠痛症状减轻,阴道出血停止。现在腰部酸痛不适缓解,夜尿减少,口渴缓解;近日用餐后感觉胃脘部轻微胀满不适。

调整用药,给予患者中药饮片14剂口服,用法同前。

具体用药如下:炙黄芪15g、太子参15g、麸炒白术12g、黄芩10g、菟丝子15g、续断10g、桑寄生15g、阿胶6g、杜仲10g、北沙参15g、百合12g、升麻6g、木香10g、砂仁6g、麸炒山药12g。

随访患者,其主诉服药后下腹坠痛症状消失,无阴道出血;腰部酸痛、夜尿多、易口渴等症状均明显缓解;胃部胀满不适感消失。无明显自觉不适,遂不再就诊。

按

肾主系胞,为冲任之本,肾虚冲任失固,蓄以养胎之阴血下泄,故阴道出血。肾虚胎元不固有欲堕之势,则下腹坠胀。常感腰部酸痛不适,夜尿较多,均为提示肾虚之证。舌暗、苔薄、脉沉细滑亦为肾虚之象。治宜补肾健脾、益气安胎。一诊方中炙黄芪、太子参、麸炒白术益气健脾安胎,补后天以滋先天;取寿胎丸菟丝子补肾益精、固摄冲任;续断、桑寄生补益肝肾、养血安胎;阿胶补血养阴;因其常感口渴考虑阴虚之象,以黄芩清热安胎,玉竹、北沙参、百合养阴润燥、生津止渴;杜仲炭、生地黄炭补肝肾、凉血止血安胎;升麻升举阳气,以气摄血而防止出血。二诊时患者主诉出血停止,易杜仲炭为杜仲补肝肾、安胎,去生地黄炭;餐后胃脘胀满不适,加用木香、砂仁温脾行气安胎;麸炒山药补脾健胃、益气养阴。

病案2

褚某某,女,31岁。

一诊:2022年10月24日。

主诉:妊娠18周+,小腹坠痛不适,伴阴道血性分泌物10余天。

患者现妊娠18周+,第一胎,主诉10天前无诱因出现自觉小腹坠痛不适伴阴道血性分泌物,量少,色深。刻下患者语声低微,精神不振,平素易感气短乏力、神疲倦怠、心烦不安。舌红,苔薄,脉细数。

腹部彩超提示:中期妊娠,子宫肌瘤,子宫前壁肌层可见一大小约2.9cm×2.2cm的低回声。

2021年8月因宫颈病变(CIN-Ⅱ累及腺体),于首都医科大学附属北京妇产医院行宫颈Leep手术,术后病理示CIN-Ⅱ累及腺体,治疗后转阴。

诊断:胎动不安,辨证为气虚血热证,治拟清热凉血、益气安胎。

给予患者中药饮片5剂口服,每日1剂,水煎取汁400mL,早晚饭后分次温服。

具体用药如下:太子参15g、白术12g、茯苓15g、甘草10g、紫苏梗10g、升麻10g、炙黄芪15g、生地黄炭15g、杜仲炭10g、仙鹤草15g、墨旱莲15g、山药10g、枸杞子10g、菟丝子15g、黄芩10g。

给予患者地屈孕酮片10mg,每日3次。

二诊:2022年10月31日。

患者复诊,现妊娠19周+,主诉前次服药2剂后阴道血性分泌物消失,小腹坠痛感有所缓解,气短乏力症状有所改善。因情绪紧张,近2天心烦、睡眠差。

调整用药,给予患者中药口服10剂,用法同前。

具体用药如下:太子参15g、白术10g、茯苓10g、甘草10g、枸杞子10g、菟丝子15g、续断10g、桑寄生10g、升麻10g、黄芪15g、生地黄15g、醋香附10g、麦冬12g、醋五味子10g。

同时口服地屈孕酮片10mg,每日3次。

三诊:2022年11月14日。

患者复诊,现妊娠21周+,主诉前次服药后小腹坠痛感进一步减轻,现基本无明显自觉症状,气短倦怠症状明显改善,精神状态较好。

调整用药,给予患者中药口服14剂,用法同前。

具体用药如下:太子参15g、白术10g、茯苓10g、甘草10g、枸杞子10g、菟丝子15g、续断10g、桑寄生10g、升麻10g、黄芪15g、生地黄15g、麦冬12g、醋五味子10g、杜仲10g。

随访患者,其主诉服药后小腹坠痛感消失,未再出现阴道血性分泌物,精神状态较好,体力明显改善,无其他自觉不适,遂未再就诊。于2023年3月19日在我院顺利生产,母女平安。

按

肾主系胞,为冲任之本;脾为后天之本,脾气升举。孕后主要借助脾肾之气升提固摄胎元,气虚胎元不固,则小腹坠痛不适。热邪直犯胞宫,内扰胎元,迫血妄行,气虚不能摄血,则阴道出血;其易感气短乏力、神疲倦怠、心烦不安、舌红、苔薄、脉细数均为气虚血热之象。治宜益气清热安胎。一诊方中四君子益气健脾、补益中气,补后天以滋先天;升麻、炙黄芪益气升提安胎;紫苏梗理气安胎;生地黄炭、杜仲炭补肝肾、凉血止血安胎;仙鹤草、墨旱莲补虚止血;黄芩清热邪而安胎;山药、枸杞子、菟丝子补益肝肾、益气安胎。二诊时患者主诉出血症状消失,坠胀感缓解,前方奏效,大法不变,去方中止血之品。加用续断、桑寄生补益肝肾、养血安胎;生地黄炭易为生地黄,凉血养阴;因情绪紧张予醋香附疏肝解郁;心烦、睡眠差予麦冬、醋五味子养阴、宁心、安神。三诊时患者主诉症状均减轻,加用杜仲补益肝肾安胎,巩固药效。

病案3

许某,女,41岁。

一诊:2022年12月26日。

主诉:停经37天,寻求保胎治疗。

患者于外院行辅助生殖治疗,现停经37天,末次月经为2022年11月21日,进行人工周期,于12月9日移植一囊胚。现血HCG值升高,因既往辅助生殖失败多次,寻求中医治疗。患者主诉近2天感觉小腹隐隐坠胀不适,情绪较紧张。舌暗,苔白,边有齿痕,脉沉细。

诊断:胎动不安,辨证为脾肾两虚证,治拟补肾健脾、益气安胎。

给予患者中药颗粒7剂冲服,每日1剂,开水200mL冲服,早晚饭后温服。

具体用药如下:菟丝子散颗粒15g、桑寄生散颗粒15g、续断散颗粒10g、阿胶散颗粒10g、黄芪散颗粒15g、党参散颗粒15g、白术散颗粒10g、炙甘草散颗粒10g、升麻散颗粒6g、茯苓散颗粒6g、黄芩散颗粒6g、陈皮散颗粒15g、麸炒枳壳散颗粒10g。

其他用药遵照生殖中心医嘱。

二诊:2023年1月9日。

患者复诊,主诉服药后小腹坠胀感减轻,无其他明显不适症状。

2023年1月8日静脉采血显示:HCG11 565.14mIU/mL。

妇科彩超提示:宫内早孕,可见一大小约2.4cm×1.4cm的孕囊,其内可见胎芽及胎心管搏动,胎芽长约0.6cm。超声孕周6周+3天。

继续上次中药颗粒3剂,服法同前。

其他用药遵照生殖中心医嘱。

具体用药如下:菟丝子散颗粒15g、桑寄生散颗粒15g、续断散颗粒10g、阿胶散颗粒10g、黄芪散颗粒15g、党参散颗粒15g、白术散颗粒10g、炙甘草散颗粒6g、升麻散颗粒6g、茯苓散颗粒6g、黄芩散颗粒6g、陈皮散颗粒10g、麸炒枳壳散颗粒10g。

三诊:2023年1月12日。

患者复诊,主诉近2天胃口不佳,易呃逆、嗳气。

今日静脉采血显示:HCG 19 332.35mIU/mL,孕酮>40ng/mL。

考虑患者出现妊娠恶阻反应,调整用药,给予中药饮片7剂口服,每日1剂,水冲取汁400mL,早晚饭后分次温服。

具体用药如下:太子参15g、麸炒白术12g、茯苓15g、炙甘草10g、续断12g、桑寄生15g、菟丝子15g、淫羊藿12g、生地黄15g、陈皮10g、麸炒枳壳10g、木香10g、砂仁6g。

给予肌内注射,低分子量肝素钠注射液每次0.4mL,皮下注射,每日1次,共5次。

其他用药遵照生殖中心医嘱。

四诊:2023年1月16日。

患者复诊,主诉现停经50余天,阴道出血2天,出血量少于月经量,色暗。近日睡觉中出汗严重,醒即汗止,睡眠不安稳。

妇科彩超提示:宫内早孕,孕囊大小约2.2cm×1.3cm,内可见胎芽及胎心管搏动,胎芽长约1.7cm。超声孕周8周+1天。孕囊周边低回声区,大小约1.9cm×1.4cm。患者舌暗,苔薄,脉沉细。

调整用药,给予患者中药饮片5剂口服,用法同前。

具体用药如下:太子参15g、麸炒白术12g、续断12g、桑寄生15g、菟丝子15g、生地黄炭15g、陈皮10g、麸炒枳壳10g、木香10g、砂仁6g、蒲黄15g、墨旱莲15g、白茅根30g、小蓟15g、浮小麦30g、地骨皮15g、煅龙骨15g、煅牡蛎15g、杜仲炭10g。

嘱患者先停止使用低分子量肝素钠注射液,动态观察,不适随诊。

其他用药遵照生殖中心医嘱。

五诊:2023年1月19日。

患者复诊,主诉服药后阴道出血明显减少,大小便后仍有少量出血。睡眠中出汗有所缓解,睡眠质量有所改善。

妇科彩超提示:宫内早孕,孕囊大小约4.3cm×3.4cm,内可见胎芽及胎心管搏动,胎芽长约1.9cm。超声孕周8周+3天。孕囊周边积液,可见宽约0.5cm的液性暗区。

今日静脉采血显示:HCG36 769.15mIU/mL,孕酮35.68ng/mL。

调整用药,给予患者中药饮片7剂口服,用法同前。

具体用药如下:太子参15g、麸炒白术12g、续断12g、桑寄生15g、菟丝子15g、生地黄15g、陈皮10g、麸炒枳壳10g、木香10g、砂仁6g、墨旱莲15g、白茅根30g、浮小麦30g、地骨皮15g、杜仲10g、酒女贞子15g、麻黄根10g。

其他用药遵照生殖中心医嘱。

六诊:2023年1月30日。

患者复诊,现妊娠9周+,主诉服药后阴道出血症状基本消失,睡眠中出汗症状明显减轻,近日自测血压波动在135~150/80~90mmHg。

妇科彩超提示:宫内早孕,胎儿已初具雏形,顶臀长约3.0cm,胎心、胎动可见。超声孕周10周+1天。孕囊周边积液,可见宽约0.8cm×0.7cm的液性暗区。

调整用药,给予患者中药饮片7剂口服,用法同前。

具体用药如下:太子参15g、麸炒白术12g、桑寄生15g、菟丝子15g、生地黄15g、木香10g、砂仁6g、墨旱莲15g、白茅根30g、浮小麦30g、地骨皮15g、杜仲10g、酒女贞子15g、麻黄根10g、菊花12g、决明子15g、钩藤12g。

其他用药遵照生殖中心医嘱。

七诊:2023年2月6日。

患者复诊,现妊娠10周+,主诉现无阴道出血,睡眠中出汗症状进一步缓解,血压波动在120~140/80~90mmHg。

调整用药,给予患者中药饮片10剂口服,用法同前。

具体用药如下:太子参15g、麸炒白术12g、桑寄生15g、菟丝子15g、生地黄15g、木香10g、砂仁6g、白茅根30g、浮小麦30g、地骨皮15g、杜仲10g、酒女贞子15g、菊花12g、决明子15g、钩藤12g。

其他用药遵照生殖中心医嘱。

八诊:2023年2月16日。

患者复诊,现妊娠12周+,主诉阴道少量出血1天。睡眠中出汗症状基本消失,近日血压控制不理想,波动在130~160/80~95mmHg。

腹部彩超提示:宫内早孕,胎儿已初具雏形,顶臀长约6.0cm,胎心、胎动可见。超声孕周12周+3天。孕囊周边积液,可见宽约1.0cm的液性暗区。宫颈长度3.1cm。

调整用药,给予患者中药饮片7剂口服,用法同前。

具体用药如下:太子参15g、麸炒白术12g、菟丝子15g、生地黄15g、木香10g、砂仁6g、白茅根30g、浮小麦30g、地骨皮15g、菊花12g、决明子15g、钩藤12g、墨旱莲15g、仙鹤草15g、天麻12g、杜仲炭12g。

其他用药遵照生殖中心医嘱。

九诊:2023年2月27日。

患者复诊,主诉服药后阴道出血症状消失,血压较为平稳,波动在125~140/80~90mmHg。继续中药调整,给予患者中药饮片口服14剂,用法同前。

具体用药如下:太子参15g、麸炒白术12g、菟丝子15g、生地黄15g、木香10g、砂仁6g、浮小麦30g、地骨皮15g、菊花12g、决明子15g、钩藤12g、蜜桑白皮15g、天麻12g、杜仲炭12g、山楂15g、枸杞子15g。

其他用药遵照生殖中心医嘱,逐渐减量或停服。

随访患者,其主诉未再出现小腹坠痛、阴道出血、睡眠中出汗等症状,无明显自觉不适。

按

患者年逾40岁,肾气已虚,加之既往多次妊娠失败,进一步损耗肾精,肾虚冲任损伤,胎元不固;肾为先天之本,脾胃为后天之本,先天充养后天,肾虚充养无力,脾胃亦虚,脾气虚升提无力,固摄不能,气血乏源,孕期胎元失养,则小腹坠胀,胎元不固。舌暗,苔白,边有齿痕,脉沉细,为脾肾两虚之象。治宜补肾健脾、固护胎元。方用寿胎丸其中菟丝子补肾益精、固摄冲任,肾旺则自能萌胎;桑寄生、续断补益肝肾、养血安胎;阿胶补血养阴安胎;四君子健脾益气、补益中焦;黄芪、升麻益气升提安胎;考虑其多次妊娠失败,难免心有郁气,以黄芩清热安胎,陈皮、枳壳理气宽中。三诊时患者主诉胃口不佳易呃逆,去阿胶减轻滋腻,加用木香、砂仁理气醒脾安胎;淫羊藿温补肾阳,促进胎元生长;生地黄清热养阴生津。四诊时患者主诉阴道出血、盗汗,考虑为阴虚有热之象,易生地黄为生地黄炭,加用小蓟、白茅根清热凉血止血;蒲黄收敛止血;墨旱莲、杜仲炭补肝肾止血;地骨皮凉血除蒸;浮小麦益气清热、固表止汗;煅龙骨、煅牡蛎重镇安神、助睡眠。五诊时患者睡眠有所改善,但仍有少量出血,出汗略有缓解,易生地黄炭、杜仲炭为生地黄、杜仲,养阴生津、补肝肾安胎;加用酒女贞子滋补肝肾之阴;麻黄根固表止汗。六诊时患者之前症状均有所改善,近日血压略微升高,前方大法不变,加用菊花、决明子、钩藤清热平肝以降压。七诊时患者主诉无阴道出血,去方中止血之品,出汗基本缓解去麻黄根,余药不变。八诊时彩超提示孕囊周边有积液,给予墨旱莲、仙鹤草、杜仲炭补虚收敛止血、防治出血;加用天麻平抑肝阳,增强降压之力。

第四节　滑胎

凡堕胎或小产连续发生3次或3次以上者,称为滑胎,又称数堕胎、屡孕屡堕。本病以连续自然发生堕胎、小产为特点。每次发生堕胎、小产的时间多在同一妊娠月份,即应期而堕,西医学则称之为习惯性流产。

一、历史沿革

历代医家多以数堕胎为病名论述,并积累了很多宝贵的经验。早在隋代巢元方的《诸病源候论》中就提出了"妊娠数堕胎候"的专论,为后代医家奠定了认识本病的理论基础。宋代齐仲甫的《女科百问》首次提出其临床特点为应期而下,并提出"若妊娠曾受此苦,可预服杜仲丸",认识到补肾是防治滑胎的关键。到了明代,《景岳全书·妇人规》开始对滑胎的病因病机及辨证施治进行了较为全面的论述,指出"凡妊娠之数见堕胎者,必以气脉亏损而然。而亏损之由,有禀质之素弱者,有年力之衰残者,有忧怒劳苦而困其精力者,有色欲不慎而盗损其生气者。此外如跌仆饮食之类,皆能伤其气脉,气脉有伤而胎可无恙者,非先天之最完固者不能,而常人则未之有也",并指出"屡见小产堕胎者,多在三个月及五月七月之间,而下次之堕必如期复然"的滑胎现象,同时提出胎热、肝肾亏虚、肝脾不和可导致滑胎。治疗方面重点强调"预培其损"的原则,创制胎元饮、泰山磐石散治疗此疾。《明医杂著·妇人半产》记载"其有连堕数次,胎元损甚者,服药须多,久则可以留",着重强调了反复堕胎、严重损伤胎元者,贵在坚持治疗,以调冲任、培补其源,方可保证胎元健固孕产正常。把滑胎定为病名始于清代,如《医宗金鉴·胎前诸证门》"数数堕胎,则谓之滑胎",又如《叶氏女科证治》"有屡孕屡坠者……名曰滑胎"。清代张锡纯在《医学衷中参西录》中记载其创制的寿胎丸,可防治滑胎,流传至今,为保胎的基础方剂。王清任也曾提出少腹逐瘀汤可治疗血瘀导致滑胎的新见解,具有临床指导意义。

二、病因病机

导致滑胎的主要机制有两点:一是母体冲任损伤;二是胎元不健。古人云:胞脉者系于肾。冲任二脉皆起于胞中。胎儿居于母体之内,全赖母体肾以系之、气以载之、血以养之、冲任以固之。若母体肾气健壮,气血充实,冲任通盛,则胎固母安;反之,若母体父母先天肾虚或脾肾不足,气血虚弱或宿有癥瘕之疾或孕后跌仆闪挫,伤及冲任均可导致胎元不固而致滑胎。胎元不健多由父母先天之精气亏虚,两精虽能相合,然先天禀赋不足,致使胚胎损伤或不能成形,或成形易损,故而发生屡孕屡堕。滑胎的病因临床常见的有肾虚、脾肾虚弱、气血虚弱、血热和血瘀。

(一)肾虚

父母先天禀赋不足,或孕后不节房事,损伤肾气,冲任虚衰,系胎无力而致滑胎;或肾中真阳受损,命门火衰,冲任失于温养,宫寒胎元不固,屡孕屡堕而致滑胎;或大病久病累及于肾,肾精匮乏,冲任精血不足,胎失濡养,结胎不实,堕胎、小产反复发生而成滑胎。《太平圣惠方·治妊娠数堕胎诸方》指出:"胎数落而不结实者,此是子宫虚冷所致。"

(二)脾肾虚弱

父母先天脾肾虚弱或屡孕屡堕损伤脾肾。肾主先天,脾主后天,脾肾虚弱,不能养胎,遂致滑胎。

(三)气血虚弱

母体平素脾胃虚弱,气血不足;或饮食失调、孕后过度忧思,劳倦损伤脾胃,脾虚胃弱气血化源匮乏;冲任不足,以致不能摄养胎元而发生滑胎。

(四)血热

患者素体阳盛血热,或孕后感受热邪,或肝郁化火,或阴虚内热。热扰冲任、胞宫,致胎元不固,屡孕屡堕。《景岳全书·妇人规》记载:"凡胎热者血易动,血动者胎不安。"

(五)血瘀

母体胞宫宿有癥瘕痼疾,瘀滞于内,损伤冲任,使气血失和,胎元失养而不固,屡孕屡堕,遂发滑胎。

三、辨证论治

（一）肾虚证

1.肾气不足证

主要证候：屡孕屡堕，甚或应期而堕，孕后腰酸膝软；头晕耳鸣，夜尿频多，面色晦暗；舌质淡，苔薄白，脉细滑，尺脉沉弱。

治法：补肾健脾、固冲安胎。

方药：补肾固冲丸（《古今名方》）。

组成：菟丝子、当归、熟地黄、枸杞子、阿胶、续断、巴戟天、杜仲、鹿角霜、党参、白术、大枣、砂仁。

原方治肾气不足、气血两虚、冲任失固、胎元不实之滑胎。方中菟丝子补肝肾益精血、固冲任；当归、熟地黄、枸杞子、阿胶、续断、巴戟天、杜仲益肾补肾、养血填精；加鹿角霜血肉有情之品以增强补肾温肾、养血填精之功；党参、白术、大枣健脾益气，以助后天气血生化之源；砂仁宽中理气，以防补中过滞。全方既着重于补益肾气，又配伍健脾益气之药，从而达到后天补先天的目的，使肾气旺盛，冲任得固，则胎可安。

2.肾阳亏虚证

主要证候：屡孕屡堕，腰膝酸软，甚则腰痛如折；头晕耳鸣，畏寒肢冷，小便清长，夜尿频多，大便溏薄；舌淡，苔薄而润，脉沉迟或沉弱。

治法：温补肾阳、固冲安胎。

方药：肾气丸（《金匮要略》）去泽泻，加白术、菟丝子、杜仲。

组成：干地黄、山茱萸、山药、附子、桂枝、白术、牡丹皮、茯苓、菟丝子、杜仲。

原方治疗肾阳不足证。方中干地黄滋阴补肾；山茱萸、山药补肝脾、益精血；附子、桂枝助命门以温阳化气；白术、茯苓健脾渗湿安胎；牡丹皮清肝泻火；菟丝子、杜仲补肾安胎。全方合用具有温肾助阳、固冲安胎之功。

3.肾精亏虚证

主要证候：屡孕屡堕，腰膝酸软，甚或足跟痛；头晕耳鸣，手足心热，两颧潮红，大便秘结；舌红，苔少，脉细数。

治法：补肾填精、固冲安胎

方药：育阴汤(《百灵妇科》)。

组成：续断、桑寄生、杜仲、山萸肉、海螵蛸、龟甲、牡蛎、熟地黄、白芍、阿胶、山药。

原方治疗妇人肾阴亏损，胎元不固，久堕胎、小产、滑胎之疾。方中续断、桑寄生、杜仲、山萸肉补肝肾、益精血、安胎；海螵蛸、龟甲、牡蛎育肾阴、固冲任；熟地黄、白芍、阿胶滋阴养血；山药补脾益肾，以助后天气血生化之源。全方配伍，共奏滋阴补肾、养血安胎之效。

(二)脾肾虚弱证

主要证候：屡孕屡堕，腰膝酸软，小腹隐痛下坠；纳呆便溏，头晕耳鸣，尿频，夜尿多，眼眶暗黑，面色晦黄，面颊暗斑；舌淡胖色暗，脉沉细滑，尺脉弱。

治法：补肾健脾、养血安胎。

方药：安奠二天汤(《傅青主女科》)。

组成：人参、白术、熟地黄、杜仲、山萸肉、枸杞、山药、扁豆、炙甘草。

方中人参、白术、熟地黄大补脾肾，并补冲任，为君药；佐以杜仲、山萸肉、枸杞补肝肾、益精血，为臣药；山药、扁豆、炙甘草健脾益气。全方共奏补肾健脾、养血安胎之功。

(三)气血虚弱证

主要证候：屡孕屡堕；头晕目眩，神疲乏力，面色㿠白，心悸气短；舌质淡，苔薄白，脉细弱。

治法：益气养血、固冲安胎。

方药：泰山磐石散(《古今医统大全》)。

组成：人参、黄芪、白术、炙甘草、当归、熟地黄、白芍、川芎、续断、砂仁、糯米、黄芩。

原方治疗妇人妊娠气血两虚的胎动不安或屡孕屡堕。方中人参、黄芪、白术、炙甘草健脾益气，以固胎元；当归、熟地黄、白芍、川芎补血养血，以养胎元；续断补肾安胎；砂仁、糯米调养脾胃，以助后天气血化生；黄芩又为安胎之要药。全方配伍具有气血双补、益肾固冲安胎之功。

(四)血热证

主要证候:屡孕屡堕,孕后阴道出血,色深红,质稠,腰酸腹痛;面赤唇红,口干咽燥,便结溺黄;舌红,苔黄,脉弦滑数。

治法:清热养血、滋肾安胎。

方药:保阴煎(《景岳全书》)合二至丸(《医便》)加白术。

组成:黄芩、白术、生地黄、熟地黄、黄柏、白芍、山药、续断、女贞子、墨旱莲、甘草。

方中黄芩坚阴清热,白术健脾,脾旺气血充,故二药合用清热养血安胎为君;佐以生地黄、黄柏清热凉血,熟地黄、白芍、山药、续断、二至丸滋养肝肾,增强安胎之功;甘草调和诸药。全方共奏清热养血、滋肾安胎之功。

(五)血瘀证

主要证候:素有癥瘕之疾,孕后屡孕屡堕,肌肤无华;舌质紫暗或有瘀斑,脉弦滑或涩。

治法:祛瘀消癥、固冲安胎。

方药:桂枝茯苓丸(《金匮要略》)合寿胎丸(《医学衷中参西录》)。

组成:桂枝、芍药、桃仁、牡丹皮、茯苓、菟丝子、桑寄生、续断、阿胶。

原方治疗宿有癥病,孕后癥痼害胎,漏下不止。方中桂枝温经通阳,以促血脉运行而散瘀,为君药;白芍养肝和营、缓急止痛,或用赤芍活血化瘀消癥,为臣药;桃仁、牡丹皮活血化瘀,为佐药;茯苓健脾益气、宁心安神,与桂枝同用,通阳开结、伐邪安胎,为使药。诸药合用,共奏活血化瘀、消癥散结之效。

四、临床验案

病案1

田某某,女,24岁。

一诊:2023年2月4日。

主诉:既往胚胎停育2次,现计划妊娠半年。

患者平素月经规律,末次月经为2023年1月26日,经期5天,周期30天,偶有痛经。既往胚胎停育2次,分别为2021年11月、2022年5月,2次均停经50天未见胎心胎芽,进行药物流产。现计划妊娠半年,因胚胎停育寻求中医调理。现自觉神疲乏力,面色苍白,今日是月经后第10天。舌淡,苔薄,脉细。

查腔内彩超提示:右卵巢可见一大小约1.5cm×1.2cm的无回声,右卵巢有发育卵泡。

夫妻双方做染色体检查未见异常。

诊断:滑胎,辨证为气血两虚证,拟于益气养血、固冲安胎治疗。

给予患者中药饮片7剂口服,每日1剂,水煎取汁400mL,早晚饭后分次温服。

具体用药如下:当归10g、白芍10g、熟地黄15g、酒女贞子15g、酒萸肉10g、覆盆子15g、菟丝子15g、枸杞子15g、麸炒山药15g、锁阳10g、淫羊藿10g、党参15g、麸炒白术10g、丹参30g、陈皮10g、木香10g、砂仁6g、麸炒枳壳10g。

患者计划妊娠,给予叶酸0.4mg/d。

嘱患者月经后第12天复查彩超监测卵泡发育情况。

二诊:2023年2月6日。

今日复查腔内彩超提示:右卵巢可见一大小约1.6cm×1.5cm的无回声,左卵巢较大的无回声约0.8cm×0.7cm。嘱患者次日复查彩超监测卵泡。

三诊:2023年2月7日。

今日复查腔内彩超提示:右卵巢较大的卵泡约1.0cm×0.5cm,左卵巢较大的卵泡约0.7cm×0.7cm。考虑卵泡发育不良、闭锁。

四诊:2023年3月13日。

患者末次月经为2023年2月23日,经期5天,有轻微痛经,月经量正常,经色暗红。

继续口服叶酸,给予患者中药饮片14剂,以养血调经、补肾助孕。用法同前。

具体方药如下:党参15g、麸炒白术15g、麸炒山药15g、枸杞子15g、菟丝子15g、淫羊藿10g、锁阳10g、续断10g、砂仁6g、木香10g、酒萸肉10g、当归10g、白芍10g、何首乌12g、陈皮10g。

五诊:2023年3月27日。

患者末次月经为2023年2月23日,现停经33天。

查早孕三项：雌二醇293.28pg/mL，孕酮32.92ng/mL，HCG1888.29mIU/mL。提示宫内早孕。甲状腺功能三项：游离三碘甲腺原氨酸3.1pg/mL，游离甲状腺素1.12ng/dL，超敏促甲状腺激素1.29μIU/mL。

给予西药地屈孕酮片10mg，每8小时1片，进行保胎治疗。患者继续口服叶酸，口服中药补益肝肾、固冲安胎。用法同前。

具体方药如下：党参15g、麸炒白术15g、枸杞子15g、续断15g、菟丝子15g、桑寄生12g、砂仁6g、木香10g、熟地黄15g、麸炒山药15g、酒萸肉15g、白芍10g、柴胡10g。

嘱患者1周后复查早孕三项、妇科彩超。

六诊：2023年4月3日。

患者停经40天。查早孕三项：雌二醇600.44pg/mL，孕酮38.31ng/mL，HCG20 855.14mIU/mL。

妇科彩超提示：子宫体增大，宫腔内可见一大小约1.9cm×0.9cm的孕囊，其内可见卵黄囊，未见胎芽及胎心管搏动。

因患者有胚胎停育史，今日给予其口服阿司匹林，以促进微循环、预防胚胎停育，因超说明书应用，故向患者及其家属交代用药意义，患者及其家属表示知情同意。

阿司匹林肠溶片每次100mg，每日1次，继续口服叶酸、地屈孕酮片、中药保胎治疗。

具体方药如下：党参15g、麸炒白术15g、枸杞子15g、续断15g、菟丝子15g、桑寄生12g、砂仁6g、木香10g、熟地黄15g、麸炒山药15g、酒萸肉15g、当归10g、白芍10g、丹参15g。

嘱患者1周后复查早孕三项、妇科彩超。

七诊：2023年4月10日。

患者现停经47天，偶有恶心等早孕反应。今日复查早孕三项：雌二醇1115.13pg/mL，孕酮28.39ng/mL，HCG78 515.57mIU/mL。

妇科彩超提示：子宫体增大，宫腔内可见一大小约3.1cm×0.8cm的孕囊，其内可见胎芽及胎心管搏动，胎芽长约0.6cm。

继续口服叶酸、地屈孕酮片、中药保胎治疗,中药在前方的基础上加旋覆花15g、紫苏梗12g。用法同前。

具体用药如下:麸炒山药15g、麸炒白术15g、枸杞子15g、砂仁6g、木香10g、酒山萸肉15g、党参15g、白芍10g、续断15g、菟丝子15g、桑寄生12g、熟地黄15g、柴胡10g、旋覆花15g、紫苏梗12g。

嘱1周后复查早孕三项、彩超。

八诊:2023年4月17日。

一胎宫内孕7周+。

今日复查早孕三项:雌二醇1695.56pg/mL,孕酮30.24ng/mL,HCG136 605.69mIU/mL。

妇科彩超提示:子宫体增大,宫腔内可见一大小约3.5cm×2.2cm的孕囊,其内可见胎芽及胎心管搏动,胎芽长约1.3cm。

继续口服叶酸、阿司匹林、地屈孕酮片、中药保胎治疗,用法同前。

嘱1周后复查彩超。

九诊:2023年4月24日。

妊娠8周+。

患者主诉外阴瘙痒。给予苦参凝胶涂抹外阴,继续口服叶酸、地屈孕酮片、阿司匹林,停服保胎中药。嘱不适随诊,妊娠11~13周+6天做NT筛查。

十诊:2023年5月22日。

妊娠12周+,做NT筛查。

今日妇科彩超提示:子宫体增大,宫腔内胎儿已具雏形,顶臀长约6.8cm,胎心、胎动可见,NT值为1.0mm。

继续口服阿司匹林、地屈孕酮片保胎治疗。

嘱患者建立孕期检查手册,一旦不适可随诊。妊娠14~20周建档做无创DNA检查。

按

患者因胚胎停育2次,诊断为滑胎。《济阴纲目》记载"由妊妇冲任气虚,不能滋养于胎,胎气不固"。清代柴得华说:"气血充盛,形体壮实,则胎元安固,何患之有。"《鸡峰普济方》提出治疗由气不升降,所以胎气不固的数堕胎应滋养血气,和调阴阳,密腠理,实腑脏。气血两虚,冲任不足,不能养胎载胎,故屡孕屡堕;气血两虚,外不荣肌肤,故面色苍白;内不荣脏腑,则神疲乏力,心悸气短。舌淡,苔薄,脉细。一诊时患者处于经间期,给予中药益气养血、固冲促排卵。方中党参、麸炒白术健脾益气;丹参活血化瘀促排卵;当归、白芍补血活血;熟地黄、酒女贞子、枸杞子补肾益阴;菟丝子、酒萸肉、锁阳、淫羊藿补肾助阳,滋阴药与助阳药合用以增强补肾之效;麸炒山药补脾益阴、滋肾固精;覆盆子补益肾脏;陈皮、麸炒枳壳理气行滞;木香、砂仁温中行气,随证加减。四诊时患者处于经前期,予中药以补肾助阳养血为主,菟丝子、酒萸肉、锁阳、淫羊藿补肾助阳;党参、麸炒白术健脾益气;当归、白芍补血活血;升麻升举阳气;麸炒山药补脾益阴、滋肾固精;续断、何首乌补益肝肾;陈皮理气行滞;木香、砂仁温中行气,随证加减。患者停经33天,提示早孕,故给予中药口服固肾安胎,方中党参、麸炒白术健脾益气;菟丝子、续断、桑寄生补肾安胎;酒萸肉补肾助阳;熟地黄、枸杞子滋肾益阴;麸炒山药补脾益阴、滋肾固精;白芍养血滋阴;柴胡、木香、砂仁理气,砂仁兼安胎。七诊时因患者有轻微恶心等早孕反应,故加旋覆花、紫苏梗降逆止呕、安胎。

第五节　子肿、子晕

一、子肿

妊娠中晚期,孕妇出现肢体面目肿胀者称为子肿,又称妊娠肿胀。古人根据肿胀的部位、性质和程度不同,又有子肿、子气、皱脚、脆脚等名称。《医宗金鉴·妇科心法要诀》记载:"头面遍身浮肿,小水短少者,属水气为病,故名曰子肿。自膝至足肿,小水长者,属湿气为病,故名曰子气。遍身俱肿,腹胀而喘,在六、七个月时者,名曰子满。但两脚肿而肤厚者,属湿,名曰皱脚;皮薄者,属水,名曰脆脚。"如在妊娠7~8个月以后,只是脚部水肿,休息后常能自消,无其他不适者,为妊娠晚期常见现象,可不必治疗。

（一）历史沿革

早在《金匮要略·妇人妊娠病脉证并治》就有"妊娠有水气,身重,小便不利"用葵子茯苓散治之的记载。唐代《经效产宝·卷三上》明确指出"脏气本弱,因产重虚,土不克水"的发病机制。明代李梴《医学入门·卷五》提出"子肿"的病名沿用至今。《沈氏女科辑要》认为妊娠肿胀"不外有形之水病,与无形之气病而已",对该病的病因与治疗做了探讨。

（二）病因病机

肺通调水道,脾运化水湿,肾化气行水,人体水液代谢赖此三脏。肺、脾、肾任何一脏发生病变,均可引起水液代谢障碍而发生肿胀。尤其是脾,"诸湿肿满皆属于脾"。水湿为病,其制在脾。妊娠肿胀的发生与妊娠期特殊生理有密切的关系。此病多发生在妊娠5~6个月以后,此时胎体逐步长大,升降之机括为之不利,若脏器本虚,胎碍脏腑,因孕重虚。因此脾肾阳虚、水湿不化,或气滞湿停为妊娠肿胀的主要机制,脾肾两脏功能失常往往相互影响或相继出现。

1. 脾虚

患者脾气素虚,因孕重虚,或过食生冷,内伤脾阳,或忧思劳倦伤脾,脾虚不能敷布津液反聚为湿,水湿停聚,流于四末,泛于肌肤,遂发水肿。

2. 肾虚

患者肾气素虚,孕后精血下聚养胎,有碍肾阳敷布,不能化气行水,且肾为胃之关,肾阳不布,关门不利,膀胱气化失司,水聚而从其类,泛溢而为水肿。

3. 气滞

患者素多忧郁,气机不畅,孕后胎体渐长,有碍气机升降,两因相感,气滞湿停,浊阴下滞,溢于肌肤,遂发子肿。

（三）辨证论治

肿胀性质有水病和气病之分。病在有形之水,皮薄,色白而光亮,按之凹陷即时难起;病在无形之气,皮厚而色不变,随按随起。水肿的病变有在脾、在肾之别。病在脾者,四肢面目水肿,皮薄而光亮,伴脾虚证;病在肾者,面浮肢肿,下肢尤甚,伴肾虚证。妊娠肿胀的治疗应本着治病与安胎并举的原则,以运化水湿为主,适当加入养血安胎之品,慎用温燥、寒凉、峻下、滑利之品,择用皮类利水药,以免伤胎。

1.脾虚证

主要证候:妊娠数月,面目四肢水肿,或遍及全身,皮薄光亮,按之凹陷不起,面色㿠白无华,神疲气短懒言,口淡而腻;脘腹胀满,食欲减退,小便短少,大便溏薄;舌淡体胖,边有齿痕,舌苔白润或腻,脉缓滑。

证候分析:患者素体脾虚,加之妊娠数月,胎体上升阻碍中焦,机括不利,脾主肌肉四肢,水湿停聚,浸渍四肢肌肉,故面目四肢水肿;脘腹胀满,少气懒言,尿少便溏;舌体胖,边有齿痕,苍白润而腻,脉缓滑,为脾虚生湿之象。

治法:健脾利水。

方药:白术散(《金匮要略》)加砂仁。

组成:白术(蜜炙)、茯苓、砂仁、生姜皮、大腹皮、橘红。

原方治疗胎水。方中重用白术,意在补脾利湿,白术健脾燥湿,为君药,宜用蜜炙,使其燥湿而不伤阴血;茯苓健脾利中焦湿邪;砂仁、生姜皮温中理气;大腹皮下气宽中行水;橘红调气和中。全方具有健脾除湿、利水消肿之功。

2.肾虚证

主要证候:妊娠数月,面浮肢肿,下肢尤甚,按之如泥;腰酸乏力,下肢逆冷,小便不利;舌淡,苔白润,脉沉迟。

证候分析:患者肾气素虚上不能温煦脾阳,运化水湿;下不能温煦膀胱,化气行水;水道莫制,泛溢肌肤,故面浮肢肿;湿性重浊,故肿势下肢尤甚;腰酸乏力,下肢逆冷,小便不利,舌淡,苔白润,脉沉迟,均为肾虚之象。

治法:补肾温阳、化气行水。

方药:真武汤(《伤寒论》)。

组成:附子、生姜、白术、茯苓、白芍。

原方治太阳病发汗后阳虚水泛变证。方中附子大辛大热,温阳化气行水,为君药,病势急重,非此莫属。因其有毒,用时必须遵循以下两点:①用量不宜太重,一般为6~9g;②入药先煎、久煎。一般病情可易桂枝通阳化气行水。生姜、白术、茯苓健脾燥湿;白芍开阴结,与阳药同用,引阳入阴,以消阴翳。

3.气滞证

主要证候:妊娠三四个月后,肢体肿胀,始于两足,渐延于腿,皮色不变,随按随起,胸闷胁胀,头晕胀痛;苔薄腻,脉弦滑。

证候分析:患者妊娠数月,胎体上升,机括为之不利,肺气壅塞,不能通调水道,或素性抑郁,气滞水停,加之脾胃受累,中州水湿停滞,发为妊娠肿胀。

治法:理气行滞、除湿消肿。

方药:天仙藤散(《妇人大全良方》)加减。

组成:天仙藤、香附子、乌药、陈皮、木瓜、甘草、紫苏叶、生姜。

原方治疗妊娠胎水肿满。天仙藤行气祛风消肿,为君药,配疏肝理气之香附子、乌药,宣肺行水之紫苏叶,理脾和胃之陈皮、木瓜、甘草,使三焦气顺,水调湿除而肿自消。

(四)临床验案

病案

王某某,女,37岁。

一诊:2022年3月17日。

主诉:妊娠29周+2天,眼睑、下肢水肿逐渐加重2个多月。

患者第二胎妊娠29周+2天,主诉2个月前开始出现眼睑、双下肢水肿且逐渐加重,自测血压正常。平素气短懒言,易感疲累,食后腹胀欲呕。患者双下肢凹陷性水肿,眼睑高浮。舌淡,苔白润,舌体胖大,脉濡细。

诊断:子肿,辨证为气虚湿困证,治拟益气健脾、理气祛湿、止呕。

给予患者中药饮片7剂口服,每日1剂,水煎取汁400mL,早晚饭后分次温服。

具体用药如下:党参15g、白术10g、茯苓皮12g、冬瓜皮15g、猪苓10g、炙黄芪15g、薏苡仁15g、陈皮10g、麸炒枳壳10g、柴胡10g、醋香附10g、桂枝10g、桑寄生10g、丁香10g、柿蒂10g。

二诊:2022年3月28日。

患者复诊,现妊娠30周+6天,主诉服药3剂后症状明显好转,现肢体水肿消失;进食后欲呕症状消失,略感腹胀。测量血压123/88mmHg。

调整用药,给予患者中药饮片7剂口服,用法同前。

具体用药如下:党参15g、白术10g、茯苓10g、冬瓜皮15g、炙黄芪15g、薏苡仁15g、陈皮10g、麸炒枳壳10g、柴胡10g、醋香附10g、桂枝10g、桑寄生10g。

随访患者,其主诉服药后腹胀明显缓解,水肿未再发生。目前无明显不适症状。

按

患者素体脾虚,加之妊娠数月,胎体上升阻碍中焦。脾主四肢肌肉,脾虚不能敷布津液反聚为湿,水湿停聚,流于四末,泛于肌肤,发为水肿。平素气短懒言,易感疲累,舌淡,苔白润,舌体胖大,脉濡细,均为脾虚湿困之象,治宜健脾利水。一诊方中党参、白术健脾利湿;茯苓皮、冬瓜皮、猪苓、薏苡仁健脾利水消肿;炙黄芪益气补中,以增强中焦运化之力;陈皮、麸炒枳壳理气宽中促进水湿运化兼止呃逆;柴胡、醋香附疏肝行气,以肝之疏泄促进水湿运化;桂枝温阳通脉,起温阳利水之功;桑寄生祛风湿、补肝肾、安胎;丁香、柿蒂温中降逆止呕。二诊时患者主诉服药后效果明显,食后欲呕症状消失,易茯苓皮为茯苓,去猪苓减轻利水之功,去丁香、柿蒂。余大法不变,以巩固疗效。

二、子晕

妊娠期出现以头晕目眩、状若眩晕为主症,甚或眩晕欲厥,称为妊娠眩晕,又称子晕。子晕有轻重之分,若发生在妊娠中后期,多属重症,往往伴有视物模糊、恶心欲呕、头痛等,多为子痫先兆。因此,及时正确的治疗子晕是预防子痫发生的重要措施之一。

(一)历史沿革

明清以前,本病多在"子痫"病证中一并探讨。到了清代《叶氏女科证治》才将子晕与子痫从病因论治上分别论述。以后《女科证治约旨》进一步明确指出本病病因是由"肝火上升,内风扰动"或"痰涎上涌"所致。

(二)病因病机

本病发生的主要机制是阴血不足、肝阳上亢或痰浊上扰。《黄帝内经》记载"诸风掉眩,皆属于肝",又有"无风不作眩""无虚不作眩""无痰不作眩"等经验之说。

1.阴虚肝旺

患者素休阴虚,孕后血聚养胎,阴血愈不足,阴不潜阳,肝阳上亢,上扰清窍,故发眩晕。

2.脾虚肝旺

患者素体脾虚,运化失职,水湿内停,精血输送受阻,复因孕后阴血养胎,肝失濡养,体不足而用偏亢,肝阳挟痰浊上扰清窍,发为眩晕。

3.气血虚弱

患者素体气血不足,孕后气以载胎,血以养胎,气血因孕更虚,气虚清阳不升,血虚脑失所养,故发眩晕。

(三)辨证论治

本病以眩晕为主症,其实质是因孕而虚,属本虚标实证。阴虚肝旺,但见头晕目眩;脾虚痰阻,多兼四肢水肿、呕恶;气血虚弱必兼气血虚弱之象,大抵以此为别。其病机特点主要是肝阳上亢,治宜育阴潜阳,随证选加滋阴、化痰、补益气血之品,慎用温阳助火之剂,以免助风火之邪。

1.阴虚肝旺证

主要证候:妊娠中后期,患者会出现头晕目眩,视物模糊,耳鸣失眠,心中烦闷,颜面潮红,口干咽燥,手足心热;舌红或绛,少苔,脉弦数。

证候分析:患者素体肝肾阴虚,孕后阴血下注养胎,阴虚肝旺,水不涵木,风阳易动,上扰清窍,故头晕目眩,视物模糊,耳鸣失眠;颜面潮红,口燥咽干;舌红、少苔、脉弦数均为阴虚火旺之象。

治法:育阴潜阳。

方药:杞菊地黄丸(《医级》)加石决明、龟甲、钩藤、白蒺藜、天麻。

六味地黄汤强肾壮水,枸杞、菊花清肝明目,加龟甲、石决明育阴潜阳,钩藤、白蒺藜、天麻平肝潜阳。

若热象明显,可酌加知母、黄柏滋阴泻火;口苦心烦,可加竹茹、黄芩清热除烦,水肿明显则加茯苓、防己、泽泻;有动风之兆者,加羚羊角镇肝息风。

2.脾虚肝旺证

主要证候:妊娠中晚期,患者会出现头晕头重目眩,胸闷心烦,呕逆泛恶,面浮肢肿,倦怠嗜睡;苔白腻,脉弦滑。

证候分析:脾虚湿聚,孕后阴血养胎,阴血益虚,肝失滋养,肝阳挟痰浊上扰清窍,故头重目眩,如眩冒状;面浮肢肿,胸闷泛恶,食欲缺乏,便溏,苔白腻、脉弦滑均为脾虚痰阻之象。

治法:健脾化湿、平肝潜阳。

方药:半夏白术天麻汤(《医学心悟》)加钩藤、丹参、蔓荆子。

组成:半夏、天麻、白术、茯苓、橘红、生姜、大枣、甘草、钩藤、丹参、蔓荆子。

原方治眩晕,有湿痰壅遏者,《医学心悟》云:"头眩眼花,非天麻、半夏不除是也,半夏天麻白术汤主之。"

方中以半夏为君药,取其燥湿化痰,又兼降逆止呕;以天麻、白术为臣药,天麻善能平肝息风止头眩,与半夏合用,为治风痰眩晕的要药;佐茯苓健脾渗湿,与白术合用,尤能治生痰之本,橘红理气化痰,使气顺则痰消;姜枣调和脾胃,甘草和中调药;加钩藤增强平肝息风之效,丹参活血行滞。全方共奏燥湿化痰、平肝潜阳之功,佐以健脾,标本同治,阳潜痰消,眩晕自愈。

3. 气血虚弱证

主要证候:妊娠后期患者会出现头晕目眩,眼前发黑,心悸健忘,少寐多梦,神疲乏力,气短懒言,面色苍白或萎黄;舌淡,脉细弱。

证候分析:素体气血不足,孕后气以载胎,血以养胎,因孕重虚,气血愈感不足,气虚则清阳不升,血虚则脑失所养,即发眩晕;心悸健忘,少寐多梦,神疲乏力,舌淡,脉细弱,均为气血不足之象。

治法:调补气血。

方药:八珍汤(《瑞竹堂经验方》)加何首乌、钩藤、石决明。

组成:当归、川芎、白芍、熟地黄、党参、白术、茯苓、炙甘草、何首乌、钩藤、石决明。

原方治气血两虚证。方中八珍加何首乌调补气血,钩藤、石决明平潜肝阳。

(四)临床验案

病案

李某某,女,36岁。

一诊:2022年3月21日。

主诉:妊娠10周+2天,头晕、头痛2周。

患者婚后10年未孕,现实行辅助生殖技术助孕,试管移植成功妊娠10周+2天,主诉2周前开始出现头晕、头痛症状。早孕时测量血压为160/100mmHg,口服拉贝洛尔每次2片,每日3次,血压控制不理想,血压有时高达170/105mmHg。患者平素易生气,情志波动较大,手心、脚心发热明显,睡眠较差,多梦易醒。患者体形肥胖,两颧潮红。舌紫暗,苔薄,脉弦细数。既往高血压病史2年。

诊断:子晕,辨证为阴虚阳亢证,治拟平肝潜阳、养阴安神。

给予患者中药饮片7剂口服,每日1剂,水煎取汁400mL,早晚饭后分次温服。

具体用药如下:丹参15g、夏枯草15g、菊花10g、钩藤10g、炒蒺藜12g、牡丹皮10g、生地黄15g、熟地黄15g、山药10g、山萸肉10g、柴胡10g、醋香附10g、山楂15g、远志10g、合欢皮15g、首乌藤15g。

二诊:2022年3月29日。

患者复诊,主诉服药后血压下降,血压波动在160~150/85~100mmHg;情绪有所改善,睡眠改善不太明显。

调整用药,给予患者中药饮片7剂口服,用法同前。

具体用药如下:丹参15g、夏枯草15g、菊花10g、钩藤10g、生地黄15g、牡丹皮10g、熟地黄15g、山药10g、山萸肉10g、山楂15g、合欢皮15g、首乌藤15g、煅龙骨15g、煅牡蛎15g。

三诊:2022年4月4日。

患者复诊,主诉服药后血压下降,低压仍偏高,为110~100mmHg。睡眠有所改善,夜间醒来次数减少;现情绪较之前平稳,手心、脚心发热症状减轻。

调整用药,给予患者中药饮片7剂口服,用法同前。

具体用药如下:丹参15g、夏枯草15g、菊花10g、钩藤10g、生地黄15g、牡丹皮10g、山楂15g、合欢皮15g、首乌藤15g、煅龙骨15g、煅牡蛎15g、天麻10g、决明子12g、远志12g、当归10g、川芎10g。

四诊：2022年4月14日。

患者复诊，主诉血压控制满意，在家中自测血压，高压最高达140mmHg，低压最高达100mmHg；睡眠质量进一步改善，现夜间基本不醒；手心、脚心发热进一步缓解。

继续给予患者前方7剂，用法同前。

五诊：2022年4月21日。

患者复诊，主诉在家自测血压高压为130~140mmHg，低压为90~100mmHg，血压控制较平稳；睡眠较好，基本不做梦；情绪较为平稳。患者两颧潮红基本消失。舌淡，苔白，脉弦滑。

调整用药，给予患者中药饮片7剂口服，用法同前。

具体用药如下：丹参15g、夏枯草15g、菊花10g、钩藤10g、生地黄15g、山楂15g、合欢皮15g、首乌藤15g、煅龙骨15g、煅牡蛎15g、天麻10g、决明子12g、当归10g、川芎10g、鸡血藤15g。

六诊：2022年5月9日。

患者复诊，主诉血压基本平稳，睡眠基本正常，无其他明显不适。

继续给予患者前方14剂，用法同前。

七诊：2022年5月23日。

患者复诊，现妊娠18周+，主诉血压平稳，测高压最高为140~150mmHg，低压为95~98mmHg。无其他不适症状。

给予患者前方14剂，用法同前。

八诊：2022年6月9日。

患者复诊，现妊娠20周+，血压控制平稳，无其他不适症状。

调整用药，前方去当归，给药14剂，用法同前。

2022年6月23日—7月25日患者复诊3次，病情平稳，继续给予前方不变。

十二诊：2022年8月8日。

患者复诊，现妊娠28周+，主诉病情平稳，无明显不适。就诊时测血为178/105mmHg，与患者自测有差距，建议住院监测血压，患者拒绝。主诉其可能由于紧张导致血压升高，自测血压一致较平稳。嘱其在距家较近的药店、诊所复测，核实血压情况，如有不适，及时就诊。

调整用药，给予患者中药饮片14剂口服，用法同前。

具体用药如下：丹参30g、夏枯草15g、钩藤10g、生地黄15g、山楂15g、合欢皮15g、首乌藤15g、煅龙骨15g、煅牡蛎15g、天麻10g、决明子12g、川芎10g、鸡血藤15g、菊花15g、刺蒺藜15g。

患者其后维持服用中药至妊娠36周+5天，剖宫产分娩一男活婴，体重2450g。

按

患者高血压病史2年，素体阴虚肝阳上亢，孕后血聚养胎，阴血愈不足，阴不潜阳，肝风易动，肝阳上扰清窍，则发为头晕、头痛。肝阳扰动心神则睡眠差。两颧潮红，舌紫暗，苔薄，脉弦细数，均为阴虚阳亢之象。治宜平肝潜阳、滋阴安神。一诊方中丹参、牡丹皮凉血活血祛瘀，防止阴虚血瘀阻碍胎体生长；夏枯草、菊花、钩藤清热平肝息风；炒蒺藜行气散风下气，以止头痛；生地黄凉血养阴生津；以六味地黄中"三补"熟地黄、山药、山萸肉滋肾壮水；柴胡、醋香附疏肝理气解郁，疏泄肝气以降压；山楂化浊降脂；远志、合欢皮、首乌藤养心安神、促睡眠。二诊时患者主诉睡眠改善不明显，去远志加用煅龙骨、煅牡蛎重镇安神兼平抑肝阳。三诊时患者症状均有所改善，低压高，加用天麻、决明子平抑肝阳降压；当归、川芎养血活血。间断口服此方1个多月，患者主诉血压控制平稳，睡眠良好，无明显不适。2022年8月8日就诊时在诊室测血压较高，加用菊花、刺蒺藜疏风平肝降气。间断口服20余剂，安全生产。

第六节　妊娠咳嗽

妊娠期间，咳嗽或久咳不愈者，称为妊娠咳嗽，又称子嗽。本病的发生、发展与妊娠期特殊生理有关。若咳嗽剧烈或久咳不愈，易损伤胎气，若出现腰酸、腹痛、小腹坠胀等症状，甚至可导致堕胎、小产。

一、历史沿革

本病始见于《诸病源候论》，该书记载"肺感于微寒，寒伤于肺则成咳嗽"，并指出"妊娠而病之者,久不已,伤于胎也",认为本病的发生主要责之于肺,但随着四时气候之变更,五脏应之,皆能令人咳。元代朱丹溪认为"胎前咳嗽,由津液聚养胎元,肺失濡润,又兼痰火上炎所致",治以润肺为主。清代张璐重视妊娠咳嗽,认为若久咳不已,则易动胎,提出"妊娠咳嗽"宜以安胎为主的治疗方法。

二、病因病机

咳不离于肺,也不止于肺;肺不伤不咳,脾不伤不久咳。妊娠咳嗽,久咳不已,病变部位在肺,关系到脾,总与肺、脾有关。

(一)阴虚肺燥

患者素体阴虚,肺阴不足,孕后阴血下聚养胎,因孕重虚,虚火上炎,灼肺伤津,肺失濡养,而致咳嗽。

(二)脾虚痰饮

患者素体脾胃虚弱,痰湿内生,孕后气以载胎,脾虚益甚,或暴饮暴食,或生冷伤脾,脾失运化,水湿内停,聚湿生痰,痰饮射肺,而引发咳嗽。

三、辨证论治

本病病因不同,症状各异。辨证时首先应了解咳嗽发病的急缓、病程的长短、咳嗽的特征,同时应结合兼证、舌脉进行综合分析,确定证型和治法。治疗方法以清热润肺、化痰止咳为主,重在治肺,兼顾及脾。因其久咳伤气,气虚不能载胎,有碍胎气之嫌。因而在治疗用药上,必须遵循治病与安胎并举的原则,一是治咳照顾胎元,若有动胎之兆,应加入安胎之药;一是对有些治咳药如降气、豁痰、滑利等可能碍胎者要慎用。

(一)阴虚肺燥证

主要证候:妊娠期间,患者咳嗽不已,干咳少痰或痰中带血,口干咽燥,失眠盗汗,手足心热;舌红,少苔,脉细滑数。

治法:养阴润肺、止咳安胎。

方药:百合固金汤(《小儿药证直诀》)去当归、熟地黄,加桑叶、阿胶、炙百部、黑芝麻。

组成:百合、玄参、麦冬、生地黄、黑芝麻、贝母、炙百部、桑叶、桔梗、生甘草、阿胶、白芍。

原方治疗肺伤咽痛、喘嗽痰血。方中百合润肺止咳，为君药；玄参、麦冬养阴润肺；生地黄、黑芝麻滋补肝肾；贝母、炙百部润肺化痰止咳；桑叶、桔梗、生甘草清肺利咽；阿胶、白芍养血敛阴止血，且能安胎；当归虽然养血，但以行为养，恐有动胎之弊端，故弃而不用；肺虽喜润恶燥，但润之太过，易聚湿生痰，故去掉熟地黄。全方滋肾养阴润肺，使金水相生，阴精充足，虚火自平，则咳嗽自愈。

(二)脾虚痰饮证

主要证候：妊娠期间，患者咳嗽痰多，胸闷气促，甚至喘不得卧，神疲纳呆；舌质淡胖，苔白腻，脉濡滑。

治法：健脾除湿、化痰止咳。

方药：六君子汤(《医学正传》)加苏梗、紫菀。

组成：党参、白术、茯苓、甘草、生姜、大枣、陈皮、法半夏、紫菀、苏梗。

原方治疗胃气虚弱，用此方调和脾胃，诸症自愈。方中四君子汤调和脾胃，脾胃健运，痰湿自除；加陈皮、法半夏、紫菀、苏梗加强化痰止咳之功，标本同治，子嗽自愈。

四、临床验案

病案1

黄某某，女，33岁。

就诊时间：2022年4月25日。

主诉：妊娠10周+，咳嗽、呕吐2周余。

患者妊娠10周+，主诉2周前无诱因出现咳嗽，有痰，色黄；每逢咳嗽严重时即伴随呕吐，呕吐物为胃内容物，不思饮食。舌红，苔薄，脉滑数。

诊断：妊娠咳嗽，辨证为痰热阻滞证，治拟清热化痰、降逆止呕。

给予患者中药饮片5剂口服，每日1剂，水煎取汁400mL，早晚饭后分次温服。

具体用药如下：黄芩10g、党参15g、白术10g、紫苏子10g、桔梗10g、白前10g、前胡10g、陈皮10g、清半夏9g、旋覆花10g、木香10g、砂仁6g。

随访患者,其主诉服药3剂后症状明显减轻,5剂后症状消失,饮食亦恢复正常。

按

患者平素胃气虚弱,妊娠血聚于胞宫,中焦失养,运化失职,水湿内停,聚湿成痰,痰饮上逆,气机不畅,遂发咳嗽;中气不足则不思饮食,胃气上逆则呕吐。治宜清化痰热、止咳止呕。方中党参、白术健脾和胃,补中焦脾胃之气,促进其运化之功,以祛水湿之邪;黄芩清热安胎;白前、前胡、清半夏、旋覆花降气消痰、止咳止呕;桔梗开宣肺气、祛痰利咽;木香、砂仁理气醒脾止呕安胎,行气以助行水湿。

病案2

梁某某,女,32岁。

就诊时间:2022年2月14日。

主诉:妊娠3周+,干咳、咽痛、头痛3天。

患者妊娠3周+,3天前无明显诱因出现干咳、咽痛、头痛,无发热。无其他不适症状。舌红,苔薄,脉浮数。

诊断:妊娠咳嗽,辨证为风热犯肺证,治拟疏风清热宣肺。

给予患者中药颗粒7剂冲服,每日1剂,开水200mL冲服,早晚饭后温服。

具体用药如下:白前配方颗粒10g、前胡配方颗粒10g、浙贝母配方颗粒10g、蜜枇杷叶配方颗粒10g、黄芩配方颗粒10g、桔梗配方颗粒10g、紫苏梗配方颗粒10g、桑白皮配方颗粒10g、白芷配方颗粒10g、藁本配方颗粒10g、荆芥配方颗粒10g、甘草配方颗粒10g。

随访患者,其主诉服药3剂后症状明显缓解,5剂后症状基本消失,7剂尽服后无明显自觉症状。

按

患者外感风热之邪,风热侵袭,肺卫失宣,故咳嗽;热邪煎灼阴液,故干咳、咽痛;风热之邪外袭,上扰清阳,则头痛。舌红、苔薄、脉浮数为风热侵袭之象。治宜疏风清热、化痰止咳。方中白前、前胡降气消痰止咳;浙贝母、蜜枇杷叶清热化痰止咳;黄芩清热安胎;桔梗宣肺祛痰利咽;紫苏梗行气宽中安胎,《得配本草》言其"定嗽,安胎";桑白皮泻肺平喘止咳;白芷、藁本、荆芥解表疏风止头痛;甘草祛痰止咳,调和诸药。全方既疏散风热之邪,又化痰止咳。

病案3

白某,女,27岁。

就诊时间:2022年8月19日。

主诉:妊娠30周,咳嗽、咳痰3天。

患者第二胎妊娠30周,主诉3天前因受凉后出现咳嗽、咳痰伴咽痛,痰多,色白易咳。1天前进食后出现胃脘部疼痛,偶有恶心,无呕吐。患者体形偏胖,舌暗,苔腻,脉滑。

诊断:妊娠咳嗽,辨证为痰湿阻滞证,治拟健脾祛湿、理气化痰。

给予患者中药颗粒5剂冲服,每日1剂,开水200mL冲服,早晚饭后温服。

具体用药如下:党参颗粒散15g、麸炒白术颗粒散10g、甘草颗粒散6g、白前颗粒散10g、前胡颗粒散10g、桑白皮颗粒散10g、桔梗颗粒散10g、炒苦杏仁颗粒散10g、紫菀颗粒散10g、紫苏子颗粒散10g、荆芥颗粒散10g、陈皮颗粒散10g、木香颗粒散10g、砂仁颗粒散6g。

随访患者,其主诉服药2剂后即感咳嗽好转,咳痰减少,进食后胃脘部症状明显缓解;5剂尽服后咳嗽、咳痰及胃脘部症状均消失,无明显自觉不适。

按

患者素体脾胃虚弱,痰湿内生,受凉后外邪犯肺,肺失宣降。"脾为生痰之源,肺为储痰之器",痰湿之邪失于运化,肺气失宣,发为咳嗽。舌暗、苔腻、脉滑均为痰湿阻滞之象。治宜健脾化痰、理气止咳。方中党参、麸炒白术健脾益气,增强中焦运化水湿之力;白前、前胡、紫菀、紫苏子降气消痰、润肺止咳;桑白皮泻肺平喘止咳;桔梗、炒苦杏仁祛痰利咽止咳,一升一降恢复肺之气机升降;荆芥祛在表之风邪;陈皮理气燥湿化痰;木香、砂仁理气醒脾,助脾气恢复。

病案4

刘某,女,28岁。

一诊:2023年1月4日。

主诉:妊娠20周,咳嗽、咳痰10余天。

患者第二胎妊娠20周,主诉14天前受凉后出现发热,口服对乙酰氨基酚片对症治疗3天。10天前开始出现咳嗽、咳痰,初为黄痰,后为白痰。平素便秘,大便2~3天一解,干燥难解,失眠。舌淡,苔白腻,脉濡滑。

诊断:妊娠咳嗽,辨证为痰湿阻肺证,治拟化痰止咳、润肠、安神。

给予患者中药颗粒3剂冲服,每日1剂,开水200mL冲服,早晚饭后温服。

具体用药如下:蜜百部散颗粒10g、紫菀散颗粒10g、白前散颗粒10g、前胡散颗粒10g、党参散颗粒15g、麸炒白术散颗粒10g、茯苓散颗粒10g、甘草散颗粒10g、竹茹散颗粒10g、紫苏子散颗粒10g、柏子仁散颗粒10g、首乌藤散颗粒15g、远志散颗粒10g、桔梗散颗粒10g、陈皮散颗粒10g、麸炒枳壳散颗粒10g。

二诊:2023年1月10日。

患者复诊,主诉服药后咳嗽明显好转,但仍偶有咳嗽,咳白痰,便秘、失眠症状明显好转。

调整用药,给予患者中药颗粒7剂冲服,用法同前。

具体用药如下:白前散颗粒10g、前胡散颗粒10g、款冬花散颗粒10g、桔梗散颗粒10g、紫苏子散颗粒10g、党参散颗粒15g、麸炒白术散颗粒10g、茯苓散颗粒10g、甘草散颗粒10g、竹茹散颗粒10g、陈皮散颗粒10g、麸炒枳壳散颗粒10g、清半夏散颗粒9g、首乌藤散颗粒15g、远志散颗粒10g、柏子仁散颗粒10g。

随访患者诸症皆消,无自觉不适。

按

患者感受风寒之邪,外邪侵袭,肺失宣降,则咳嗽;津液停聚不能运化,则咳痰。舌淡、苔白腻、脉濡滑为痰湿之象。平素便秘,失眠。治宜化痰止咳、润肠安神。一诊方中蜜百部、紫菀润肺下气、止咳化痰;白前、前胡、紫苏子下气消痰止咳;竹茹化痰安胎;党参、麸炒白术、茯苓、甘草健脾益气,增强中焦运化之气以祛痰除湿;陈皮、麸炒枳壳理气化痰止咳;桔梗宣肺祛痰利咽;柏子仁润肠通便;首乌藤、远志养心安神。二诊时患者主诉咳嗽好转,仍咳痰,加用款冬花、清半夏增强化痰止咳之力。

第七节 妊娠湿疹

妊娠湿疹类属于祖国医学的"黄水疮""湿疮""浸淫疮"。湿疮是一种过敏性炎症性皮肤疾患。因皮损总有湿烂、渗液、结痂而得名。其临床特点是皮损对称分布、多形损害、剧烈瘙痒、有渗出倾向、反复发作、易成慢性等。根据病程可分为急性、亚急性、慢性三类。急性湿疮以丘疱疹为主,炎症明显,易渗出;慢性湿疮以苔藓样变为主,易反复发作。本病男女老幼皆可发病,但以先天禀赋不耐者为多,无明显季节性,但冬季常复发。根据皮损形态不同,名称各异。如浸淫全身、滋水较多者,称为浸淫疮;以丘疹为主者,称为血风疮或粟疮。

一、历史沿革

湿疮在中医文献中早有记载,汉代《金匮要略》中称之为浸淫疮。隋代《诸病源候论》中有详细记述。以后诸家皆有发挥,因部位不同而有多种命名,如生在手足部的叫疕疮,生在耳部的叫旋耳疮,生在脐部的叫脐疮,生在阴囊部的叫肾囊风,生在下肢的叫血风疮,生在乳部的叫乳头风等。清代《医宗金鉴·外科心法要诀》记载:"浸淫疮……此证初生如疥,搔痒无时,蔓延不止,抓津黄水,浸淫成片,由心火、脾湿受风而成。"该书还指出:"血风疮……此证由肝、脾二经湿热,外受风邪,袭于皮肤,郁于肺经,致遍身生疮,形如粟米,搔痒无度。抓破时,津脂水浸淫成片,令人烦躁、口渴、搔痒,日轻夜甚。"

二、病因病机

由于禀赋不耐,饮食失节,或过食辛辣、刺激、荤腥、动风之物,脾胃受损,失其健运,湿热内生,又兼外受风邪,内外两邪相搏,风湿热邪浸淫肌肤所致。本病急性者以湿热为主;亚急性者多与脾虚湿盛有关;慢性者则多病久耗伤阴血,血虚风燥,乃至肌肤甲错。发于小腿者则常由经脉弛缓、青筋暴露,气血运行不畅,湿热蕴阻,肤失濡养所致。

三、辨证论治

(一)湿热蕴肤证

主要证候:发病快,病程短,皮损潮红,有丘疱疹,灼热瘙痒无休,抓破渗液流脂水,伴心烦口渴,身热不扬,大便干,小便短赤;舌红,苔薄白或黄,脉滑或数。

治法:清热利湿止痒。

方药:龙胆泻肝汤合萆薢渗湿汤加减。

组成:龙胆草、黄芩、栀子、萆薢、滑石、生薏苡仁、茵陈、白鲜皮、六一散。

方中龙胆草大苦大寒,既能清利肝胆实火,又能清利肝经湿热;黄芩、栀子苦寒泻火、燥湿清热;萆薢、滑石清利湿热;生薏苡仁健脾渗湿于中;茵陈清利湿热;白鲜皮清热燥湿,为治湿热疮疹的常用药。诸药具清热利湿、凉血解毒之功。

水疱多,破后流滋多者,加土茯苓、鱼腥草;热盛者,加黄连解毒汤;瘙痒重者,加紫荆皮、地肤子。

(二)脾虚湿蕴证

主要证候:发病较缓,皮损潮红,有丘疹,瘙痒,抓后糜烂渗出,可见鳞屑,伴食欲减退,腹胀便溏,易疲乏;舌淡胖,苔白腻,脉濡缓。

治法:健脾利湿止痒。

方药:除湿胃苓汤(《外科正宗》)或参苓白术散(《太平惠民和剂局方》)加减。

组成:苍术、陈皮、白术、泽泻、茯苓、薏苡仁、炒麦芽、白鲜皮、白花蛇舌草、大腹皮、紫荆皮、滑石、甘草。

方中以苍术、陈皮燥湿运脾、行气和胃;白术、泽泻、茯苓、薏苡仁、炒麦芽健脾行气、利水渗湿;白鲜皮、白花蛇舌草清热燥湿解毒;大腹皮行气宽中利水;紫荆皮活血解毒,六一散清暑利湿。诸药配伍,共奏清热除湿、健脾利水之功。

(三)血虚风燥证

主要证候:病程久,反复发作,皮损色暗或色素沉着,或皮损粗糙肥厚,剧痒难忍,遇热或肥皂水洗后瘙痒加重,伴有口干不欲饮,食欲缺乏,腹胀;舌淡,苔白,脉弦细。

治法:养血润肤、祛风止痒。

方药:当归饮子(《重订严氏济生方》)或四物消风饮(《医宗金鉴》)加减。

组成:当归、生地黄、丹参、鸡血藤、荆芥、防风、乌梢蛇、徐长卿。

方中当归、生地黄、丹参、鸡血藤养血扶正;荆芥、防风祛风走表止痒;乌梢蛇、徐长卿祛风止痒。瘙痒不能入眠者,加珍珠母(先煎)、夜交藤、酸枣仁。

四、临床验案

病案

刘某,女,25岁

一诊:2022年8月23日。

主诉:妊娠20周,颈部、双侧乳房皮疹、瘙痒2个月。

患者现妊娠20周,于2个月前无明显诱因开始出现皮疹,先发于颈部,后双侧乳房开始出现,皮疹高于皮肤,异常瘙痒。2个月来间断外院西药、中成药(具体不详)治疗,效果不理想。平素便秘,大便3~5天一解。患者就诊时双侧乳房遍布皮疹,分布大致对称,因患者抓挠,皮疹破溃,有结痂、渗液,尤以乳晕周围最为严重;颈部皮疹分布少于乳房,未见明显渗液。患者用纱布敷于皮疹之上,纱布上可见淡黄色渗液。舌暗,苔薄,脉沉濡。

诊断:湿疮,辨证为暑热浸淫证,治拟清热利湿、祛风止痒。

给予患者中药饮片5剂口服,每日1剂,水煎取汁400mL,早晚饭后分次温服。

具体用药如下:荆芥10g、防风10g、柴胡10g、白芍20g、紫草15g、蝉蜕10g、牡丹皮10g、地肤子15g、白鲜皮15g、柏子仁15g、肉苁蓉15g、知母10g、生地黄20g。嘱患者自行煎服,前两煎口服,第三煎的药液涂搽皮疹处。

二诊:2022年8月27日。

患者复诊,其主诉服药后瘙痒和渗出症状有所缓解,双上肢有轻微瘙痒感。调整用药,给予中药饮片7剂口服,用法同前。

具体用药如下:荆芥10g、防风10g、柴胡10g、白芍20g、紫草15g、蝉蜕10g、牡丹皮10g、地肤子15g、白鲜皮15g、柏子仁15g、肉苁蓉15g、知母10g、生地黄20g、连翘15g、蛇床子15g、麻黄10g、自备赤小豆12g。

予患者松花粉一袋,嘱每日清洗患处后涂搽。

随访患者,其主诉服药后症状进一步缓解,皮疹范围缩小,无渗出,瘙痒明显减轻,仅偶尔有瘙痒感。因不影响日常生活,遂不再服药。

按

发病正值暑日,湿热之邪浸淫肌表,湿热之邪留滞,阻滞气机,气血瘀滞发为斑疹;与风搏结,风性善动,则瘙痒异常。治宜清利湿热、祛风止痒。一诊方中荆芥、防风解表祛风、胜湿止痒;柴胡疏肝解郁,行肝气以促进血行,缓解斑疹;白鲜皮苦燥而清热解毒止痒,与柴胡同用止痒之力更盛;因斑疹发病于血分,故用白芍养血和血,其还有抗感染、抗过敏之效;紫草清热凉血、透疹消斑;蝉蜕疏风、止痒透疹;牡丹皮、生地黄清热凉血化瘀;地肤子清热利湿、祛风止痒;柏子仁、肉苁蓉润肠通便;知母清热泻火、滋阴润燥,缓解其皲裂。二诊时患者主诉瘙痒缓解,加用麻黄、连翘、赤小豆,取麻黄连翘赤小豆汤宣肺清热祛湿之力;蛇床子增强燥湿祛风止痒之力。

第八节　妊娠羊水过少

妊娠晚期羊水量少于300mL者称为羊水过少。本病发生率为0.4%~4%,因其对围产儿预后有明显的不良影响,使围产儿死亡率较正常妊娠明显增高,故应高度重视。本病在中医古籍中无记载,其症状散见于"胎萎不长"等病中。

一、病因病机

本病病机多是气血亏虚、脾肾不足,使阴血津液亏损,冲任日渐亏涸,以致胎水涩少。

(一)气血虚弱

患者素体气血不足,孕后气血聚下以养胎元,气血益虚。津血同源,血少津亏,冲任亏涸,以致胎水涩少。

(二)脾肾不足

患者素体脾肾不足,精血津液生成与输布障碍,冲任不充。孕后精血聚下养胎,脾肾益虚;或孕后调摄失宜,损伤脾肾,精亏血少,冲任失滋,胎水日少,皆可见胎水涩少。

二、辨证论治

本病治疗重在养气血、补脾胃、滋化源,使其精充血足,胎有所养。治疗时需首先排除胎儿畸形。

(一)气血虚弱证

主要证候:妊娠晚期超声提示羊水量少,孕妇腹形小于正常月份,面色萎黄,少气懒言,头晕乏力;舌淡,苔少,脉细弱。

治法:补益气血、滋养胎元。

方药:八珍汤(《瑞竹堂经验方》)加桑椹、何首乌;亦可予胎元饮(《景岳全书》)加减。

组成:党参、白术、茯苓、炙甘草、当归、白芍、熟地黄、桑椹、何首乌。

方中八珍汤益气健脾养血,桑椹健脾养胃补益中焦助气血化生,何首乌补肝肾、益精血,滋先天以养后天。

(二)脾肾不足证

主要证候:妊娠晚期超声提示羊水量少,孕妇腹形小于正常月份,纳呆食少,神疲乏力,腰膝酸软,四肢不温;舌淡,苔白,脉沉迟无力。

治法:健脾温肾、滋养胎元。

方药:温土毓麟汤(《傅青主女科》)加白芍、麦冬、当归。

组成:巴戟天、覆盆子、人参、白术、怀山药、神曲、当归、白芍、麦冬。

方中巴戟天、覆盆子温肾暖胞以养胚胎;人参、白术、怀山药健脾益气,以滋化源,使源盛流畅;神曲醒胃以畅纳谷;当归、白芍、麦冬补血养阴生津。

三、临床验案

病案

张某某,女,21岁

就诊时间:2023年2月25日。

主诉:第一胎妊娠33周+5天,发现羊水逐渐减少10天。

患者妊娠33周+5天,10天前产检时,超声提示羊水指数(AFI)为7.1cm。嘱其多饮水,少食油炸食品,数胎动,胎动异常随诊。6天前复查彩超提示羊水指数为6.8cm。昨日复查彩超提示羊水指数为5.7cm。患者平素易感乏力气短,少动懒言。舌淡,苔薄,脉沉滑。

诊断:羊水过少,辨证为气血两虚证,治拟益气养血安胎。

给予患者中药颗粒5剂冲服,每日1剂,开水200mL冲服,早晚饭后温服。

具体用药如下:党参散颗粒15g、麸炒白术散颗粒12g、炙甘草散颗粒12g、陈皮散颗粒10g、熟地黄散颗粒15g、生地黄散颗粒12g、白芍散颗粒15g、当归散颗粒12g、杜仲散颗粒15g、黄芪散颗粒30g。

服药3剂后复查彩超提示羊水指数为9.5cm。

继续前方5剂,随诊,患者之后孕期较平稳,孕足月顺产一男活婴。

按

患者素体气血不足,孕后气血聚下以养胎元,气血益虚,津血同源,血少津亏,冲任亏涸;中气不足,气血化生乏源,无力充养孕期,则胎水涩少。气短懒言,舌淡,苔薄,脉沉滑,均为气血两虚之象。方中党参、麸炒白术、炙甘草取四君子健脾益气补虚,麸炒白术兼能安胎;陈皮理气健脾,促进中焦运化;熟地黄、生地黄、白芍、当归同用补血养血养阴;杜仲补肝肾、安胎;黄芪补气升阳、生津养血,益气以固摄津液。

第九节　妊娠时疫

疫病是由疫疠病邪引起的具有强烈传染性和广泛流行性的一类急性发热性疾病的总称,古称瘟疫、天行、时疫、疫疠等。《说文解字·卷七》中记载:"疫,民皆疾也。"美国历史学家威廉·麦克尼尔在其著作《瘟疫与人》中指出"先于人类就业已存在的传染病,将会与人类始终同在,并一如既往,仍将是影响人类历史的基本参数和决定因素之一"。疫灾是始终与人类相伴的顶级自然灾害之一。纵观中国历史,疫病造成了大量的人口死亡和经济损失,甚至影响政局稳定。在科技发达的今天,瘟疫与人类仍如影随形。一方面,鼠疫、霍乱等传统瘟疫有复活暴发的可能,另一方面新的烈性传染病又不断涌现,SARS、埃博拉、中东呼吸综合征等阴影尚未散去,暴发于2019年底的新型冠状病毒感染(简称"新冠肺炎")又让全球神经紧绷。时疫与人类协同进化,如幽灵般威胁着人类的健康和社会的安定。

对于孕妇这一特殊群体来说,医患都更加谨慎,也更加强调预防和调护,以确保自身和腹中胎儿健康。中医药对疫病的防治有着丰富的实践理论和宝贵的经验积累,几千年来对华夏民族的繁衍功不可没。其中中医药在妊娠期感染时疫防治方面,自古以来就积累了丰富的经验。

一、历史沿革

(一)隋唐时期

目前现存古医籍中有明确记载关于妊娠期间感染时疫的文献,见于巢元方《诸病源候论·妊娠胎死腹中候》:"惊动倒仆,或染温疫、伤寒,邪毒入于胞脏,致令胎死。"胎在母腹,与母同呼吸、共安危,病则俱病,安则俱安。因而,妊娠期间感染瘟疫必然对胎儿有很大威胁,甚至导致胎儿死亡。可见这一时期的医家开始认识到孕妇一旦感染瘟疫就会对腹中胎儿造成不良影响。昝殷在《经效产宝·卷之上·妊娠伤寒热病防损胎方论第八》中亦有记载"非即之气,伤折妊妇,热毒之气,侵损胞胎,遂有堕胎漏血,俱害子母之命",认为妊娠患时疫,热毒熏灼,可致胎损、胎死,甚则母子俱损。特别是在妊娠早期,受胎3个月内,遂物变化,禀质未定,更易使胎儿受损。隋唐时期是疫病发生的低谷期,历史地理学家认为隋唐时期疫灾较少除了有社会稳定、国力强盛的因素,还与温暖的气候密切相关。

(二)宋金元时期

北宋时期统治者积极采取预防各种措施预防疫病发生;南宋时期战乱、瘟疫发病较多,仅南宋150年左右记载大瘟疫流行就有28次。但这一时期关于瘟疫预防和治疗的著作却比较少,且多承自隋唐。陈自明在《妇人大全良方·卷之十四·妊娠时气方论第五》记载:"夫四时之间,忽有非节之气。如春应暖而反寒,夏应热而反冷,秋应凉而反热,冬应寒而反暖,非其节而有其气。而一气之至,无人不伤,长少虽殊,病皆相似者,多挟于表毒也。言其时普行此气,故云此时气也。妊娠遇之重者,致伤胎也。"朱肱在《类证活人书》中也有论述:"孕妇伤寒,仲景无治法,用药宜有避忌。不可与寻常妇人一概论治也。"对时疫的发病原因开始有了初步的认识和探索,并且认识到了妊娠期女性感染时疫后其论治应不同于仲景伤寒法,也应不同于寻常妇人的治疗。

(三)明代

明代财贸交通日益发达,使得许多新旧传染病接踵而来,流行甚为严重。史料记载明代有118个疫灾年份,平均2.34年就有一年疫病流行,每年发生1.54次疫病传播,这在中国历史上也是少见的。元末明初医家王履分析这一时期的疫病与张仲景《伤寒论》中理论有很大差异,将温病从伤寒中划分出来。妊娠时疫也被作为温病学中重要的分支领域获得更多医家的关注。

1.记载方药,治疗原则体现"治病与安胎并举"

万全《万氏妇人科·胎前章·妊娠伤寒》记载"若天行时气传染者,只依上法,分六经表里治之无失。或于初病之时,用败毒散加和胎药解之,亦是妙方。人参、羌活、前胡、柴胡、白茯苓、甘草、川芎、枳壳、桔梗、黄芩、白术、苏叶、葛根、葱白、姜引,水煎,热服,得汗而解",不仅列出了妊娠期感染时疫的具体治疗方药,而且强调"加和胎药解之"。明代武之望的《济阴纲目》记载"安胎阿胶散,治妊娠伤寒时气,先服此安胎,却以主药间服",不仅对妊娠时疫的认识进一步深入,同时还记载了先安胎的方药,体现了中医学在治疗妊娠病中"治病与安胎并举"的重要思想。

2.专设章目,用药之道体现"有故无殒,亦无殒"

吴又可创立瘟疫学说,领先西方200年,代表作《温疫论》使瘟疫学说独立成体系。书中专设妊娠时疫章节,记载了其对妊娠时疫的治疗经验和独到见解,"孕妇时疫,设应用三承气汤,须随证施治,切不可过虑,慎毋惑于参、术安胎之说。病家见用承气,先自惊疑,或更左右嘈杂,必致医家掣肘,为子母大不祥。若应下之证,反用补剂,邪火壅郁,热毒愈炽,胎愈不安,转气传血,胞胎何赖?是以古人有悬钟之喻,梁腐而钟未有不落者,惟用承气,逐去其邪,火毒消散,炎顿为清凉,气回而胎自固"。对于妊娠期女性,世代医家视大黄为鸩毒,恐有堕胎之疑,避之犹恐不及,而吴氏大胆使用大黄治疗妊娠时疫,书中言道"妊妇结粪瘀热,肠胃间事也;胎附于脊,胃肠之外,子宫内事也",投以承气汤"药先到胃,瘀热才通,胎气便得舒养,是以兴利除害于顷刻之间"。用药之道,体现了"有故无殒,亦无殒"的治疗思想,同时又明确指出了治疗妊娠时疫需斟酌用药剂量,严密观察病情,衰其大半而止"但投药之际,病衰七八,余邪自愈,慎勿过剂耳"。

(四)清代

清代同样也是疫病流行时期。17世纪在与西方国家的接触过程中,中国疫病病种也有所增多,如天花、霍乱、猩红热、麻风病、梅毒、疟疾等。这一时期,各医家积极应对频发的各种瘟疫,在继承前代医家经验的基础上,对妊娠时疫的认识和防治有了更深入的研究,论著记载相对详尽,理论也较为完备。

1.主张治之贵速,切莫养虎遗患

清代初期戴天章著《广瘟疫论·妊娠》,文中记载"妊娠感时疫,须治之于早,则热不深入而伤胎",提出孕期感染时疫更易于传变,认为治疗妊娠时疫应大清其邪,及时止损,兵贵神速,不可迟疑。余师愚在《疫疹一得·妊娠疫疹》中提出"母病即胎病,母安则胎安",同时在《疫病篇》中明确指出"母病热疫,毒火蕴于血中,是母之血即毒血矣,苟不亟清其血中之毒,则胎能独无恙乎？竭力清解以凉血,使母病去而胎可无虞,若不知此而舍病以保胎,必至母子俩不保也",不仅强调治母病以安胎,又强调急清母体血中之毒。道光年间名医石寿棠也说:"妊娠温病……当下之证,尤不可迟,若因妊娠忌下伤胎之说,因循迟误,则胎受蒸,而反易坠,一见里证,速宜攻下其热,胎反安然无事。"由于妊娠期存在特殊的生理与病理状态,感染疫毒后也更易发生传变,变生他症、重症,进而危及母儿生命,因此主张治之贵速,切莫养虎遗患。

2.治法不拘一格,配合外敷护胎

康熙年间何涛、浦天球共著的《女科正宗·卷之三·伤寒》中详细记载了妊娠时疫的外治疗法:"护胎法,治妊娠时气大热,令子不落。伏龙肝,研细末,调搽脐下三寸,干即易,瘥即止。又方:井底泥涂,干即易之。又方浮萍、朴硝、蛤粉、蓝根、大黄微炒,各等分,右为末,水调敷脐上,安胎解热极效。"在内服药物还未发挥作用之前,将外敷法运用到妊娠时疫的治疗中,一方面降低腹部温度、缓解胎儿被热邪所扰,另一方面则通过神阙穴位、皮肤屏障对药物有效成分的吸收起到清热解毒的作用。叶天士在《温热论》中也记载了"热极用井底泥蓝布浸冷,覆盖腹上等,皆是保护之意"的妊娠时疫外治护胎疗法。同一时

期的温病学家刘奎在其所著的《松峰说疫》中所论的治疫之法是吴又可以来最详尽者。书中首创治瘟疫八法,外治疗法在该书中占有一定的比重,并进一步丰富了妊娠时疫治疗的内容。书中记载"孕妇瘟疫,恐伤胎气,以嫩卷荷叶、蚌粉为末,制成罩胎散,用时以新汲水入蜜,调服三钱,再作一剂,涂腹上",所列外治法施行容易、取效迅速,在疫病预防和治疗中应用广泛,甚至流传到日本,成为研究瘟疫病的重要参考书之一。良医不废外治,外敷护胎法为中医学在预防与治疗妊娠时疫方面提供了宝贵的思路,是我国古代温病学家治疗妊娠时疫的精华之一。

3. 用药谨慎斟酌,如持至贵重器

叶天士说:"妇人病温与男子同,但多胎前产后,以及经水适来适断",其《温热论》中记载"……清、下、攻击之品终非久用之药,对于正常人尚是,何况于孕妇,故应适可而止,不可过剂,以免误伤胎元""须步步顾护胎元,恐损正邪陷也"。此外,值得一提的是,在《临证指南医案·胎前》中还完整载有一例妊娠期感染时疫医案——"热伤肺阴"案:"王先寒后热,咳呛,是春月风温肺病。风为阳邪,温渐变热,客气著人,即曰时气。怀孕九月,足少阴肾脉养胎。上受热气,肺痹喘急,消渴胸满,便溺不爽。皆肺与大肠为表里之现症,状若绘矣。芎、归辛温,参、术守补,肉桂、沉香辛热,皆胎前忌用。致大热烦闷,势属危殆。议以清肺之急,润肺之燥。俾胎得凉则安,去病身安,自为不补之补,古人先治其实,实者邪也。泡淡黄芩、知母、鲜生地、花粉、阿胶、天冬。"从医案中可总结出,叶天士认为妊娠期间感染温邪时疫首先应祛邪,及时阻止其对胎儿伤害,即便是苦寒攻伐之品,"有故无殒,亦无殒也",但应"衰其大半而止",不可孟浪从事。

二、临床验案

病案

于某,女,34岁。

一诊:2022年12月16日。

主诉:第三胎妊娠33周+3天,发热、咳嗽2天。

患者2天前无明显诱因出现恶寒发热、鼻塞、咽痛、咳嗽、头痛、肢节酸楚等症状,测体温最高达38.6℃,口服对乙酰氨基酚后体温可降至37℃。今日咳嗽加剧,干咳无痰,咽痛,吞咽困难。舌白,苔薄,脉浮。

新型冠状病毒核酸快速检测、抗体检测、抗原检测均为阳性。

诊断:妊娠感冒,辨证为风寒犯肺证,治拟疏风散寒、清热止咳。

给予患者中药饮片7剂口服,每日1剂,水煎取汁400mL,早晚饭后分次温服。

具体用药如下:太子参15g、黄芩10g、柴胡15g、葛根15g、板蓝根15g、芦根30g、牛蒡子10g、金银花15g、桑白皮15g、麻黄6g、桂枝9g、瓜蒌20g、生姜12g、大枣12g、炙甘草6g。

嘱患者清淡饮食、多饮水、数胎动,不适随诊。

1周后随诊,诸症消失,患者精神状态良好。

2022年11至12月陆续有孕妇感染新冠肺炎就诊于我院。因其症状相差不大,故根据疾病特点,结合患者临床表现制定新冠肺炎协定方,收效甚佳。

自拟新冠肺炎协定方:太子参15g、黄芩10g、柴胡15g、葛根15g、板蓝根15g、芦根30g、牛蒡子10g、金银花15g、桑白皮15g、麻黄6g、桂枝9g、瓜蒌20g、生姜12g、大枣12g、炙甘草6g。

孕产妇作为特殊易感和高危人群,最新的系统评价结果显示,相比于未感染新冠肺炎的孕产妇,感染新冠肺炎的孕产妇发生死亡、入住ICU、剖宫产分娩及早产的风险均更高。该病主要传播途径为呼吸道飞沫传播、接触传播等,人群普遍易感。本病属于中医"疫"的范畴,病因核心病机为"疫毒外侵"。以恶寒发热、鼻塞、咽痛、咳嗽、咳痰、头痛、肢节酸楚等为主要症状。2022年11月,我们结合孕产妇症状制定了新冠肺炎协定方,应用于临床孕妇感染新冠肺炎近百例,效果满意。方中麻黄、桂枝发散风寒;柴胡、葛根疏散退热,葛根兼解肌;金银花清热解毒;芦根、黄芩清热泻火;板蓝根、牛蒡子解毒利咽;桑白皮泻肺平喘;瓜蒌清热涤痰、润肠通便;生姜解表散寒、温肺止咳;太子参、大枣健脾益气;炙甘草调和药性。经调查,服用此协定方后患者均预后良好。

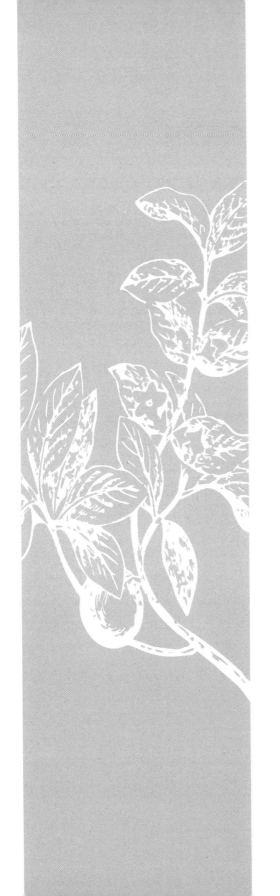

第三章

产后病

第一节 产后汗证

产后汗证包括产后自汗和产后盗汗两种。产妇于产后出现淰淰汗出,持续不止者,称为产后自汗;若寐中汗出湿衣,醒来即止者,称为产后盗汗。自汗、盗汗均是在产褥期内汗出过多、日久不止为特点,统称为产后汗证。

一、历史沿革

早在汉代《金匮要略·妇人产后病脉证治》就记载"新产血虚,多汗出,喜中风,故令病痉",又认为"郁冒"的发生后关系"亡血复汗",临床表现"但头汗出"等,仲景认为产后多汗出,不仅亡其津液,而且严重者可致阴损及阳,出现亡阴亡阳之危,把"多汗出"视为产后三病的病因之一。隋代《诸病源候论》首列"产后汗出不止候",指出其病因主要为产时伤血致"阴气虚而阳气加之,里虚表实,阳气独发于外",并说明汗出不止,津液衰竭,可导致"痉"或"经水断绝"的转归。唐代《经效产宝》记载治疗产后汗不止方,以玉屏风散加茯苓、大枣和中,地黄、麦冬养阴,牡蛎固摄止汗,为后世奠立了治疗产后汗证的方药基础。宋代《妇人大全良方》提出了"产后虚汗不止"和"产后盗汗不止"的病名,将产后汗出不止分为"虚汗"和"盗汗"两类,认为"产后虚寒(汗)不止",因"阳气频虚,腠理不密而津液妄泄也",并以麻黄根汤、止汗散、人参汤等治疗。明代《校注妇人良方》则明确提出"产后自汗、盗汗"之病名,根据产后亡血伤津、气随血伤的病理特点,认为产后自汗、盗汗均可用补阴血兼益阳气之法治疗。《医宗金鉴·妇科心法要诀》按出汗的部位以辨证:"头汗阴虚阳上越,周身大汗是亡阳。"清代医家多认为产后自汗、盗汗,不同于内科,尤须重视产后亡血伤津的病理特点。如傅青主提出"惟兼气血而调治之"。这些理论至今对临床仍有参考意义。

二、病因病机

本病主要病机为产后耗气伤血,气虚阳气不固,阴虚内热迫汗外出。气虚、阴虚成为本病主因。

(一)气虚

患者素体虚弱,复因产时伤气耗血,气虚益甚,卫阳不固,腠理不实,阳不敛阴,阴津外泄,乃至自汗不止。

(二)阴虚

患者营阴素亏,加之因产失血伤津,阴血益虚,阴虚内热,寐时阳乘阴分,迫津外泄,致令盗汗。醒后阳气卫外,充腠理,实皮毛而汗自止。亦有因气随血伤,醒后卫阳仍不固而自汗不止者。

三、辨证论治

本病临床以产后出汗量过多、持续时间长为特点。据出汗发生时间的不同分为自汗和盗汗。白昼汗多,动则尤甚为气虚自汗;寐中出汗,醒后即止为阴虚盗汗。治疗产后汗证,气虚者,治以益气固表、和营止汗;阴虚者,治以益气养阴、生津敛汗。

(一)气虚自汗证

主要证候:产后汗出过多,不能自止,动则加剧,时有恶风身冷;气短懒言,面色㿠白,倦怠乏力;舌质淡,苔薄白,脉细弱。

证候分析:产后伤血,气随血耗,腠理不密,卫阳不固,故自汗恶风;动则耗气,故出汗加剧;气虚阳衰,故面色㿠白,倦怠乏力,气短懒言;舌淡、苔薄白、脉细弱均为气虚之象。

治法:益气固表、和营止汗。

方药:黄芪汤(《金匮翼》)。

组成:黄芪、白术、白茯苓、甘草、熟地黄、麦冬、大枣、煅牡蛎、防风。

原方治卫气不固自汗证。方中黄芪、白术、白茯苓、甘草健脾补气固表;熟地黄、麦冬、大枣养血滋阴;煅牡蛎固摄敛汗;防风走表,助黄芪、白术以益气御风,黄芪得防风,其功益彰。全方共奏补气固表止汗之效。

(二)阴虚盗汗证

主要证候:产后睡中汗出,甚则湿透衣衫,醒后即止;面色潮红,头晕耳鸣,口燥咽干,渴不思饮,或五心烦热,腰膝酸软;舌质红,苔少,脉细数。

证候分析:因产伤血,营阴耗损,阴虚生内热,热迫汗出,故产后睡中汗出,甚则湿透衣衫;醒后阳出于阴,卫表得固,故汗出可止;阴虚阳浮于上,故面色潮红,头晕耳鸣;虚热灼阴,津不上乘,故口燥咽干,渴不思饮;五心烦热,腰膝酸软,为阴虚损及肝肾所致;舌质红、苔少、脉细数均为阴虚内热之征。

治法:益气养阴、生津敛汗。

方药:生脉散(《医学启源》)加山萸肉、煅牡蛎、浮小麦、糯稻根。

本方原治暑热汗多,耗气伤阴,及久咳肺虚,气阴两伤。方中人参益气生津;麦冬、五味子、山萸肉滋阴敛汗;加煅牡蛎以固摄,浮小麦、糯稻根以止汗。全方共奏益气养阴、生津敛汗之效。

若口燥咽干甚者,可加石斛、玉竹以生津滋液;五心烦热甚者,加白薇、栀子以清热除烦。

四、临床验案

病案

刘某,女,31岁。

一诊:2022年7月15日。

主诉:顺产后出汗多2天。

患者阴道分娩后2天,主诉产后出汗较多,不能自止,稍有活动后出汗加剧,常浸湿衣衫,自觉倦怠疲乏,怕风。舌淡,苔薄,脉细弱。

诊断:产后自汗,辨证为气虚证,治拟益气固表、和营止汗。

给予患者中药饮片5剂口服,每日1剂,水煎取汁400mL,早晚饭后分次温服。

具体用药如下:黄芪15g、党参15g、白术10g、茯苓10g、炙甘草10g、当归10g、熟地黄15g、浮小麦15g、防风10g、煅牡蛎10g、麸炒山药10g、山萸肉10g。

二诊:2022年7月20日。

患者复诊,主诉服药后出汗明显减少,一般活动仅轻微汗出,倦怠感减轻,怕风症状缓解。主诉自觉乳汁略有不足。

调整用药,给予患者中药饮片10剂口服,用法同前。

具体用药如下:黄芪15g、党参15g、白术10g、茯苓10g、炙甘草10g、当归10g、熟地黄15g、浮小麦15g、防风10g、麸炒山药10g、山萸肉10g、麦冬12g、王不留行15g、丝瓜络10g。

随访患者,主诉服药后出汗症状基本消失,自觉精神、体力均有明显改善,乳汁可满足哺乳需求。

按

产后伤血,"血能载气",气随血脱,卫阳不固,腠理不实,则汗出恶风;动则耗气,故活动后出汗增多;倦怠,舌淡、苔薄、脉细弱均为气虚之象。治宜益气固表而止汗。一诊方中黄芪、党参、白术、茯苓、炙甘草、麸炒山药健脾益气固表;浮小麦固表止汗;煅牡蛎固摄敛汗;防风走表,助黄芪、白术益气御风;当归、熟地黄养血滋阴;山萸肉补肾助阳。二诊时患者主诉出汗减少,自觉乳汁不足,前方大法不变,去固摄收敛的煅牡蛎,加用麦冬,助当归养血滋阴;王不留行、丝瓜络活血通经下乳。

第二节　产后小便不通

新产后产妇发生排尿困难,小便点滴而下,甚则闭塞不通,小腹胀急疼痛者,称为产后小便不通,又称产后癃闭。多发生于产后3天内,亦可发生在产褥期中,以初产妇、滞产及手术产后多见,为产后常见病。本病相当于西医学的产后尿潴留。

一、历史沿革

产后小便不通始见于隋代的《诸病源候论·产后小便不通候》,书中指出小便不通是由因产动气、胞转屈辟及津液竭燥、胞内热结所致,且两者有小腹胀急或不甚胀急之别。宋代《妇人大全良方》用木通散治疗产后小便不通。明代薛已在校注《妇人大全良方》记载通气散以治之。《万氏女科》指出:"又有恶露不来,败血停滞,闭塞水渎,小便不通……加味五苓散主之。"清代《医宗金鉴》认为"产后热邪夹瘀血流渗胞中,多令小便淋闭,宜四物汤加蒲黄、瞿麦、桃仁、牛膝、滑石、甘草梢、木通、木香治之"。清代《妇科玉尺·产后》宗前人之说,记载:"小便闭而淋沥,小腹膨胀,宜祐元汤。"其后《沈氏女科辑要》强调本病"必是气虚不能升举"。张山雷在《沈氏女科辑要笺正》中解释为"中州清阳之气下陷,反致膀胱窒塞不通,即所谓州都之气化不行者"。综上所述,从《诸病源候论》至《沈氏女科辑要笺正》对产后小便不通的病因病机有了深入认识,指出了因产动气、气虚下陷、津液竭燥、败血停滞、热邪夹瘀等皆能导致产后小便不通,同时提出补气温阳、滋肾养阴、活血化瘀、清热利湿等通利小便为主的治法。

二、病因病机

产后小便不通的主要病机是膀胱气化失司所致。《素问·灵兰秘典论》记载:"膀胱者,州都之官,津液藏焉,气化则能出矣。"尿液的正常排出有赖于膀胱的气化,而膀胱的气化功能又与肺、脾、肾三脏密切相关。因肺主气,通调水道,下输膀胱;脾主运化,转输水液;肾主水,司二便,与膀胱互为表里。若肺脾气虚,肾阳不足,或瘀血阻滞,可导致膀胱气化失常,发为小便不通。故常见的病因有气虚、肾虚和血瘀。

(一)气虚

患者素体虚弱,肺脾之气不足,复因产时耗气伤血,或新产后忧思劳累过度,以致肺脾之气亦虚,上虚不能制下,无力通调水道,转输水液,膀胱气化不利,故产后小便不通。

(二)肾虚

患者先天禀赋不足,复因产时劳伤肾气,肾阳不足,不能温煦膀胱,气化不及,水液内停,致小便不通。若素体肾阴不足,产时耗血伤津,阴虚更甚,津液枯竭,虚热移于膀胱,令州都气化失常,亦致溺不得出。

(三)血瘀

患者产程过长,滞产逼胯,膀胱受压过久,气血运行不畅,瘀血阻滞,膀胱气化不利而致小便不通。若瘀久化热,瘀热互结,影响膀胱气化亦可致小便不通。

三、辨证论治

产后小便不通的辨证重在全身症状及舌、脉以别虚实。小便点滴而下者,注意小便的色、质。产后小便不通,小腹胀急疼痛,如小便清白,伴见精神疲惫,语音低弱,舌质淡,苔薄白,脉缓弱者,多属气虚;小便清白,伴见面色晦暗,腰膝酸软,舌质淡,苔薄白,脉沉细无力者,多属肾阳虚;若小便黄热,量少,头晕耳鸣,手足心热,舌红,少苔,脉细数,为肾阴亏损;若小便正常,有产伤史,舌正常,脉涩者,为血瘀;若小便黄赤或混浊,炽热口渴,舌质红,苔薄黄,脉数者,大多由瘀久化热、瘀热蕴结所致。

治疗产后小便不通,应以"通利小便"为主。虚者宜补气温阳,化气行水以助膀胱气化复常,或滋肾养阴,通利小便。实者应活血化瘀、理气行水以利膀胱气化。因病在产后,不可滥用通利小便之品。临证还应注意产后耗气伤津之特点,酌情选用补气与养阴之品,以防邪去正伤。

(一)气虚证

主要证候:产后小便不通,小腹胀急疼痛,或小便清白,点滴而下;倦怠乏力,少气懒言,语音低微,面色少华;舌质淡,苔薄白,脉缓弱。

证候分析:患者素体气虚或产时失血耗气,或新产忧思劳累过度,肺脾之气亦虚,无力通调水道,转输水液,水液停滞胕中,膀胱气化不利,故小便不通,小腹胀急疼痛,小便清白,点滴而下;气虚中阳不振,故倦怠乏力,少气懒言,语音低微;产后气虚血亦亏,不能上荣于面,则面色少华;舌淡、苔薄白、脉缓弱皆为气虚血亏之征。

治法:补气升清、化气行水。

方药:补中益气汤(《内外伤辨惑论》)加桔梗、茯苓、通草。

补中益气,使膀胱得以气化;加桔梗、茯苓、通草以增益气通溺之效。

(二)肾虚证

主要证候:产后小便不通,小腹胀急疼痛,或小便色白而清,点滴而下;面色晦暗,腰膝酸软;舌质淡,苔白,脉沉细无力。

证候分析:肾虚膀胱气化不利,故小便不通,小腹胀满而痛,或小便色白而清,点滴而下,面色晦暗,腰膝酸软;舌质淡、苔白、脉沉细均为肾虚之象。

治法:温补肾阳、化气行水。

方药:济生肾气丸(《济生方》)。

组成:熟地黄、炒山药、山萸肉、牡丹皮、茯苓、桂枝、泽泻、附子、牛膝、车前子。

原方治肾虚腰重、脚肿、小便不利。方中肾气丸温补肾阳,加牛膝补肝肾、强腰膝,车前子利水通溺。

若腰膝酸软较甚者,加杜仲、续断、巴戟天补肾强腰;若头晕耳鸣者,加当归、鹿角胶、菟丝子补肾益精养血。若产后小便量少,尿黄灼热,小腹不甚胀痛,伴头晕耳鸣,手足心热,舌质红,少苔,脉细数,此乃肾阴亏损,而膀胱气化受阻所致。治宜滋肾养阴、泻火利尿,方用滋肾通关丸:黄柏、知母、肉桂。

(三)血瘀证

主要证候:产程不顺,产时损伤膀胱,产后小便不通或点滴而下,尿色略混浊带血丝,小腹胀急疼痛;舌正常或暗,脉涩。

证候分析:产程过长,滞产逼胎,膀胱受压过久,气血运行受阻,瘀血阻滞,膀胱气化不利,水液停留膀胱,故小便不通,小腹胀急疼痛;脉涩为瘀血阻滞之征。

治法:活血化瘀、行气利水。

方药:加味四物汤(《傅青主女科》)。

组成:当归、川芎、熟地黄、白芍、蒲黄、桃仁、牛膝、木香、瞿麦、滑石、木通、甘草梢。

原方治产后热邪夹瘀血流渗参胞中,令小便淋闭。当归、川芎养血活血;熟地黄、白芍养血缓急止痛;蒲黄、桃仁、牛膝活血祛瘀;木香宣通气机;瞿麦、滑石、木通、甘草梢通利小便。全方共奏活血化瘀、行气利水之效。

四、临床验案

病案1

王某,女,30岁。

一诊:2023年1月10日。

主诉:顺产后4天,小便闭塞不通。

患者于2023年1月6日足月顺产一男活婴,产后4小时未排小便,伴小腹胀痛,热敷下腹,未见好转,针刺足三里,仍未排尿。小腹胀痛加剧,给予人工导尿,并留置尿管,保留尿管48小时,间断开放24小时,拔除尿管后,可以排尿,但小便淋沥、排尿力量不足,排尿仍有憋尿感。彩超显示:患者排尿后膀胱内残余尿量约553mL。患者自觉神疲乏力,腰膝酸软。舌淡胖,苔薄白,脉沉细。

诊断:癃闭,辨证为脾肾两虚证,治拟补益脾肾、行水利尿。

给予患者中药颗粒7剂冲服,每日1剂,开水200mL冲服,早晚饭后温服。

具体用药如下:党参散颗粒15g、麸炒白术散颗粒10g、茯苓散颗粒12g、炙甘草散颗粒10g、泽泻散颗粒15g、车前子散颗粒15g、桂枝散颗粒10g、当归散颗粒10g、桑寄生散颗粒10g、薏苡仁散颗粒15g、白芍散颗粒10g、猪苓散颗粒15g、杜仲散颗粒12g、黄芪散颗粒15g。

二诊:2023年1月17日。

患者服药后小便通利,胀痛消失。再给予原方5剂,用法同前,巩固疗效。

按

女子妊娠后,脏腑气血进入胞宫,聚养成胎,引起母体自身的气血不足,产后气血进一步亏虚,腠理不实,卫表不固,易引起各种产后疾病。辨其为中焦气虚,下焦阳衰,导致小便不利。肾主水,司二便,膀胱者,州都之官,气化则能出焉,肾与膀胱相表里,肾阳不足,不能温煦膀胱,膀胱气化不利,故小便不利;腰为肾之外府,肾主骨,肾虚失养,则腰膝酸软。肺脾气虚,不能通调水道,下输膀胱,故小便不通。小便蓄于膀胱之中,故下腹胀痛;脾虚中阳不足,故神疲乏力。舌淡胖、苔薄白、脉沉细均为此证之征。《伤寒论》中记载五苓散利水渗湿、温阳化气,方中取猪苓、茯苓、泽泻利水渗湿,麸炒白术健脾燥湿,桂枝温阳通脉、助阳化气,是治疗小便不利的基础方;配伍薏苡仁增强其利水渗湿之功;在温阳利水的基础上,配伍黄芪补气升阳,当归、白芍养血活血,标本兼治,“补气以养血活血、温阳以化气利水”。车前子利水湿,党参健脾补益中气,桑寄生、杜仲以补肾强腰。炙甘草调和药性。全方补利兼施,共奏补益脾肾、行水利尿之功。

病案2

刘某,女,25岁。

一诊:2023年1月29日。

主诉:顺产后3天,小便闭塞不通半天。

患者于2023年1月26日足月顺产一女活婴,产后7小时未排尿,自觉下腹胀痛,热敷下腹、水流引尿均无效,产后9小时予甲硫酸新斯的明注射液1mL足三里穴位封闭后,小便淋沥、量少,下腹憋胀痛缓解不明显,烦躁不安。舌红,苔薄,脉弦细。查体:膀胱充盈,下腹部压痛。泌尿系彩超显示:膀胱内残余尿量约821mL。

诊断:产后小便不通,辨证为肝郁气滞证,治拟疏肝理气、行水利尿。

给予患者中药颗粒3剂冲服,每日1剂,开水200mL冲服,早晚饭后温服。

具体用药如下:黄芪散颗粒15g、当归散颗粒10g、通草散颗粒10g、白术散颗粒12g、茯苓散颗粒15g、甘草散颗粒9g、白芍散颗粒10g、陈皮散颗粒10g、党参散颗粒15g、车前子散颗粒10g、麸炒枳壳散颗粒10g、萹蓄散颗粒12g、柴胡散颗粒10g、醋香附散颗粒12g。

2023年1月27日泌尿系彩超显示:患者排尿后膀胱内残余尿量约242mL。

2023年1月28日泌尿系彩超显示:患者排尿后膀胱内残余尿量约215mL。

2023年2月2日:患者主诉服药后排小便较前明显顺畅。继续给予前方5剂,用法同上。

2023年2月7日:患者排小便顺畅,无不适。泌尿系彩超显示:患者排尿后膀胱内残余尿量约15mL。

按

产后情志不舒,肝郁气滞,膀胱气化不利,故小便不通;尿潴留致尿留存于膀胱之中,久之不下则下腹胀痛;肝气郁滞,失其条达,故情志抑郁、烦躁不安。舌淡红、苔薄白、脉弦均为肝郁气滞之征。治拟疏肝理气、行水利尿。方中柴胡、醋香附疏肝解郁;党参、白术、茯苓健脾益气;产后多虚多瘀,配伍黄芪补气升阳,当归、白芍补血活血;车前子、通草、萹蓄清热利尿;陈皮、麸炒枳壳理气行滞;甘草调和诸药。全方合用,有理气行滞、调畅气机、通利小便之功。

第三节　产后恶露不绝

产后血性恶露连续10天以上,仍淋沥不尽者,称为产后恶露不绝,又称恶露不尽、恶露不止。本病以产后血性恶露过期不止为特点,或伴有其他全身症状。西医学中产后子宫复旧不全、胎盘胎膜残留、感染所致的子宫内膜炎等疾病均可参照本病进行辨证治疗。

一、历史沿革

本病在《金匮要略·妇人产后病脉证治》中称为"恶露不尽"。隋代《诸病源候论》首列"产后血露不尽候",认为"新产而取风凉,皆令风冷搏于血,致使血不宣消,蓄积在内,则有时血露淋沥下不尽"的病机。又列"产后崩中恶露不尽候"记载"产伤于经血,其后虚损未平复,或劳役损动而血暴崩下……若小腹急满,为内有瘀血,不可断之,断之终不断",归纳本病可由"风冷搏于血""虚损""内有瘀血"所致,明确了本病的病因病机,尤其对血瘀提出了"不可断之,断之终不断"的观点,颇有临床指导价值。唐代《备急千金要方》载有治疗恶露不尽的方剂25首。宋代《妇人大全良方》更有病机及治法方药的详细记载,如"夫产后恶露不绝者,由产后伤于经血,虚损不足。或分解之时,恶血不尽,在于腹中,而脏腑挟于宿冷,致气血不调,故令恶露淋沥不绝也"。提出用牡蛎散、独圣汤等方药以治之。明代《景岳全书·妇人规》指出产后恶露不止有因血热、伤冲任之络、肝脾气虚、气血俱虚、肝火、风热所致,并出具方药。清代《胎产心法》又提出"产后恶露不止……由于产时损其气血,虚损不足,不能收摄,或恶血不尽,则好血难安,相并而下,日久不止"或"火动病热"。综上,结合临床可归纳产后恶露不绝为气虚、血热、血瘀3个方面。对于治疗又指出"不可轻而用固摄之剂,造成败血聚内,后患无穷"。现代医家继承恶露不绝的理论和方药,治疗中期妊娠引产、人工流产、药物流产后导致的子宫出血均取得了新的经验。

二、病因病机

本病的发病机制主要是冲任不固,气血运行失常。恶露乃血所化,处于胞中而源于血海。气虚冲任不固,血失统摄;血热损伤冲任,迫血妄行;或瘀阻冲任,血不归经,均可导致恶露不绝。常由气虚、血热和血瘀所致。

(一)气虚

患者素体虚弱,产时气随血耗,其气益虚,或产后操劳过早,劳倦伤脾,中气不足,冲任不固,血失统摄,导致恶露日久不止。

(二)血热

产妇素体阴虚,因产亡血伤津,营阴更亏,阴虚则内热;或产后感受热邪;或因情志不遂,肝郁化热,热扰冲任,迫血妄行,而致恶露不绝。

(三)血瘀

产妇产后胞宫、胞脉空虚,寒邪乘虚而入,血为寒凝,结而成瘀;或七情内伤,气滞而血瘀,瘀阻冲任,血不归经,以致恶露淋沥不净。

三、辨证论治

辨证应以恶露的量、色、质、气味等,并结合全身症状辨别寒、热、虚、实。如恶露量多,色淡,质稀,无臭气者,多为气虚;色红或紫,黏稠而臭秽者,多为血热;色暗有块,小腹疼痛者,多为血瘀。治疗应遵循虚者补之、瘀者攻之、热者清之的原则分别施治,且不可轻用固摄之剂,以致助邪,变生他病。

(一)气虚证

主要证候:产后恶露过期不止,量多,色淡红,质稀,无臭味;精神倦怠,四肢无力,气短懒言,小腹空坠,面色白;舌淡,苔薄白,脉缓弱。

治法:益气摄血固冲。

方药:补中益气汤(《内外伤辨惑论》)加艾叶、阿胶、益母草。

组成:人参、黄芪、甘草、当归、陈皮、升麻、柴胡、白术、艾叶、阿胶、益母草。

方中补中益气汤补益中气,加艾叶、阿胶温经养血止血,益母草祛瘀止血。全方共奏补气摄血之效。

(二)血热证

主要证候:产后恶露过期不止,量较多,色鲜红,质黏稠;口燥咽干,面色潮红;舌红,苔少,脉细数无力。

治法:养阴清热、凉血止血。

方药:保阴煎(《景岳全书》)加煅牡蛎、炒地榆。

组成:生地黄、熟地黄、白芍、黄芩、黄柏、山药、续断、甘草、煅牡蛎、炒地榆。

方中生地黄清热凉血;熟地黄、白芍养血敛阴;黄芩、黄柏清热泻火、直折热邪;山药、续断补肝肾、固冲任;甘草调和诸药。

(三)血瘀证

主要证候:产后恶露过期不止,淋沥,量少,或突然量多,色暗有块,或伴小腹疼痛拒按,块下痛减;舌紫暗,或有瘀点,脉弦涩。

治法:活血化瘀、理血归经。

方药:生化汤(《傅青主女科》)加益母草、茜草、三七。

组成:当归、川芎、桃仁、炮姜、炙甘草、益母草、茜草、三七。

全方补虚化瘀,瘀祛则血归经。加益母草、茜草、三七以增强祛瘀止血之效。

四、临床验案

病案

薄某某,女,30岁。

一诊:2023年5月30日。

主诉:剖宫产术后51天,至今阴道仍有少量出血。

患者2023年4月9日剖宫产分娩一女活婴,手术顺利,术后4天出院。出院至今,阴道仍有少量出血,量少,色暗红。复查彩超提示:宫腔内可见一大小约1.6cm×1.5cm的中高回声。现阴道出血量少,色暗,小腹凉,食欲尚可,睡眠正常,二便调。舌淡红点刺,苔白腻,脉细。

诊断:产后恶露不绝,辨证为气虚血瘀证,治拟益气活血、温经通络。

给予患者中药饮片5剂口服,每日1剂,水煎取汁400mL,早晚饭后温服。

具体用药如下:桂枝12g、茯苓15g、川芎10g、鸡血藤15g、当归12g、炙黄芪20g、姜半夏12g、麦冬15g、续断15g。

二诊:2023年6月4日。

患者主诉服药第3天出血量增多,色暗,自觉小腹凉的程度减轻。复查彩超提示:宫腔中段可见中低回声,范围约1.1cm×0.4cm。舌淡红,苔薄白,脉细。

继续原方5剂。

三诊:2023年6月10日。

患者主诉服药第7天阴道出血明显减少,至第9天无出血。今日彩超提示:子宫、附件结构未见明显异常。宫腔积血已除净,无须服药。

按

因产时气随血脱,产后气虚,中气不足,冲任不固,血失统摄;产后胞宫、空虚,寒邪乘虚而入,血为寒凝,结而成瘀,瘀血阻滞,血不归经,故出血淋沥不止,小腹凉。舌淡点刺、苔白腻、脉细均为气虚血瘀之象。一诊方中炙黄芪重用益气,为君药;当归、川芎、鸡血藤补血活血,为臣药,合黄芪益气活血化瘀;续断补肾活血,桂枝温经通络,姜半夏降阳明之气,"冲任隶属阳明",即降冲任之气,助排除宫腔内残血;麦冬养阴生津,防温燥太过。全方共奏益气活血、温经通络之功。

第四节　产后缺乳

产后哺乳期内,产妇乳汁甚少或全无者,称为缺乳,又称产后乳汁不行或产后乳汁不足。母乳是新生儿最佳天然食物,中医历来重视母乳喂养婴幼儿,故对缺乳的研究由来已久。本病的特点是产妇乳汁甚少或全无,不能满足哺育婴幼儿的需要。有的是由于营养不良或手术创伤导致乳少;有的是由于七情所伤或高热,导致乳汁骤减。若乳房腺体组织发育不良,疗效多不理想。西医学产后缺乳、泌乳过少等病可参照本病辨证治疗。

一、历史沿革

早在隋代《诸病源候论》即列有"产后乳无汁候",认为其病因是"既产则血水俱下,津液暴竭,经血不足"使然。唐代《备急千金要方》提出治妇人乳无汁共21首下乳方,其中有猪蹄、鲫鱼等食疗方。宋代陈无择的《三因极一病证方论》分虚实论缺乳:"产妇有两种乳脉不行,有气血盛而壅闭不行者,有血少气弱涩而不行者,虚当补之,盛当疏之。"这对后世研究缺乳颇有启迪。《妇人大全良方》认为"乳汁乃气血所化""乳汁资于冲任",若"元气虚弱,则乳汁短少",主张用"涌泉散""玉露散"等补气养血、益津增液、调补冲任,使之盛而通乳,至今仍为临床所常用。金元时期张子和的《儒门事亲》记载"妇人有本生无乳者不治,或因啼哭悲怒郁结,气道闭塞,以致乳脉不行",深化了对产后缺乳病因病机的认识。清代《傅青主女科》论治缺乳着眼于"气血",虚者补之,实则疏之,

"阳明之气血自通,而乳亦通矣"。

二、病因病机

本病的主要病机为乳汁生化不足或乳络不畅。常见病因有气血虚弱、肝郁气滞、痰浊阻滞。

(一)气血虚弱

乳汁为血所化,若素体气血亏虚,或脾胃素弱,气血生化不足。复因分娩失血耗气,致气血亏虚,乳汁化生乏源,因而乳汁甚少或无乳可下。

(二)肝郁气滞

患者素多抑郁,或产后情志不遂,肝失条达,气机不畅,乳脉不通,乳汁运行不畅,故无乳。

(三)痰浊阻滞

患者素体肥胖痰湿内盛或产后膏粱厚味,脾失健运,聚湿成痰,痰气阻滞乳脉乳络,或"肥人气虚痰湿",无力行乳,复因痰阻乳络,本虚标实,遂致缺乳。

三、辨证论治

本病应根据乳汁清稀或稠、乳房有无胀痛,结合舌脉及其他症状以辨虚实。若乳汁甚少而清稀,乳房柔软,多为气血虚弱;若乳汁稠,胸胁胀满,乳房胀硬疼痛,多为肝郁气滞。虚者补气养血,实者疏肝解郁,均宜佐以通乳之品。

(一)气血虚弱证

主要证候:产后乳少,甚或全无,乳汁清稀,乳房柔软,无胀满感;神倦食少,面色无华;舌淡,苔少,脉细弱。

治法:补气养血、佐以通乳。

方药:通乳丹(《傅青主女科》)。

组成:人参、生黄芪、当归、麦冬、七孔猪蹄、桔梗、木通。

原方治疗产后乳汁不行。方中人参、生黄芪补气;当归、麦冬、七孔猪蹄养血滋阴;桔梗、木通利气通脉。全方补气养血、疏经通络。气血充足,乳脉通畅,则乳汁自出。

(二)肝郁气滞证

主要证候:产后乳汁涩少,浓稠,或乳汁不下,乳房胀硬疼痛;情志抑郁,胸胁胀满,食欲不振,或身有微热;舌正常,苔薄黄,脉弦细或弦数。

治法:疏肝解郁、活络通乳。

方药:下乳涌泉散(《清太医院配方》)。

组成:当归、白芍、川芎、生地黄、天花粉、青皮、柴胡、白芷、桔梗、通草、漏芦、穿山甲、王不留行、甘草。

原方治疗产后乳汁少或乳汁不行。方中当归、白芍、川芎补血养血行血;生地黄、天花粉补血滋阴;青皮、柴胡疏肝散结;白芷入阳明,气芳香以散风通窍;桔梗、通草理气通络;漏芦、穿山甲、王不留行通络下乳;甘草以调和脾胃。全方疏肝理气、补血养血、通络行乳。

四、临床验案

病案1

褚某某,女,26岁。

一诊:2023年1月19日。

主诉:产后3个月,乳汁量减少10天。

患者于3个月前足月顺产一男活婴,产后当日即有少量乳汁分泌,质清稀,其后乳汁量逐渐增多,质逐渐浓稠,可以满足婴儿需求。近10天无诱因出现乳汁量少,不能满足婴儿需求。患者伴气短乏力,食欲欠佳,脱发。查体:触诊乳房柔软,充盈欠佳,无包块,无肿胀、疼痛,面色少华。舌质淡,苔薄白,脉细。

诊断:产后缺乳,辨证为气血两虚证,治拟益气养血、通络下乳。

给予患者中药饮片7剂口服,每日1剂,水煎取汁400mL,早晚饭后温服。

具体用药如下:太子参15g、白术10g、茯苓12g、炙甘草10g、当归15g、白芍10g、生地黄15g、龙眼肉10g、陈皮10g、麸炒枳壳10g、木香10g、砂仁6g、路路通15g、小通草10g、丝瓜络10g、鹿角霜15g、炒王不留行10g。

二诊:2023年2月9日。

患者主诉乳房稍有胀感,乳汁分泌增多,食欲好转,脱发减少,但睡眠较差。原方去茯苓、炙甘草,加首乌藤30g、制远志15g、合欢皮15g。用法同前。

具体用药如下:太子参15g、白术10g、当归6g、白芍10g、生地黄15g、龙眼肉

10g、陈皮 10g、麸炒枳壳 10g、木香 10g、砂仁 6g、路路通 15g、小通草 10g、丝瓜络 10g、鹿角霜 15g、炒王不留行 10g、首乌藤 30g、制远志 15g、合欢皮 15g。

三诊：2023 年 3 月 23 日。

患者主诉乳汁量明显增多，质黏稠，睡眠好转，精力充沛。

继续给予患者原方 7 剂，巩固疗效。

1 个月后随访，患者无自觉不适，乳汁量充足。

按

患者以产后乳汁减少 10 天为主症。清代《傅青主女科》记载："夫乳乃气血所化而成也，无血固不能生乳汁，无气亦不能生乳汁"。《景岳全书·妇人规》总结："产后气血俱去，诚多虚证。"冲任气血虚衰，乳汁生化不足，故乳汁量少，乳汁清稀；乳汁分泌不足，乳腺空虚，故乳房柔软，无胀感；气虚血少，不能上荣于头面、四肢，故面色少华，气短乏力。脾阳不振，脾虚失运，故食欲缺乏。舌质淡、苔薄白、脉细均为气血虚弱之征。治拟益气养血、通络下乳。一诊方中太子参、白术、茯苓健脾益气；当归、白芍补血，辅以龙眼肉益气血，使气血旺盛而乳汁充足；陈皮、麸炒枳壳、木香、砂仁具有理气和胃之功，使气血补而不滞；路路通、小通草、丝瓜络、炒王不留行有通络下乳之功；生地黄滋阴生津、滋补肾阴、通行乳脉；鹿角霜温补肾阳，补阴中之阳，强精益血；炙甘草调和药性。全方通补兼施，共奏益气养血、通络下乳之功。首乌藤、远志、合欢皮均有安神之功，安神亦可补气血、通乳，故二诊加其安神定志。

病案 2

褚某，女，32 岁。

一诊：2023 年 4 月 27 日。

主诉：产后缺乳 1 个多月。

患者于 2023 年 3 月 22 日足月顺产一女活婴，产后第 2 天开始泌乳，量极少，质稀薄，其后乳汁量逐渐增加，但仍不能满足哺乳需求，至今一直需要加喂奶粉。患者产后因无人帮忙照看孩子，情志不舒，心情不畅，善太息，食欲不佳，乳汁量又现渐少，遂来就医。触诊乳房充盈尚可，未触及明显包块。舌红，苔薄，脉弦。

诊断：产后缺乳，辨证为肝郁气滞证，治拟疏肝解郁、理气通乳。

给予患者中药饮片10剂口服，每日1剂，水煎取汁400mL，早晚饭后温服。

具体用药如下：太子参15g、麸炒白术12g、当归12g、白芍10g、熟地黄15g、龙眼肉10g、麸炒山药15g、枸杞子15g、小通草10g、路路通12g、鹿角霜15g、丝瓜络12g、木香10g、砂仁6g、茯苓12g、炙甘草6g、柴胡10g、醋香附10g、炒王不留行12g。

二诊：2023年5月8日。

患者主诉乳汁增加，胃口见好，乳房有胀感，睡眠好转，精神状态好转，继续原方7剂，巩固疗效。

按

肝藏血，主疏泄，调畅气机，足厥阴肝经和足阳明胃经循行经过乳房。患者产后情志不舒，肝气郁结，气机不畅，乳络受阻，故乳汁量渐少；因乳汁瘀滞，故乳房胀痛，有硬块，太息；木克土，肝气犯脾胃，脾阳不足，脾失健运，故饮食不佳。舌红、苔薄、脉弦均为肝郁气滞之象。治拟疏肝解郁、理气通乳。方中柴胡、醋香附疏肝解郁；小通草、路路通、炒王不留行、丝瓜络通络下乳；太子参、麸炒白术、茯苓、当归、白芍、龙眼肉补益气血；木香、砂仁具有理气和胃之功，使气血补而不滞；肾为水脏，肾主水，鹿角霜温补肾阳，熟地黄、麸炒山药、枸杞子滋补肾阴，肾气充足，利于乳汁分泌。药证结合，故乳汁畅流。

第五节　产后身痛

产妇在产褥期内出现肢体或关节酸楚、疼痛、麻木、重着者，称为产后身痛，又称产后遍身疼痛、产后关节痛、产后痹证、产后痛风，俗称产后风。西医学产褥期中因风湿、类风湿引起的关节痛、产后坐骨神经痛、多发性肌炎、产后血栓性静脉炎出现类似症状者，可与本病互参。

一、历史沿革

对本病的论述，最早见于唐代的《经效产宝·产后中风方论》，指出其因"产伤动血气，风邪乘之"所致，并列方治。产后身痛首见于宋代的《产育宝庆集》，其记载"产后遍身疼痛",并指出本病的病因为气弱血滞,并立"趁痛散"以疗之。明代的《校注妇人良方·产后遍身疼痛方论》在前人的基础上补充了"血瘀滞"与"血虚"的不同,并指出"血瘀者宜补而散之,血虚者宜补而养之"。清代的《医宗金鉴·妇科心法要诀》概括本病病因主要有血虚、外感与血瘀。《沈氏女科辑要笺正》根据产后多虚多瘀的特点进一步指出,本病的治疗当以"养血为主,稍参宜络,不可峻投风药"。实为经验之论,对临证有参考价值。

总之,产后身痛的病因虽不同,但历代医家都强调因产失血多虚为发病之根本,故论治亦提出以养血为主。这理论至今仍为临床医生所遵循。

二、病因病机

本病的发病机制主要是产后营血亏虚,经脉失养或风寒湿邪乘虚而入,稽留关节、经络所致。产后身痛的发生与产褥期的生理密切相关,产后气血虚弱,或产后发热后虚损未复,四肢百骸及经脉失养;或产后气血不足,元气亏损,风、寒、湿邪乘虚而入侵机体,使气血凝滞,经络阻滞或经络失养;或产时耗伤肾气皆可致产后身痛。本病常见病因有血虚、风寒、血瘀、肾虚。

(一)血虚

患者素体血虚,产时产后失血过多,或产后虚损未复,阴血亏虚,四肢百骸空虚,经脉关节失于濡养,致肢体酸楚、麻木、疼痛。

(二)风寒

患者产后百脉空虚,营卫失调,腠理不密,若起居不慎,风寒湿邪乘虚而入,稽留关节、肢体,使气血运行不畅,瘀阻经络而痛。此即《黄帝内经》所记载"风寒湿三气杂至,合而为痹"。

(三)血瘀

患者产后余血未净,流滞经脉,或因难产手术,伤气动血,或因感受寒热,寒凝或热灼致瘀,瘀阻经脉、关节,发为疼痛。

(四)肾虚

患者素体肾虚,复因产伤动肾气,耗伤精血,腰为肾之府,膝属肾,足跟为肾经所过,肾之精气血亏虚,失于濡养,故腰膝疼痛、腿脚乏力或足跟痛。

三、辨证论治

本病辨证首以疼痛的部位、性质为主要依据,结合兼证与舌脉。若肢体关节酸楚疼痛,麻木,伴面色萎黄,头晕心悸,舌淡,脉细弱,属血虚;若肢体关节肿胀,麻木,重着,疼痛剧烈,宛如针刺,屈伸不利或痛无定处,或遇热则舒,伴恶寒畏风,舌苔薄白,脉濡细,属外感风寒;若疼痛较重,痛有定处,麻木、发硬、重着、屈伸不利,伴恶露量少,舌暗,苔白,脉弦涩,属血瘀;若产后腰酸,足跟疼痛,伴头晕耳鸣,舌淡暗,脉沉细弦,属肾虚。

本病以内伤气血为主,而兼风寒湿瘀,临床表现往往本虚标实,治疗当以养血益气补肾为主,兼活血通络祛风止痛。养血之中,应佐以理气通络之品以标本同治;祛邪之时,当配养血补虚之药以助祛邪而不伤正。本病与一般痹证不同,因产后气血俱虚,虽夹外感,以调理气血为主。《沈氏女科辑要笺正》记载:"此证多血虚,宜滋养,或有风寒湿三气杂至之痹,以养血为主,稍参宣络,不可峻投风药。"

(一)血虚证

主要证候:产后遍身关节酸楚、疼痛,肢体麻木;面色萎黄,头晕心悸;舌淡,苔薄,脉细弱。

证候分析:素体气血虚弱,产时产后失血过多,百骸空虚,血虚经脉失养,则遍身关节酸楚、疼痛,肢体麻木;血虚不能上荣于面,则面色萎黄,头晕心悸;舌淡、苔薄、脉细弱均为血虚之征。

治法:养血益气、温经通络。

方药:黄芪桂枝五物汤(《金匮要略》)加当归、秦艽、丹参、鸡血藤。

组成:黄芪、桂枝、芍药、当归、鸡血藤、秦艽、丹参、生姜、大枣。

原方治血痹。方中黄芪益气固表,为君药;桂枝、芍药温经通络、调和营卫,为臣药;当归、鸡血藤、秦艽、丹参以增养血通络之功,为佐药;生姜、大枣和营卫、调诸药,为使药。全方共奏养血益气、温经通络之效。

(二)风寒证

主要证候:产后肢体关节疼痛,屈伸不利,或痛无定处,或冷痛剧烈,宛如针刺,得热则舒,或关节肿胀,麻木,重着,伴恶寒怕风,舌淡,苔薄白,脉濡细。

证候分析:产后元气虚损,气血不足,卫阳不固,腠理不密,起居不慎,风寒湿邪乘虚而入,留滞经络关节,气血受阻,痹阻不通故肢体关节疼痛,屈伸不利。若风邪偏盛,则痛无定处;寒邪独盛,疼痛剧烈,宛如针刺,血得热行,故得热则舒;湿邪偏盛,则关节肿胀,麻木重着。恶寒怕风,舌淡、苔薄白、脉濡细乃产后气血虚弱,兼有风寒之征。

治法:养血祛风、散寒除湿。

方药:独活寄生汤(《备急千金要方》)。

组成:独活、秦艽、防风、细辛、桂心、桑寄生、杜仲、牛膝、当归、芍药、川芎、干地黄、人参、茯苓、甘草。

原方治腰背痛。肾气虚弱感风寒湿所致腰痛脚痹。方中独活祛风散寒、除湿止痛,为君药;秦艽、防风祛风胜湿,细辛、桂心温经透络散寒,为臣药;桑寄生、杜仲、牛膝补肝肾,当归、芍药、川芎、干地黄养血和血,人参、茯苓、甘草补气健脾,功在扶正,共为佐使药。全方祛风散寒除湿以祛邪,补气血,益肝肾以扶正,共奏扶正祛邪之效。

(三)血瘀证

主要证候:产后身痛,尤见下肢疼痛、麻木、发硬、重着、肿胀明显、屈伸不利,小腿压痛;恶露量少,色紫暗夹血块,小腹疼痛,拒按;舌暗,苔白,脉弦涩。

证候分析:产后多瘀,瘀阻经脉,关节失荣,故四肢关节疼痛、麻木、发硬、重着、屈伸不利,瘀血停滞皮肉之间,故肿胀明显;瘀阻胞宫,故恶露量少,色紫暗夹血块,小腹疼痛;舌暗、苔白、脉弦涩均为瘀血之征。

治法:养血活血、化瘀祛湿。

方药:身痛逐瘀汤(《医林改错》)加毛冬青、忍冬藤、益母草、木瓜。

组成:当归、川芎、桃仁、红花、五灵脂、毛冬青、没药、益母草、香附、秦艽、羌活、忍冬藤、木瓜、地龙、牛膝、甘草。

原方治寒凝血瘀之痹证。方中当归、川芎养血和血,为君药;桃仁、红花、五灵脂、毛冬青、没药、益母草活血逐瘀,为臣药;香附行气,使气行则血行,秦艽、羌活、忍冬藤、木瓜、地龙祛风胜湿、通络止痛,牛膝破血行瘀、强筋壮骨,为佐药;甘草调和诸药,为使药。全方共奏养血活血、化瘀祛湿之功。

（四）肾虚证

主要证候：产后腰膝、足跟疼痛，难于俯仰；头晕耳鸣，夜尿多；舌淡暗，脉沉细弦。

证候分析：腰为肾之外府，膝属肾，足跟为肾经所过，素体肾虚，因产伤损肾气，耗伤精血，肾之精血亏虚，失于濡养，故腰膝、足跟疼痛；头晕耳鸣、夜尿多、舌淡暗、脉沉细弦均为肾气亏损、精血亏虚之征。

治法：补肾养血、强腰壮骨。

方药：养荣壮肾汤（《嵩崖尊生全书》）加秦艽、熟地黄。

组成：桑寄生、续断、杜仲、当归、川芎、熟地黄、独活、防风、肉桂、秦艽、生姜。

方中桑寄生、续断、杜仲补肾强腰壮筋骨，为君药；当归、川芎养血活血，加熟地黄滋肾填精补血，为臣药；独活、防风、肉桂加秦艽温经散寒、祛风胜湿通络，生姜辛温发散风寒，肉桂温肾散寒，俱为佐使药。全方共奏补肾养血、强腰壮骨之效。

四、临床验案

病案

蒲某，女，33岁。

一诊：2022年8月8日。

主诉：产后37天，周身疼痛不适5天。

患者于2022年7月22日足月顺产一女活婴，因子宫收缩乏力，产时出血较多。近期因天气炎热，每天开空调降温，近5天出现全身肢体关节疼痛、酸楚不适，尤以双膝以下为甚。现恶寒畏冷风，劳累、遇寒、行走时肢体关节疼痛、酸楚不适加剧。当时患者身穿加绒长裤长衣，阴道仍有少量褐色分泌物。舌淡，苔薄白，脉浮。

查妇科彩超提示：子宫大小、形态不均，肌层回声欠均，内膜居中，厚约0.4cm，双附件未见异常。

诊断：产后身痛，辨证为风邪阻络证，治拟祛风散寒、养血止血。

给予患者中药饮片7剂口服，每日1剂，水煎取汁400mL，早晚饭后温服。

具体用药如下：防风 10g、荆芥 10g、独活 10g、桑寄生 10g、杜仲 10g、续断 10g、党参 15g、升麻 6g、炙黄芪 15g、桂枝 10g、丹参 15g、牡丹皮 10g、生地黄炭 15g、仙鹤草 15g、地榆 15g、白及 15g、墨旱莲 15g。

嘱不适随诊。

二诊：2022 年 8 月 15 日。

患者主诉服药后身体疼痛明显减轻，恶寒畏风减轻，恶露消失。

上方中药去生地黄炭、仙鹤草、地榆、白及、墨旱莲，给予患者中药饮片 10 剂口服，用法同上。

具体用药如下：防风 10g、荆芥 10g、独活 10g、桑寄生 10g、杜仲 10g、续断 10g、党参 15g、升麻 6g、炙黄芪 15g、桂枝 10g、丹参 15g、牡丹皮 10g。

三诊：2022 年 8 月 29 日。

患者主诉服药后疼痛症状基本消失，正常穿衣，体力有佳，精神状态良好。

继续给予患者上方中药 7 剂巩固疗效，嘱不适随诊。

2 个月后随访，患者疼痛感已消失，精神饱满，已无自觉不适症状。

按

妇人产后百脉空虚，阳气不足，营卫失调，腠理不密，筋脉痹阻，气血欠通，风、寒、湿邪容易乘虚而入，流注关节、肢体，使气血运行不畅，不通而痛，从而引发产后身痛。《灵枢·五变》记载："内不坚，腠理疏，则善病风。"《经效产宝》记载："产后中风，身体酸痛，四肢痿弱不遂。"妇人产后失血耗气，以致体虚，风寒湿邪乘虚内侵，留于肌肤、经络、关节之间，气血不畅，不通则痛，全身肢体关节疼痛、酸楚不适。寒邪偏盛，故恶寒畏风，得热痛减；湿邪偏盛，故行走时加剧，尤以双膝为甚。舌淡，苔薄白，脉浮。《丹溪心法》记载："产后无得令虚，当大补气血为先，虽有杂证，以末治之。"一诊方中独活味辛、苦，性微温，善祛下焦与筋骨之间之风寒湿邪，桑寄生补肝肾、强筋骨、祛风湿、止痹痛；杜仲、续断补肝肾、强筋骨；桂枝温通经脉；防风、荆芥祛风胜湿；丹参、地榆活血化瘀，牡丹皮、墨旱莲、生地黄炭凉血止血，仙鹤草、白及收敛止血；党参、升麻、炙黄芪补气，扶助正气。二诊时患者恶露消失，故去方中止血药生地黄炭、仙鹤草、地榆、白及、墨旱莲。全方祛邪扶正，标本兼顾，共奏养血祛风、散寒止血之功。

第六节 产后乳汁自出

产妇在哺乳期中,乳汁不经婴儿吮吸而自然溢出者,称为乳汁自出,又称漏乳。若乳母身体健壮,气血旺盛,乳汁充沛,乳房饱满,由满而溢,或断乳之时乳汁难断而自出者,不属于病态。

一、历史沿革

本病始见于隋代的《诸病源候论》,书中列有"产后乳汁溢候",但所言为"经血盛者,则津液有余"的生理性乳汁自溢。至唐代《经效产宝》始论述了其病因为"身虚所致,宜服补药以止之"。宋代的《妇人大全良方》进而指出"胃气虚"是身虚之由。明代的《校注妇人良方》则提出"气血俱虚"病因说,并补充了"肝经血热""肝经怒火"可引起乳汁自溢。

二、病因病机

本病发生分虚实两端。虚者胃气不固,摄纳失常;实者肝郁化热,迫乳外溢。

(一)气虚失摄

因产耗气伤血,中气不足,或饮食劳倦伤脾,脾胃虚弱,乳房属足阳明胃经,中气不足,胃气不固,摄纳无权,乳汁随化随出而致乳汁自流止。正如《校注妇人良方》记载"产后乳汁自出,乃胃气虚"。

(二)肝经郁热

产后情志抑郁,郁久化火;或愤怒伤肝,肝火亢盛,乳头属足厥阴肝经所主,火盛则令肝之疏泄太过,迫乳外溢。如《胎产心法》记载"肝经怒火上冲,乳胀而溢"。

三、辨证论治

本病分虚实两端,应结合乳房有无胀痛、是否柔软及乳汁稀稠辨证。如乳汁清稀、乳房柔软者,多为气血虚弱;若乳汁稠,胸胁胀满,乳房胀痛者,多为肝经郁热。虚者宜补气摄乳,实者宜清热敛乳。

（一）气虚失摄

主要证候：产后乳汁自出，量少质清稀，乳房柔软无胀感；面色无华，神疲乏力；舌淡，苔薄白，脉细弱。

证候分析：产后气血虚弱，中气不足，胃气不固，乳汁失约，故乳汁自出；乳汁化源不足则乳少，质清稀；乳汁外溢，乳房空虚，故乳房柔软无胀感；气虚血少，不能上荣于面，故面色少华；中气不足，则神疲乏力；舌质淡、苔薄白、脉细弱均为气血虚弱之征。

治法：补气益血、佐以固摄。

方药：补中益气汤（《内外伤辨惑论》）加芡实、五味子。

组成：人参、黄芪、甘草、当归、陈皮、升麻、柴胡、白术、芡实、五味子。

方以补中益气汤以补益中气，加芡实、五味子固摄收涩。全方有补气固摄敛乳之功。

（二）肝经郁热

主要证候：产后乳汁自出，量多质稠，乳房胀痛；情志抑郁或烦躁易怒，口苦咽干，大便秘结，小便黄赤；舌质红，苔薄黄，脉弦数。

证候分析：情志抑郁，肝郁化热，迫乳外溢，故乳汁自出而量多；热灼乳汁则质稠；肝气不疏，肝失条达，气滞不宣，故乳房胀痛，胸胁胀满；肝郁化火故烦躁易怒；热伤津液故口苦咽干，大便秘结，小便黄赤；舌质红、苔薄黄、脉弦细均为肝经郁热之征。

治法：疏肝解郁、清热敛乳。

方药：丹栀逍遥散（《方剂学》）去生姜，加生地黄、夏枯草、生牡蛎。

组成：牡丹皮、栀子、当归、白芍、柴胡、白术、茯苓、薄荷、炙甘草、生地黄、夏枯草、生牡蛎。

方以丹栀逍遥散疏肝解郁清热，去生姜之辛散，加生地黄养阴滋血，夏枯草清热散结，生牡蛎平肝敛乳。热去郁散，乳汁自安。

四、临床验案

病案

刘某某，女，30岁。

一诊：2022年7月4日。

主诉：产后1个月，溢乳2天。

患者于1个月前足月顺产一女活婴，产后当天有乳汁，量少，质稀薄，其后乳汁逐渐增多，质黏稠，供给充足。近日因夫妻吵架，情志不舒，心情抑郁，乳汁自出，量多，乳房胀痛，触诊乳房有硬块，神疲乏力，食欲欠佳，便溏。舌淡，少苔，脉弦细。

诊断：产后漏乳，辨证为肝郁脾虚证，治拟疏肝解郁、健脾止乳。

给予患者中药饮片7剂口服，每日1剂，水煎取汁400mL，早晚饭后温服。

具体用药如下：党参12g、白芍10g、麸炒白术10g、茯苓10g、炙甘草6g、当归10g、陈皮10g、麸炒枳壳10g、柴胡10g、醋香附10g、路路通12g、小通草10g、炒王不留行12g、鹿角霜15g、丝瓜络10g。

嘱患者家属给予患者身心关爱，使其保持心情愉悦，不适随诊。

二诊：2022年7月11日。

患者复诊，主诉服药后溢乳减少，乳房胀痛感减少，触诊乳房硬块消失，食欲可。

继续给予患者原方14剂，用法同上。

三诊：2022年7月25日。

患者主诉服药后溢乳消失，近日心情愉快，无自觉不适。

按

产后气血耗伤，产妇中气不足、失于固摄，肝血不足，化火生热。产后情志不畅，精神抑郁，肝主疏泄，肝气郁结则疏泄不利，破乳外出；或脾胃虚弱，摄纳无权，乳汁失约，故乳汁自出。肝失条达，气机不畅，故乳房胀痛；中气不足，脾阳不振，则神疲乏力、食欲缺乏、便溏；舌淡、少苔、脉弦细均是肝郁脾虚证之征。治拟疏肝解郁、健脾止乳。方中柴胡、醋香附理气活血通络；党参、麸炒白术、茯苓有健脾益气的功效，当归、白芍养血活血，使气血旺而乳汁充足；路路通、小通草、炒王不留行、丝瓜络具有通经络、下乳汁的作用；鹿角霜为血肉有情之品，入足少阴经血分，补阴中之阳，能温补督脉、强精益血；陈皮、麸炒枳壳理气健脾；炙甘草调和诸药。全方补泻兼施，共奏理气通络下乳之功。

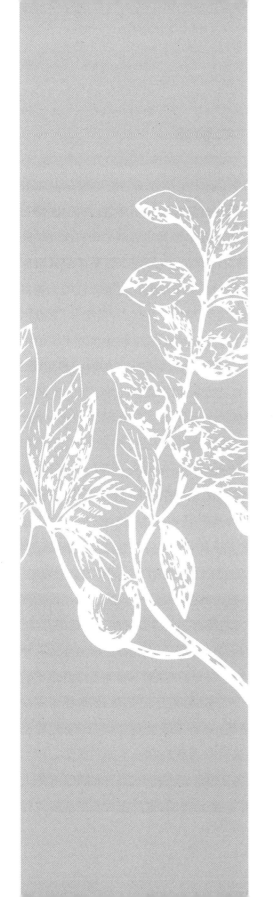

第四章

妇科杂病

第一节　不孕症

凡婚后未避孕、有正常性生活、同居1年而未受孕者,称为不孕症。从未妊娠者古称"全不产",西医称为原发性不孕;有过妊娠而后不孕者,古称"断绪",西医称为继发性不孕。夫妇一方有先天或后天生殖器官解剖生理方面的缺陷或损伤,无法纠正而不能妊娠者,称为绝对性不孕;夫妇一方因某些因素阻碍受孕,一旦纠正仍能受孕者,称为相对性不孕。不孕症是全世界关注的人类自身生殖健康问题。阻碍受孕的因素有女方、男方或男女双方,据统计,女方因素占40%~55%,男方因素占25%~40%,男女双方因素占20%,免疫和不明原因约10%,总发病率为10%~15%。世界卫生组织对不孕症定义的时间界定是1年,目的是早诊断、早治疗。由于女性生育能力在30岁以后开始下降,30~40岁下降更为明显。故对晚婚求嗣者应及早诊治。

一、历史沿革

历代医家重视对不孕的研究。夏商周时期(公元前11世纪)《周易》记载"妇三岁不孕",首先提出了不孕病名。春秋战国时期《素问·上古天真论》首先提出了肾气盛,天癸至,任通冲盛,月事以时下,故有子的受孕机制。又在《素问·骨空论》中指出"督脉者……此生病……其女好不孕"的病理。秦汉时期《神农本草经》紫石英条下记载"女子风寒在子宫,绝孕十年无子"。《金匮要略·妇人杂病脉证并治》温经汤条下说"亦主妇人少腹寒,久不受胎"。温经汤是现有文献记载的第一条调经种子方,被称为调经祖方。西晋时期,《针灸甲乙经·妇人杂病》记载"女子绝子,衃血在内不下,关元主之",率先提出瘀血导致不孕的机制。隋代的《诸病源候论》专设"无子候",分列"月水不利无子""月水不通无子""子脏冷无子""带下无子""结积无子"等"夹疾无子"病源,明确指出不孕症是许多妇科疾病引起的一种后果。唐代的《备急千金要方·求子》首先提出"凡人无子,当为夫妻俱有五劳七伤、虚羸百病所致"和"全不产""断绪"分类。把不孕原因归属夫妇各方,在历史上有重要的学术和社会价值。宋代的《妇人大全良方》继承前贤学术,内设"求嗣门"。金元时期,朱丹溪对不孕症研究较深,在《格致余论·受胎论》中指出"男不可为父,得阳气之亏者也;女不可为母,得阴气之塞者也",并首先提出"女涵男"的真假阴阳人不能生育。还在《丹溪心法·子嗣》中增补了肥盛妇人痰湿闭塞子宫和怯瘦妇人子宫干涩不能怀孕的证治。明代万全的《广嗣纪要》指出"五不女"和"五不男"不能生育。又在《万氏妇人科》中指出"女子无子,多因经候不调……此调经为女子种子紧要也"。张景岳的《景岳全书·妇人规》特别强调治疗不孕应辨证论治,"种子之方,本无定轨,因人而药,各有所宜",还提出"情怀不畅,则冲任不充,冲任不充则胎孕不受"的七情内伤导致不孕的机制。清代的《傅青主女科》强调从肝肾论治不孕,创制的养精种玉汤、温胞饮、开郁种玉汤、宽带汤至今常用。王清任的《医林改错》重视活血化瘀治不孕,认为少腹逐瘀汤"种子如神",并创对经服药法,即月经来潮之日起连服5天以祛瘀生新、调经种子治疗。历代医籍对不孕症的病名定义、分类、病因病机、辨证论治、辨病论治、服药方法不断完善,尤其强调夫妇双方调治、种子必先调经等,为我们今天研究不孕症积累了宝贵的学术理论和丰富的临床经验。

二、病因病机

另男女双方在肾气盛、天癸至、任通冲盛的条件下,女子月事以时下,男子精气溢泻,两精相合,便可成胎孕。不孕常因肾虚、肝郁、痰湿和血瘀导致。主要机制与肾气亏虚、冲任气血失调有关。

(一)肾虚

患者先天禀赋不足,或早婚多产,或房事不节,损伤肾气,冲任虚衰,胞脉失养,不能摄精成孕;或损伤肾中真阳,命门火衰,冲任失于温煦,胞脉虚寒,不能摄精成孕;或肾阴素虚,或房事不节,或数伤于血,精亏血耗,以致冲任血少,不能凝精成孕;或阴血不足,虚热内生,热伏冲任,扰动血海,不能凝精成孕。

(二)肝郁

患者素性抑郁,或暴怒伤肝,情志不畅,肝气郁结,疏泄失常,血气不和,冲任不能相资,以致不能摄精成孕;或盼子心切,烦躁焦虑,肝郁不舒,冲任失和,久而不孕;或由于冲任不调,血海蓄溢失常,引起月经不调,进而导致不孕。

(三)痰湿

患者素体肥胖,或恣食膏粱厚味,痰湿内盛,阻塞气机,冲任失司,躯脂满溢,闭塞胞宫;或素体脾虚,或饮食不节,劳倦过度,损伤脾气,脾失健运,痰湿内生,流注下焦,滞于冲任,壅阻胞脉,均可致不能摄精成孕。

(四)血瘀

患者经期产后余血未净之际,不禁房事,或涉水感寒,邪与血结,瘀血内阻;或恚怒伤肝,气滞血瘀,瘀血内停,冲任受阻,瘀滞胞脉,以致不能摄精成孕。

三、辨证论治

不孕症的辨证,重在审脏腑、冲任、胞宫之病位,辨气血、寒热、虚实的变化,还要观察痰湿和瘀血的病理因素。治疗重点是温养肾气,调理气血,使经调病除,则胎孕可成。此外,还须情志舒畅,房事有节。

(一)肾虚证

1.肾气虚证

主要证候:婚久不孕,月经不调,月经量或多或少;头晕耳鸣,腰酸腿软,小便清长;舌淡,苔薄,脉沉细。

治法:补肾益气、填精益髓。

方药:毓麟珠(《景岳全书》)。

组成:菟丝子、鹿角霜、杜仲、川椒、人参、白术、茯苓、芍药、川芎、炙甘草、当归、熟地黄。

方中菟丝子、鹿角霜、杜仲补肾强腰膝而益精髓,四君子补气,配四物以养血,佐川椒温督脉以扶阳。全方既养先天肾气以生精髓,又补后天脾气以化气血,并佐以调和血脉之品,使精充血足,冲任得养,胎孕乃成。

2.肾阳虚证

主要证候:婚久不孕,月经后期,月经量少,经色淡,甚则闭经;平时带下量多,腰痛如折,腹冷肢寒,性欲淡漠,小便频数或不禁,面色晦暗;舌淡,苔白滑,脉沉细而迟或沉迟无力。

治法:温肾助阳、化湿固精。

方药:温胞饮(《傅青主女科》)。

组成:巴戟天、补骨脂、菟丝子、杜仲、肉桂、附子、人参、白术、山药、芡实。

方中巴戟天、补骨脂、菟丝子、杜仲补肾助阳而益精气;肉桂、附子温肾助阳以化阴;人参、白术健脾益气而除湿;山药、芡实补肾涩精而止带。全方共奏温肾助阳、填精助孕之效。

3.肾阴虚证

主要证候:婚久不孕,月经错后,月经量少,经色淡;头晕耳鸣,腰腿酸软,心悸眼花;舌红,少苔,脉细或细数。

治法:滋肾养血、调补冲任。

方药:养精种玉汤(《傅青主女科》)。

组成:大熟地黄、山萸肉、当归、白芍。

方中大熟地黄、山萸肉滋肾而益精血;当归、白芍养血调经。全方共奏滋肾养血调经之效,精血充足,冲任得滋,自能受孕。

(二)肝郁证

主要证候:多年不孕,月经愆期,月经量多少不定;经前乳房胀痛,胸胁不舒,少腹胀痛,精神抑郁,或烦躁易怒;舌红,苔薄,脉弦。

治法:疏肝解郁、理血调经。

方药:开郁种玉汤(《傅青主女科》)。

组成:当归、白芍、白术、茯苓、牡丹皮、香附、天花粉。

方中当归、白芍养血柔肝;白术、茯苓健脾培土;牡丹皮凉血活血;香附理气解郁调经;天花粉清热生津。全方共奏疏肝解郁、调经种子之效。

(三)痰湿证

主要证候:婚久不孕,形体肥胖,行经延后,甚或闭经,带下量多,色白,质黏;头晕心悸,胸闷泛恶,面色㿠白;舌淡胖,苔白腻,脉滑。

治法:燥湿化痰、理气调经。

方药:启宫丸(《医方集解》)。

组成:白术、茯苓、神曲、半夏、橘红、曲香附、川芎。

方中白术、茯苓、神曲健脾祛湿消积;半夏、橘红燥湿化痰理气;曲香附、川芎理气行滞调经。

(四)血瘀证

主要证候:婚久不孕,月经后期,月经量多或少,经色紫夹块,经行腹痛;舌紫暗,或舌边有瘀点瘀斑,脉弦涩。

治法:活血化瘀、温经通络。

方药:少腹逐瘀汤(《医林改错》)。

组成:小茴香、干姜、肉桂、当归、川芎、赤芍、没药、蒲黄、五灵脂、延胡索。

方中小茴香、干姜、肉桂温经散寒;当归、川芎、赤芍养血活血行瘀;没药、蒲黄、五灵脂、延胡索活血化瘀止痛。

四、临床验案

病案1

张某,女,26岁。

一诊:2022年6月9日。

主诉:未避孕1年半未孕。

患者平素月经基本规律,夫妻同居,正常性生活,未避孕1年半未孕。末次月经为2022年5月29日,月经周期25~40天,经期7天,月经量可,无痛经。平素时有腰膝酸冷,畏寒肢冷,大便溏,小便清长。舌淡,苔白,脉沉细。

既往2021年3月行右侧巧克力囊肿剥除术。

配偶精液常规检查无异常。

妇科检查:外阴已婚未产型,阴道畅,宫颈光滑,子宫后位,大小正常,无压痛,双附件区未触及异常。

妇科彩超提示:子宫后位,正常大小,内膜厚约0.5cm。左卵巢大小约4.1cm×2.9cm,可见8~10个窦状卵泡,较大的卵泡约1.4cm×1.2cm;右卵巢大小约2.7cm×1.0cm,可见6~8个窦状卵泡,未见优势卵泡回声。

诊断:不孕症,辨证为脾肾两虚证,治拟补益脾肾、调补冲任。

给予患者中药饮片7剂口服,每日1剂,水煎取汁400mL,早晚饭后温服。

具体用药如下:党参15g、白术10g、茯苓10g、炙甘草6g、路路通12g、当归10g、熟地黄15g、制巴戟天10g、炒王不留行12g、菟丝子10g、枸杞子10g、蛇床子

15g、酒黄精12g。

嘱其2天后监测卵泡。

二诊：2022年6月11日。

妇科彩超提示：子宫内膜厚约0.5cm，左卵巢可见较大无回声，约1.5cm×1.2cm。

嘱其2天后监测卵泡。

三诊：2022年6月13日。

今日是月经后第15天，复查彩超提示：子宫内膜厚约0.6cm，左卵巢可见较大无回声，约1.9cm×1.6cm。

嘱其今日夫妻合房。

四诊：2022年7月7日。

患者主诉末次月经为2022年6月25日，经期4天，月经量可。经行腹痛伴腰酸，形体消瘦，因婚久不孕，情志抑郁。舌淡红，苔薄白，脉弦细。

妇科彩超提示：子宫后位，正常大小，内膜厚约0.5cm。左卵巢大小约3.8cm×2.9cm，可见8~10个窦状卵泡，较大的卵泡约1.3cm×1.1cm；右卵巢大小约2.7cm×1.2cm，可见5~8个窦状卵泡，未见优势卵泡回声。

给予患者中药饮片10剂口服，用法同上。

具体用药如下：柴胡10g、醋香附10g、白芍10g、菟丝子15g、杜仲10g、续断10g、制巴戟天10g、熟地黄15g、鸡血藤15g、当归10g、蛇床子15g、丹参15g。

嘱其2天后监测卵泡。

五诊：2022年7月9日。

妇科彩超提示：子宫内膜厚约0.6cm，双侧卵巢均可见数个窦状无回声区，左卵巢较大的卵泡约1.6cm×1.3cm，右卵巢未见优势卵泡。

六诊：2022年8月25日。

患者主诉末次月经为2022年8月15日，经期4天，月经量可，无痛经。

妇科彩超提示：子宫后位，正常大小，子宫内膜厚约0.6cm，双侧卵巢有多个无回声区，左卵巢较大的约1.7cm×1.2cm，右卵巢未见优势卵泡样回声。

给予患者原方中药口服14剂，用法同上。

嘱其3天后检测卵泡。

七诊：2022年8月28日。

今日复查妇科彩超提示：子宫内膜厚约0.8cm，双侧卵巢有数个无回声区，左卵巢较大的卵泡约1.9cm×1.7cm，右卵巢未见优势卵泡。

嘱其今明2天夫妻合房。

八诊：2022年10月10日。

患者主诉末次月经为2022年9月9日，现停经31天。查孕酮30.63ng/mL，HCG298.66mIU/mL。

给予患者中药饮片14剂口服，补肾养血安胎，用法同前。

具体用药如下：党参15g、生地黄10g、白术12g、续断10g、枸杞子10g、杜仲10g、菟丝子15g、桑寄生10g、山药10g、赤芍10g、女贞子15g、覆盆子10g。

嘱其1周后复查，不适随诊。

九诊：2022年10月17日。

患者停经38天。查孕酮22.54ng/mL，HCG9375.17mIU/mL。

妇科彩超提示：子宫体增大，宫腔内可见一大小约2.0cm×1.3cm的孕囊，其内可见卵黄囊，未见胎芽及胎心管搏动。

给予患者孕激素地屈孕酮片10mg，8小时1次。

嘱其2周后复查孕酮＋HCG、妇科彩超，不适随诊。

十诊：2022年10月31日。

查孕酮24.37ng/mL，HCG113 450.11mIU/mL。

甲状腺功能三项：游离三碘甲腺原氨酸3.2pg/mL，游离甲状腺素1.41ng/dL，超敏促甲状腺激素1.41mIU/mL。甲状腺功能未见异常。

妇科彩超提示：子宫体增大，宫腔内可见一大小约3.0cm×2.0cm的孕囊，其内可见胎芽及胎心管搏动，胎芽长约1.0cm。

继续给予患者原方中药饮片14剂口服，补肾养血安胎。继续口服孕激素地屈孕酮片。

嘱其2周后复查胎儿彩超。

十一诊：2022年11月14日。

患者主诉妊娠9周+,进行妇科检查。

妇科彩超提示:子宫体增大,宫腔内可见一大小约6.0cm×2.8cm的孕囊,其内可见胎芽及胎心管搏动,胎芽长约2.5cm。

继续口服中药+地屈孕酮片保胎治疗。

嘱患者11~13周+6天查NT,不适时随诊。

十二诊:2022年12月5日。

患者主诉妊娠12周+,进行孕检。

胎儿彩超提示:子宫体增大,宫腔内胎儿已具雏形,顶臀长约6.1cm,胎心、胎动可见。NT值为1.5mm。

嘱其建立孕期健康档案,按时产前检查。不适时随诊。

随访患者于2023年6月7日足月顺产一男活婴。

按

肾藏先天之精,精化气,主宰人体生长发育与生殖。肾中精充气足,则天癸按时泌至,又乙癸同源,精血同盛,则有助于任通冲盛,月事时下,则摄精成孕功能正常。肾阳亏虚,命门火衰,阳虚气弱,则生化失期,不能温化肾精以生天癸,通达冲任,温养胞宫,不能触发氤氲乐育之气,肾、天癸、冲任、胞宫的功能低下,导致不孕。肾阳不足,冲任虚寒,胞宫失煦,故婚久不孕;肾阳虚外府失煦,故腰膝酸冷;火不暖土,脾阳不足,则大便溏;膀胱失约,则小便清长;舌淡,苔白,脉沉细。一诊方中制巴戟天、菟丝子、蛇床子温肾助阳;熟地黄、枸杞子、酒黄精补益肝肾;党参、白术、茯苓益气健脾;当归、炒王不留行、路路通活血调经;炙甘草调和药性。三诊时患者主诉情志抑郁,给予柴胡、醋香附疏肝解郁、行气止痛;制巴戟天、菟丝子、蛇床子温肾助阳;杜仲、续断补肝肾、强筋骨;熟地黄益精填髓;白芍、鸡血藤、当归补血活血;丹参活血通经。六诊时患者的血HCG值提示早孕,遂给予其中药补肾养血保胎,方中续断、杜仲、桑寄生、菟丝子补肾安胎;枸杞子、女贞子、覆盆子补肝肾;山药补脾益阴、滋肾固精;党参、白术补气健脾;生地黄、赤芍清热凉血。

病案2

陈某,女,25岁。

一诊:2023年3月6日。

主诉:未避孕3年未孕。

患者婚后3年,未避孕未孕。夫妻同居,性生活正常。月经规律,末次月经为2023年2月23日,经期7天,月经量可,无痛经。带下量多,腰膝酸软,五心烦热。舌红,少苔,脉细数。

患者既往2019年孕3个月,因胚胎停育行药物流产。有多囊卵巢综合征病史,曾经口服达英-35治疗。

配偶精液常规未见异常。

妇科彩超提示:子宫前位,正常大小,内膜居中,厚约0.9cm,右卵巢可见一大小约1.7cm×1.1cm的无回声。

诊断:继发性不孕症,辨证为肾阴虚证,治拟滋阴养血、调补冲任。给予患者中药颗粒10剂冲服,每日1剂,开水200mL冲服,早晚饭后温服。

具体用药如下:太子参散颗粒15g、麸炒白术散颗粒12g、木香散颗粒10g、砂仁散颗粒6g、覆盆子散颗粒19g、熟地黄散颗粒15g、女贞子散颗粒15g、制何首乌散颗粒15g、菟丝子散颗粒15g、枸杞子散颗粒15g、麸炒山药散颗粒15g、巴戟天散颗粒10g、黄精散颗粒15g。

嘱其3天后监测排卵。

二诊:2023年3月9日。

妇科彩超提示:子宫内膜厚约0.9cm,右卵巢可见一大小约1.9cm×1.7cm的无回声。

嘱其今日夫妻合房。

三诊:2023年3月16日。

患者主诉口服中药后,腰膝酸软、五心烦热症状缓解,余无明显不适。

现处于黄体期,结合患者舌脉,给予其中药饮片7剂口服,用法同前。

具体用药如下:当归12g、白芍10g、女贞子15g、墨旱莲15g、制何首乌15g、锁阳12g、淫羊藿12g、丹参30g、郁金12g、党参15g、枸杞子15g、菟丝子15g、覆盆子12g、麸炒山药15g、陈皮10g、酒萸肉12g、醋香附12g。

四诊:2023年4月3日。

患者末次月经2023年3月23日。今日月经后的第12天,监测卵泡。

妇科彩超提示:子宫前位,正常大小,内膜居中,厚约0.7cm,左卵巢可见大小约1.5cm×1.1cm的无回声。

嘱其继续口服中药,3天后监测卵泡。

五诊:2023年4月6日。

妇科彩超提示:子宫内膜厚约0.7cm,双卵巢可见多个无回声,右侧较大的约0.9cm×0.8cm,左侧较大的约2.0cm×1.6cm,位于左卵巢边缘,其内可见分隔。

患者正值排卵期,给予中药饮片14剂口服,用法同上。

具体用药如下:当归12g、白芍10g、锁阳12g、淫羊藿12g、丹参30g、郁金12g、党参15g、麸炒山药15g、枸杞子15g、菟丝子15g、覆盆子12g、陈皮10g、酒萸肉12g、醋香附12g、麸炒白术12g、茯苓10g、炙甘草10g。

黄体酮胶囊100mg,口服,每日2次,共14天。

嘱其今明两日夫妻合房。

六诊:2023年5月11日。

主诉:停经50多天。阴道少量出血1天。

早孕三项:雌二醇757.98pg/mL,孕酮26.77ng/mL,HCG49 150.05mIU/mL。

妇科彩超提示:子宫体增大,宫腔内可见一大小约2.1cm×1.3cm的孕囊,其内可见胎芽及胎心管搏动,胎芽长约0.7cm。

继续口服黄体酮胶囊100mg,每日2次,共14天。

中药饮片7剂口服,补肾止血安胎,用法同前。

具体用药如下:炙黄芪12g、升麻6g、太子参15g、麸炒白术12g、木香10g、砂仁6g、麸炒山药15g、枸杞子15g、菟丝子15g、覆盆子15g、酒萸肉12g、白芍10g、生地黄15g、杜仲炭12g、桑寄生12g。

嘱其1周后复查早孕三项+甲状腺功能三项+妇科彩超。

七诊:2023年5月18日。

患者主诉停经58天。

早孕三项:雌二醇794.23pg/mL,孕酮30.56ng/mL,HCG98 820.59mIU/mL。

甲状腺功能三项未见异常。

妇科彩超提示:子宫体增大,宫腔内可见一大小约3.3cm×1.3cm的孕囊,其内可见胎芽及胎心管搏动,胎芽长约1.7cm。

继续口服中药+黄体酮胶囊。

嘱其1周复查,不适时随诊。

八诊:2023年5月25日。

患者主诉妊娠9周+3天。

妇科彩超提示:子宫体增大,宫腔内可见一大小约5.7cm×3.4cm的孕囊,其内可见胎芽及胎心管搏动,胎芽长约2.6cm。

因患者既往有胚胎停育史,建议口服阿司匹林促进微循环,因阿司匹林用于预防胚胎停育,属于超说明书使用,向患者及家属告知,患者表示了解并知情同意。阿司匹林肠溶片100mg,每日1次,共30天。

继续口服黄体酮胶囊100mg,每日2次,共14天。

嘱其建立孕期健康档案,按时产前检查,妊娠11~13周+6天查NT,不适时随诊。

按

《素问·上古天真论》明确指出"二七而天癸至,任脉通,太冲脉盛,月事以时下,故有子"。肾为天癸之源,冲任之本,气血之根,肾气盛天癸方至,天癸至月事下,月事下方能有子。对不孕症的治疗应以补肾调经为基本原则,并重视随证加减。先天禀赋不足,素体肾阴亏虚,或房劳、久病失血,耗损真阴,或阴虚生内热,热扰冲任血海等均可致肾阴不足,精血亏少,冲任血虚,致天癸不足,冲脉精血亏虚,任脉之气衰竭,胞宫胞脉失养,不能摄精成孕。肾阴亏虚,冲任血海匮乏,胞宫失养,故不孕;腰为肾之府,肾虚则腰膝酸软;阴虚火旺,故五心烦热;舌红,少苔,脉细数均为肾阴虚之象。一诊方中熟地黄补肾益精;枸杞子、女贞子、菟丝子、覆盆子、黄精、何首乌补益肝肾;巴戟天补肾阳、强筋骨,配伍滋阴药,使补益肝肾疗效更佳;麸炒山药益气养阴补肾;太子参、麸炒白术健脾益气;木香、砂仁温中行气。二诊时患者处于经前期,给予中药口服补肾助阳养血,方中锁阳、淫羊藿、酒萸肉补肾助阳,共助阳生;菟丝子、覆盆子、制何首乌补益肾脏,补肾益精兼能助阳;墨旱莲、女贞子、枸杞子补肾益阴;山药滋肾益精;当归、白芍养血补血;党参健脾益气;陈皮、醋香附、郁金理气宽中;丹参凉血活血。五诊时患者正值经间期,给予中药口服补肾活血促排卵,方中锁阳、淫羊藿、酒萸肉补肾助阳,共助阳生;菟丝子、覆盆子补益肾脏,补肾益精兼能助阳;枸杞子补肾益阴;当归、白芍养血补血;麸炒山药滋肾益精;党参、麸炒白术、茯苓健脾益气;陈皮、醋香附、郁金理气宽中;丹参凉血活血;炙甘草调和药性。六诊时患者宫内早孕,但阴道有少量出血,故给予中药口服补肾止血安胎,方中酒萸肉补肾助阳;菟丝子、覆盆子补益肾脏,补肾益精兼能助阳;麸炒山药滋肾益精;桑寄生补肝肾、强筋骨、安胎;杜仲炭补肾止血安胎;太子参、麸炒白术健脾益气;白芍养血敛阴;升麻、炙黄芪升举阳气;生地黄凉血滋阴;木香、砂仁温中行气,砂仁兼安胎。

病案3

张某,女,31岁。

一诊:2022年7月7日。

主诉:未避孕5年半未孕。

患者结婚5年半,夫妻同居,正常性生活,未避孕5年半未孕。平素月经基本规律,周期30~50天,末次月经为2022年6月28日,经期7天,无痛经,月经量可,经色鲜红。形体肥胖,大便黏腻。舌体胖大,苔白腻,脉滑。

妇科检查:外阴已婚未产型,阴道畅,宫颈光滑,子宫前位,正常大小,质中,活动可,无压痛,双附件区未见异常。

妇科超声提示:子宫前位,正常大小,子宫内膜厚约0.7cm,宫内可见一大小约0.6cm×0.2cm的中高回声(息肉可能),双侧卵巢均可见8~10个卵泡,右卵巢较大的卵泡约0.6cm×0.6cm,左卵巢较大的卵泡约0.6cm×0.5cm。

诊断:不孕症,辨证为脾虚湿盛证,治拟健脾祛湿化痰。

给予患者中药饮片7剂口服,每日1剂,水煎取汁400mL,早晚饭后温服。

具体用药如下:党参15g、白术12g、茯苓12g、炙甘草10g、麸炒苍术15g、薏苡仁15g、陈皮10g、麸炒枳壳10g、半夏9g、蛇床子15g、菟丝子15g、补骨脂10g、续断10g、桑寄生15g、熟地黄15g、当归10g。

嘱其调整饮食结构,增加运动量,控制体重,动态监测卵泡。

2022年7月10日,月经第14天,妇科超声提示:左卵巢可见8~10个无回声,较大的约1.0cm×0.6cm;右卵巢可见8~10个无回声,较大的约0.8cm×0.6cm。

二诊:2022年7月14日

今日是月经后第18天,超声监测卵泡提示:左卵巢可见10~12个卵泡,较大的约0.9cm×0.8cm,右卵巢可见10~12个卵泡,较大的约1.0cm×0.8cm。

结合患者外院性激素六项化验结果,考虑患者为多囊卵巢综合征,无排卵。

患者主诉服药后无自觉不适,继续原方中药口服。下次月经第5天促排卵治疗。

三诊:2022年8月11日。

患者末次月经为2022年8月9日,月经量可,无痛经,无其他自觉不适。舌体胖大,苔白腻,脉滑。

给予患者中药饮片7剂口服,用法同前。

具体用药如下:党参15g、白术12g、茯苓12g、炙甘草10g、麸炒苍术15g、薏苡仁15g、陈皮10g、麸炒枳壳10g、蛇床子15g、菟丝子15g、补骨脂10g、熟地黄15g、当归10g、鸡血藤15g、白芍10g、覆盆子10g、枸杞子10g。

月经第5天口服来曲唑,每次1粒,每日1次,共5天。

嘱其不适随诊。

四诊:2022年8月18日。

今日超声监测卵泡提示:子宫内膜厚为0.5cm,左卵巢较大的卵泡约0.7cm×0.7cm,右卵巢较大的卵泡约0.9cm×0.7cm。

给予患者中药饮片14剂口服,用法同前。

具体用药如下:党参15g、白术12g、茯苓12g、炙甘草10g、薏苡仁15g、陈皮10g、麸炒枳壳10g、蛇床子15g、菟丝子15g、补骨脂10g、熟地黄15g、当归10g、鸡血藤15g、白芍10g、覆盆子10g、枸杞子10g、山药15g、巴戟天15g。

考虑来曲唑,5mg,口服,每日1次,共5天,促卵泡效果不理想。嘱其3~5天后动态监测卵泡,不适随诊。

本周期超声监测2次,未见优势卵泡生长。

五诊:2022年9月12日。

患者主诉口服中药后无自觉不适,按既往月经规律推算,近期月经将至,给予中药饮片7剂口服,用法同前。

具体用药如下:党参15g、白术12g、茯苓12g、炙甘草10g、薏苡仁15g、陈皮10g、麸炒枳壳10g、蛇床子15g、菟丝子15g、补骨脂10g、熟地黄15g、当归10g、鸡血藤15g、覆盆子10g、枸杞子10g、山药15g、丹参15g、益母草15g。

嘱其月经第5天,来曲唑10mg,口服,每日1次,共5天。动态监测卵泡。

六诊:2022年9月23日。

患者主诉末次月经为2022年9月13日,经期7天。

月经第11天超声提示:右卵巢较大的卵泡约1.3cm×1.0cm,左卵巢较大的卵泡约1.4cm×0.9cm。

月经第13天超声提示:右卵巢较大的卵泡约1.1cm×0.9cm,左卵巢较大的卵泡约1.7cm×0.9cm。

月经第16天超声提示:左卵巢可见8~10个无回声,较大的约2.0cm×1.8cm;右卵巢可见8~10个无回声,较大的约0.8cm×0.7cm。

嘱其今日合房。

月经第17天超声提示:左卵巢可见8~10个无回声,较大的约2.1cm×1.8cm;右卵巢可见8~10个无回声,较大的约0.7cm×0.7cm。

嘱其今日继续合房。加服黄体酮胶囊100mg,口服,每日2次,共14天。

七诊:2022年10月17日。

患者主诉末次月经为2022年10月15日。

结合患者前期超声提示:宫腔内可见直径约0.6cm的中高回声(息肉可能),建议行宫腔镜检查+输卵管通液术检查和治疗。

其间患者间断口服中药调理,未连续就诊。

2023年3月13日,患者于我院行宫腔镜检查+通液术+子宫内膜息肉切除术+诊刮术。提示:输卵管通畅。

八诊:2023年5月4日。

患者主诉末次月经为2023年4月30日,经期4天,月经量少,无其他不适。

给予患者健脾祛湿、补肾养血中药饮片7剂,口服,用法同前。

具体用药如下:党参15g、茯苓15g、炙甘草6g、薏苡仁30g、陈皮10g、当归12g、白芍10g、覆盆子15g、枸杞子15g、丹参30g、麸炒苍术15g、半夏9g、麸炒山药15g、柴胡15g、醋香附12g、菟丝子15g、酒萸肉15g、巴戟天12g。

给予来曲唑15mg,口服,促卵泡,每日1次,共5天。

嘱其动态监测卵泡。

2023年5月10日,月经第11天超声提示:右卵巢可见10~12个卵泡,较大的约0.8cm×0.7cm;左卵巢可见12个以上卵泡,较大的约2.0cm×1.5cm。

嘱其今晚合房,明天进行超声检查。

2023年5月11日,月经第12天超声提示:右卵巢可见多个无回声,较大的约0.8cm×0.6cm;左卵巢可见多个无回声,较大的约2.3cm×2.1cm。

嘱其今晚合房。加服黄体酮胶囊100mg,口服,每日2次,共15天。

2023年6月5日患者自测尿妊娠试验阳性。

九诊:2023年6月13日。

患者主诉停经43天,末次月经为2023年4月30日。

妇科彩超提示:宫腔内可见一大小约1.7cm×1.1cm的暗区,其内似见卵黄囊,双附件未见异常。

继续黄体酮胶囊100mg,口服,每日2次,共15天。

7~10天复查超声

十诊:2023年6月23日。

今日停经53天,患者偶有恶心、干呕。

妇科彩超提示:子宫体增大,宫腔内可见一大小约2.9cm×2.1cm的孕囊,其内可见胎芽及胎心管搏动,胎芽长约0.8cm。

嘱其建立孕期健康档案,定期孕期检查,不适随诊。

按

金元时期著名医家朱震亨在《丹溪心法·子嗣》中首次提出:"若是肥盛妇人,禀受甚厚,恣于酒食之人,经水不调,不能成胎,谓之躯脂满溢,闭塞子宫,宜行湿燥痰。"明代的万全在《万氏妇人科》记载:"惟彼肥硕者,膏脂充满,元宝之户不开;挟痰者,痰涎壅滞,血海之波不流,故有过期而经始行,或数月经一行,及为浊、为滞、为经闭、为无子之病。"又有《医宗金鉴》记载:"因体盛痰多,脂膜壅塞胞中不可孕。"脾主运化水湿,若肾阳虚不能温运脾阳,脾失健运,痰湿内生,湿浊留注冲任,湿壅胞宫、胞脉亦发病。痰浊壅盛,膏脂充溢,可见形体肥胖;痰湿气血互结为瘕积,故卵巢呈多囊性改变。治疗当以补肾、健脾、祛湿、化痰。一诊时患者正值卵泡期,治拟健脾祛湿,兼补肾活血。方中党参、白术、茯苓、炙甘草健脾益气;茯苓、薏苡仁利水渗湿;麸炒苍术、蛇床子燥湿;半夏燥湿化痰;桑寄生、续断补肝肾、强筋骨;菟丝子、补骨脂温肾助阳;熟地黄益精填髓,补阴药与补阳药相配伍,使补益肝肾疗效更佳;当归补血活血;加陈皮、麸炒枳壳理气和胃,使诸药补而不滞;炙甘草调和诸药。二诊时患者正值经期,在治疗上以活血通经为主,故在原方中药基础上去半夏、桑寄生、续断,加鸡血藤、白芍养血活血调经,覆盆子、枸杞子补益肝肾。三诊时患者正值经前期,以补肾阳活血为主,同时注重滋阴,滋阴以养阳,以助阳长,故去麸炒苍术、白芍,加山药健脾补肾,丹参、益母草活血通经。六诊时患者正值卵泡期,宜补肾活血养卵泡。方中党参、茯苓、炙甘草健脾益气;茯苓、薏苡仁利水渗湿;麸炒苍术燥湿;半夏燥湿化痰;菟丝子、酒萸肉、巴戟天温肾助阳,加覆盆子、枸杞子、麸炒山药增强其补益肝肾之功;当归、白芍、丹参补血活血调经;柴胡、醋香附、陈皮疏肝理气和胃,使诸药补而不滞;炙甘草调和诸药。

第二节　阴挺

妇女子宫下脱,甚则脱出阴户之外,或阴道壁膨出,统称为阴挺,又称阴脱、阴菌、阴痔、产肠不收、葫芦颓等。因多由分娩损伤所致,故又有产肠不收之称。西医分别称为子宫脱垂、阴道壁膨出。

一、历史沿革

隋代巢元方在《诸病源候论·妇人杂病诸候四·阴挺出下脱候》记载:"胞络伤损,子脏虚冷,气下冲,则令阴挺出,谓之下脱。亦有因产而用力偃气而阴下脱者。诊其少阴脉浮动,浮则为虚,动则为悸,故令脱也。"巢氏总结的正气内虚、临产损伤致阴挺的病因病机为后世医家所认同,亦与西医学的认识基本一致。明代张景岳在《景岳全书·妇人规》描述阴挺的临床特征为"妇人阴中突出如菌如芝,或挺出数寸",提出"当以升补元气、固摄真阴为主",至今仍不失为中医治疗阴挺的指导原则。

二、病因病机

阴挺与分娩损伤有关,产伤未复,中气不足,或肾气不固,带脉失约,日渐下垂脱出。亦见于长期慢性咳嗽、便秘、年老体衰之体,冲任不固,带脉提摄无力而子宫脱出。

(一)气虚

患者素体虚弱,中气不足,分娩损伤,冲任不固,带脉失约,或经行产后负重操劳,耗气伤中;或久居湿秽之地,寒湿袭于胞络,损伤冲任带脉而失于固摄,久则子宫坠落下脱。

(二)肾虚

患者先天不足,或房劳多产,伤精损肾;或年老体弱,肾气亏虚,冲任不固,带脉弛纵,无力系胞,而致子宫脱出。

三、辨证论治

中医治疗子宫脱垂,主要根据临床证候特点,分别予以补虚、举陷、固脱,或补中气,或补肾气,佐以升提。合并湿热者,宜先清热利湿,热清湿去仍以补气扶正为主。除中药全身治疗外,还要重视局部熏洗、护理及卫生保健,必要时可手术修补治疗。

(一)气虚证

主要证候:子宫下移或脱出于阴道口外,阴道壁松弛膨出,劳则加重,小腹下坠;身倦懒言,面色不华,四肢乏力,小便频数,带下量多,质稀色淡;舌淡,苔薄,脉缓弱。

证候分析:脾虚中气不振,气陷于下,冲任不固,带脉失约,无力提系则子宫下垂,小腹下坠;脾主肌肉四肢,气虚则身倦懒言,四肢无力,面色不华;脾虚而失约故小便频数,湿邪下注则带下量多;舌淡、苔薄、脉缓弱亦为脾气虚弱之征。

治法:补中益气、升阳举陷。

方药:补中益气汤(《内外伤辨惑论》)加金樱子、杜仲、续断。

方中人参、黄芪、甘草益气升提;白术健脾除湿;升麻、柴胡升阳;当归补血;陈皮理气。全方健脾益气,升清降浊,固摄冲任,提系子宫。"胞络者,系于肾",故加金樱子、杜仲、续断补益肾气,以加强提系子宫之效。

若带下量多清稀加茯苓、车前子、莲子;小便频数加益智仁、乌药、桑螵蛸;腰痛加菟丝子、桑寄生;小腹胀痛加香附、茴香;阴中痛加白芍、郁金、川楝子。

(二)肾虚证

主要证候:子宫下脱,日久不愈;头晕耳鸣,腰膝酸软冷痛,小腹下坠,小便频数,入夜尤甚,带下清稀;舌淡红,脉沉弱。

证候分析:肾藏精而系胞,肾虚则冲任不固,带脉失约,系胞无力,故子宫下脱,小腹下坠;腰为肾之府,肾虚腰府失养,膀胱失温,则腰膝酸软冷痛,小便频,带下清稀;舌淡红、脉沉弱等皆为肾虚之候。

治法:补肾固脱、益气升提。

方药:大补元煎(《景岳全书》)加黄芪。

方中熟地黄、当归滋阴养血;山茱萸、枸杞、杜仲补肾滋肾;人参、山药、黄芪、甘草益气升提、健脾固带而益生化之源。全方补肾滋阴、健脾肾之气而固脱。

若子宫脱出日久,局部破溃,红肿不消,黄水淋沥,灼热痒痛,带下量多,小便黄赤,先以龙胆泻肝汤加减,清泻肝经湿热。

四、临床验案

病案1

郭某某,女,52岁。

一诊:2022年4月25日。

主诉:下腹坠胀不适10余年,加重2周。

患者主诉10年前开始自觉下腹部、阴道口坠胀不适,未予重视,近2周症状明显加重。平素少气懒言,常感四肢乏力,精神倦怠,时时燥热,偶有夜间出汗,醒即汗止。患者面色无华,语声低微,舌淡,苔薄,脉细弱。

绝经2年,入睡困难1年余,需服西药镇静助眠。

妇科检查:阴道前后壁膨出,增加腹压阴道前后壁加重,子宫Ⅰ度脱垂。

诊断:阴挺,辨证为气阴两虚证,治拟益气养阴、升阳举陷、安神。

给予患者中药饮片14剂口服,每日1剂,水煎取汁400mL,早晚饭后温服。

具体用药如下:党参15g、茯苓10g、炙甘草10g、炙黄芪15g、升麻6g、酒女贞子15g、墨旱莲15g、炒酸枣仁15g、合欢皮15g、首乌藤15g、覆盆子10g、白芍10g、山萸肉10g、山药10g、枸杞子10g。

二诊:2022年5月12日。

患者复诊,主诉服药后下腹、阴道口坠胀感有所减轻;自觉精神状态改善,气短、燥热症状缓解,入睡困难缓解,偶尔需西药助眠。

调整用药,给予患者中药饮片14剂口服,用法同前。

具体用药如下:党参15g、茯苓10g、炙甘草10g、炙黄芪15g、升麻6g、酒女贞子15g、墨旱莲15g、炒酸枣仁15g、合欢皮15g、首乌藤15g、覆盆子10g、白芍10g、山萸肉10g、山药10g、枸杞子10g、当归10g。

三诊:2022年6月6日。

患者复诊,主诉下腹、阴道口坠胀感进一步缓解,睡眠明显改善,现无须西药助眠,可自行入睡;气短、燥热症状进一步改善;精神状态良好。近2天与家人生气,心情不畅。

调整用药,给予患者中药饮片14剂口服,用法同前。

具体用药如下:党参15g、茯苓10g、炙黄芪15g、升麻6g、酒女贞子15g、墨旱莲15g、覆盆子10g、山药10g、枸杞子10g、当归10g、熟地黄10g、白芍10g、柴胡10g、醋香附10g。

以前方为基础方,随证加减继续服用30余剂。随访患者,主诉目前下腹、阴道口坠胀症状与未加重前无异,不影响日常生活;平素精神饱满,无其他明显不适。

按

患者素体气虚,中气不足,气陷于下,冲任不固,带脉失约,无力升提子宫,则小腹、阴道坠胀不适。年逾50岁,肾中精气亏虚,肾气虚不能滋养后天则脾气益虚。肾主一身之阴阳,肾精不足则阴血愈虚,故盗汗、燥热。面色无华,语声低微,舌淡、苔薄、脉细弱均为气阴两虚之象。治宜益气养阴、升阳举陷。一诊方中党参、茯苓、炙甘草健脾补中益气;炙黄芪、升麻升阳举陷;酒女贞子、墨旱莲、覆盆子、枸杞子滋补肝肾之阴、益精填髓;山药、山萸肉滋补脾肾;白芍养血补虚健脾;合欢皮、首乌藤养心安神助眠。二诊时患者主诉症状有所改善,前方大法不变,加用当归,与白芍合用增强补血养血之力。三诊时患者的症状进一步缓解,近日情绪不佳,加用柴胡、醋香附疏肝解郁理气。

病案2

张某某,女,55岁。

一诊:2022年5月2日。

主诉:自觉阴道口有脱出物2个多月。

患者主诉近2个月来,感觉阴道口有脱出物,坠胀不适。患者半年前因子宫脱垂行全子宫加双侧附件切除术;平素易感疲乏,精神不济,四肢倦怠,食少,睡眠差。患者面色少华、口唇色淡,舌淡,苔薄,脉沉细。

诊断:阴挺,辨证为中气不足证,治拟补中益气、升举、安神。

给予患者中药饮片14剂口服,每日1剂,水煎取汁400mL,早晚饭后温服。

具体用药如下:党参15g、白术10g、茯苓10g、炙甘草10g、炙黄芪15g、升麻6g、鸡血藤15g、丹参15g、制远志10g、合欢皮12g、首乌藤15g、煅龙骨15g、煅牡蛎15g、麦冬12g、五味子10g。

二诊:2022年5月19日。

患者复诊,主诉服药后阴道口坠胀感缓解;睡眠明显改善,精神状态明显好转,疲累感减轻;近日食欲较前增加,但食后易腹胀。

调整用药,给予患者中药饮片14剂口服,用法同前。

具体用药如下:党参15g、白术10g、茯苓10g、炙甘草10g、炙黄芪15g、升麻6g、鸡血藤15g、制远志10g、合欢皮12g、首乌藤15g、煅龙骨15g、煅牡蛎15g、麦冬12g、五味子10g、木香10g、砂仁6g。

前方服用1个多月。随访患者,主诉阴道口坠胀感基本消失,可自行入睡,胃口、精神、体力均好转,无其他明显不适。

按

患者素体脾虚,中气不足,气陷于下,冲任不固,无力升提,则子宫下垂,坠胀不适。脾虚运化不足,气血化生乏源,则易感疲乏,精神不济,面色少华、口唇色淡。气血不足,心失充养,阴不敛阳,则睡眠差。舌淡、苔薄、脉沉细亦为中气不足之象。治宜补中益气、举陷安神。一诊方中党参、白术、茯苓、炙甘草四君子健脾益气补中;炙黄芪、升麻升阳举陷;气虚日久恐有瘀以丹参、鸡血藤活血祛瘀通络;制远志、合欢皮、首乌藤养心安神;煅龙骨、煅牡蛎重镇安神;麦冬、五味子养阴宁心安神。二诊时患者主诉食欲改善,但食后易腹胀,加用木香、砂仁醒脾行气消胀。

第三节 阴痒

妇女外阴瘙痒,甚则痒痛难忍,坐卧不宁,或伴带下增多等,称为阴痒,又称阴门瘙痒、阴匿等。西医学的外阴瘙痒症、外阴炎、阴道炎、外阴白色病变等出现以阴痒为主症时,亦可参照本病辨证论治。

一、历史沿革

阴痒是妇科常见病。《肘后备急方·治卒阴肿痛颓卵方第四十二》首次记载了治疗"阴痒汁出""阴痒生疮"的方药。隋代巢元方详细论述了阴痒的病因病机,内为脏气虚,外为风邪虫蚀所为,在《诸病源候论·妇人杂病诸候》记载:"妇人阴痒,是虫食所为。三虫九虫,在肠胃之间,因脏虚虫动作,食于阴,其虫作势,微则痒,重者乃痛。"又说:"肾荣于阴器,肾气虚……为风邪所乘,邪客腠理,而正气不泄,邪正相干,在于皮肤故痒。"薛已总结妇人阴痒属肝经所化,有肝脾郁怒、肝脾气虚、湿热下注等证候,分别以龙胆泻肝汤、逍遥散、归脾汤、小柴胡汤等加减治疗,外以桃仁膏、雄黄等杀虫。明代张三锡在《医学准绳六要·治法汇》中主张"阴中痒,亦是肝家湿热,泻肝汤妙",同时又指出"瘦人燥痒属阴虚",为后人从阴虚血燥生风治疗阴痒提供了依据。

二、病因病机

阴痒者,内因脏腑虚损,肝肾功能失常,外因湿、热或湿热生虫,虫毒侵蚀,则致外阴瘙痛难忍。如《景岳全书·妇人规》记载:"妇人阴痒者,必有阴虫,微则痒,甚则痛,或为脓水淋沥,多由湿热所化。"

（一）肝经湿热

患者情志伤肝,肝气郁结,郁积化热,肝郁克脾,脾虚湿盛,湿热互结,流注下焦,日久生虫,虫毒侵蚀外阴肌肤,则痒痛不宁。亦有外阴不洁或房事不洁,直接感染湿热或虫邪致阴痒者。

（二）肝肾阴虚

患者素体肝肾不足,或产育频多,或房事过度,沥枯虚人,或年老体弱,肾气渐乏,天癸竭,阴精耗伤,肝肾阴血亏损,阴虚生风化燥,阴部皮肤失养而瘙痒不宁。

三、辨证论治

阴痒有虚实之分,生育期多实证,多见肝经湿热下注;绝经前后,多虚证,多见肝肾阴虚,血燥生风。实者清热利湿,解毒杀虫;虚者补肝肾,养气血。阴痒者局部痒痛,在内治的同时,应重视局部治疗护理,采用外阴熏洗、阴道纳药等法,有益于早日康复。

（一）肝经湿热证

主要证候:阴部瘙痒难忍,坐卧不安,外阴皮肤粗糙增厚,有抓痕,黏膜充血破溃;或带下量多,色黄如脓,或呈泡沫米泔样,或灰白如凝乳,味腥臭;伴心烦易怒,胸胁满痛,口苦口腻,食欲不振,小便黄赤;舌体胖大,色红,苔黄腻,脉弦数。

辨证分析:肝经湿热,随经脉下注于前阴,日久生虫,湿热熏蒸,虫毒侵蚀则瘙痒难忍,皮肤增粗如革,甚则破溃充血;湿热秽液下泻则带下量多,色质味异常,热毒炽盛则如脓如酪,湿盛则如水如泔;胸满口苦,小便黄及舌体胖大、色红、苔黄腻、脉弦数均为肝经湿热之征。

治法:清热利湿、杀虫止痒。

方药一:龙胆泻肝汤(《太平惠民和剂局方》)。

组成:龙胆草、柴胡、黄芩、栀子、泽泻、木通、车前子、当归、甘草、生地黄。

原方治肝经火盛、湿热下注所致热痒阴肿及筋痿阴湿等证。方中龙胆草泻肝经火热之邪,为君药;柴胡、黄芩、栀子苦寒,助龙胆草清泻肝火,为臣药;泽泻、木通、车前子引湿热之邪从小便而解,当归养血补肝,缓诸药苦寒之弊而共为佐药;甘草调和诸药而为使药。

阴虫侵蚀者,加鹤虱、川楝子、槟榔;大便干燥者,加大黄、枳实;小便短赤者,加瞿麦、滑石;外阴皮肤破溃者,加蒲公英、野菊花、金银花、冰片(冲);带下色黄呈泡沫状加茵陈、椿根皮,呈凝乳状加土茯苓、萆薢。

方药二:萆薢渗湿汤(《疡科心得集》)。

重在清热利湿,引湿热从小便而解。适用于脾虚生湿、湿郁化热、湿热下注、热邪熏灼、阴部痒痛、小便黄赤者。

方药三:蛇床子散水煎,趁热先熏后坐浴。

(二)肝肾阴虚证

主要证候:阴部瘙痒难忍,干涩灼热,夜间加重;或会阴部肤色变浅白,皮肤粗糙,皲裂破溃;眩晕耳鸣,五心烦热,烘热汗出,腰酸腿软,口干不欲饮,舌红,苔少,脉细数无力。

证候分析:肝肾阴虚,精血亏损,血虚生风化燥,肌肤失养,瘙痒干涩;阴虚生热,虚热熏灼则灼热,肝肾阴虚,精血不荣,皮肤失润则粗糙、皲裂,反复搔抓则破溃;虚热内扰,则见头晕目眩,五心烦热;舌红、苔少、脉细数无力均为肝肾阴虚之征。

治法:滋阴补肾、清肝止痒。

方药:知柏地黄汤(《医宗金鉴》)加当归、栀子、白鲜皮。

方以六味地黄汤滋补肝肾之阴,知母、黄柏、栀子清泻肝火,当归养血祛风,白鲜皮止痒。全方滋补肝肾阴精,清泻肝火,阴复火去则瘙痒可宁。

临床若见赤白带下加白及、茜草、海螵蛸;白带量多加马齿苋、土茯苓,烘热开出加牡蛎、黄芩;外阴干枯加何首乌、木瓜、生甘草;瘙痒不止加防风、徐长卿、薄荷。

四、临床验案

病案1

刘某某,女,33岁。

一诊:2022年6月20日。

主诉:外阴瘙痒2年余。

患者近2年来月经前后经常出现外阴瘙痒,反复发作,间断各种治疗2年,效果不满意。平素带下量多,色黄,偶有异、臭秽。口苦,便秘溲赤,舌红,苔黄腻,脉滑数。

妇科检查:外阴皮肤黏膜颜色、柔软性正常,阴道分泌物增多,色黄。

白带常规提示:清洁度Ⅳ,霉菌(-),滴虫(-)

诊断:阴痒,辨证为湿热下注证,拟行泻肝清热、利湿止痒。

给予患者中药饮片7剂口服,每日1剂,水煎取汁400mL,早晚饭后温服。

具体用药如下:党参15g、茯苓10g、麸炒苍术10g、当归10g、赤芍10g、熟地黄15g、鸡血藤15g、地肤子15g、白鲜皮15g、萹蓄10g、薏苡仁15g、瞿麦10g、车前草15g。

给予阴道用乳杆菌活菌胶囊0.5g,每日1次,共14天,每日温水清洗外阴后阴道给药。

嘱其保持心情愉悦,适当运动。

二诊:2022年8月11日。

患者主诉服药后明显好转,停药后即反复,现白带稍黄,异味不明显,饮食、睡眠可,大便可,但情志不畅。

给予患者原方中药14剂,去赤芍、熟地黄、萹蓄、瞿麦、车前草,加白术10g、甘草6g、生地黄15g、丹参15g、白芍10g、蛇床子15g、柴胡10g、醋香附12g。用法同上。

具体方药如下:党参15g、白术10g、麸炒苍术15g、茯苓12g、甘草10g、生地黄15g、丹参15g、鸡血藤15g、当归10g、白芍10g、地肤子15g、蛇床子15g、薏苡仁15g、白鲜皮15g、柴胡10g、醋香附12g。

同时给予中药方熏洗外阴7剂。

具体用药如下:黄柏30g、苦参20g、蛇床子20g、败酱草20g、蒲公英20g、黄芩20g、百部15g。

嘱其不适随诊。

三诊：2022年8月25日。

患者主诉服药后瘙痒减去大半，带下量明显减少，以原方为基础方，随证加减治疗3个月经周期。

按

清末民初何廉臣在其著作《增订通俗伤寒论》提到："肝为风木之脏，内寄胆府相火，凡肝气有余，发生胆火者，症多口苦胁痛，耳聋耳肿，阴湿阴痒。"足厥阴肝经起于足大趾，上腘内廉，循股阴，入毛中，过阴器，抵小腹，属肝，说明肝之经脉是与阴器相连的，肝经湿热必然导致阴器湿热作痒。肝经湿热下注，损伤任带，故带下量多、色黄、臭秽；湿热浸渍阴部，故阴部瘙痒；湿热熏蒸，故口苦；湿热伤津，则便秘溲赤。本病应治拟泻肝清热、除湿止痒。一诊方中地肤子清热利湿、祛风止痒；萹蓄、瞿麦、车前草清热利湿通淋；白鲜皮清热燥湿解毒；麸炒苍术、薏苡仁燥湿健脾；肝经"以血为体，以气为用，喜条达，恶抑郁，体阴而用阳"，配伍党参、茯苓健脾益气，当归、鸡血藤养血，熟地黄补血养阴，使肝体得养，肝气得疏；久病湿热必生瘀，故加赤芍活血化瘀。诸药配伍，清利肝经湿热而除阴痒。二诊时患者症状好转，加白术、白芍增强其益气养血之功；蛇床子增强其杀虫止痒之功；生地黄清热滋阴；丹参清心除烦；柴胡、醋香附疏肝解郁；甘草调和药性。外洗方重用苦寒之品，直接作用于患处，清热杀虫、解毒祛湿，有作用直接、耐受性好、操作简单、副作用少等优点。方中苦参、蛇床子杀虫止痒；黄柏、黄芩清热燥湿；败酱草、蒲公英清热解毒；百部杀虫。

病案2

高某某，女，59岁。

一诊：2022年7月26日。

主诉：外阴瘙痒不适1年。

患者绝经8年，外阴、阴道瘙痒，阴道较干涩1年，劳累后腰酸，五心烦热，头晕目眩，时有烘热汗出。舌红，少苔，脉弦细。

妇科检查：外阴大小阴唇皮肤黏膜可见散在小皲裂，皮肤黏膜散在变白，阴道口稍萎缩，带下量少。

白带常规提示：清洁度Ⅳ，霉菌（-），滴虫（-）。

诊断:阴痒,辨证为肾阴虚证,治拟滋阴补肾止痒。

给予患者中药饮片7剂口服,每日1剂,水煎取汁400mL,早晚饭后温服。

具体用药如下:党参15g、麸炒白术10g、茯苓12g、甘草10g、泽泻10g、陈皮10g、萹蓄10g、酒黄精15g、酒萸肉10g、白鲜皮15g、熟地黄15g、麸炒山药15g、制何首乌15g、当归12g、牡丹皮15g。

同时给予中药方熏洗外阴7剂。

具体用药如下:黄柏15g、苦参15g、蛇床子15g、败酱草15g、蒲公英15g、当归15、白芍15g、百部15g。

二诊:2022年8月1日。

患者主诉服药后瘙痒消失大半,继续原方中药口服+熏洗。用法同上。

随访患者自觉症状基本消失。

按

隋代巢元方的《诸病源候论》记载:"大虚劳损,肾气不足,故阴冷,汗液自泄,风邪乘之,则瘙痒。"肝肾阴虚,精亏血少,血燥生风,故阴道瘙痒;阴精亏虚,阴部肌肤失养,故阴部皮肤变白增厚或萎缩,皮肤粗糙,皲裂破溃;肝脉过阴器、肾司二阴,故阴户干涩;阴虚内热,虚热内扰,故五心烦热,眩晕耳鸣,肝阳偏亢则烘热汗出,肾虚则腰酸腿软;舌红、少苔、脉弦细为肝肾阴虚之征。一诊方中熟地黄填精益髓、滋补阴精;酒萸肉补养肝肾、涩精;麸炒山药双补脾肾,既补肾益精,又补脾以助后天生化之源,凡补肾精之法,必当泻其"浊",方可存其"清",而使阴精得补;且肾为水火之宅,肾虚则水冷,阴虚而火动,故佐以泽泻利湿泻浊,并防熟地黄之滋腻;牡丹皮清泻相火,并制酒萸肉之温涩;茯苓健脾渗湿,党参、麸炒白术健脾益气,配麸炒山药补脾而助健运;制何首乌、酒黄精补肝肾、益精血;白鲜皮清热解毒、祛风止痒;当归养血补虚;萹蓄清热解毒;陈皮理气健脾;甘草调和药性。诸药合用,共奏调补肝肾、滋阴降火之功。外洗方重用苦寒之品,直接作用于患处,清热杀虫、解毒祛湿,有作用直接、耐受性好、操作简单、副作用少等优点。方中苦参、蛇床子杀虫止痒;黄柏、黄芩清热燥湿;败酱草、蒲公英清热解毒;百部杀虫。

第四节　盆腔炎性疾病

女性内生殖器官及其周围结缔组织、盆腔腹膜发生的炎症,称为盆腔炎,是妇科常见病。盆腔炎可分为急性盆腔炎和慢性盆腔炎。急性盆腔炎继续发展可引起弥漫性腹膜炎、败血症、感染性休克,严重者可危及生命。若在急性期未能得到彻底治愈,则可转为慢性盆腔炎,往往日久不愈并可反复发作。盆腔的炎症可局限于一个部位,也可同时累及几个部位,最常见的是输卵管炎及输卵管卵巢炎,单纯的子宫内膜炎或卵巢炎较少见。盆腔炎是育龄女性的常见病,近年来,国内发病率有上升趋势。

一、急性盆腔炎

女性盆腔生殖器官及其周围结缔组织和腹膜的急性炎症,称为急性盆腔炎。根据其病变部位的不同,分别称作急性子宫内膜炎、急性输卵管炎、输卵管积脓、输卵管卵巢脓肿、急性盆腔结缔组织炎、急性盆腔腹膜炎等。急性盆腔炎发病急、病情重,病势进展迅速,延迟治疗,可发展为脓毒血症、败血症、感染性休克。其初期临床表现与古籍记载的"热入血室""产后发热"相似。

(一)历史沿革

中医古籍无盆腔炎之名,根据其临床特点,可散见于"热入血室""带下病""经病疼痛""妇人腹痛""癥瘕""不孕"等病证中。《金匮要略·妇人杂病脉证并治》记载:"妇人中风,七八日续来寒热,发作有时,经水适断,此为热入血室,其血必结,故使如疟状,发作有时。"又说:"妇人腹中诸疾痛,当归芍药散主之。"此两条经文的描述,可理解是有关急、慢性盆腔炎临床症状的最早记载。其后《景岳全书·妇人规》记载:"瘀血留滞作癥,唯妇人有之。其证则或由经期,或由产后,凡内伤生冷,或外受风寒,或恚怒伤肝,气逆而血留……总由血动之时,余血未净,而一有所逆,则留滞日积而渐以成癥矣。"此论述与慢性盆腔炎症的发病与临床特点相似。

盆腔炎相当常见,中西医结合诊治优势互补,已取得较好疗效。早在1983年《中国医学百科全书·中医妇科学》已将"盆腔炎"编入,作为中西医通用的病名之一。

(二)病因病机

急性盆腔炎多在产后、流产后、宫腔内手术处置后,或经期卫生保健不当,邪毒乘虚侵袭,稽留于冲任及胞宫脉络,与气血相搏结,邪正交争,而发热疼痛,邪毒炽盛则腐肉酿脓,甚至泛发为急性腹膜炎、感染性休克。

1. 热毒炽盛

经期、产后、流产后,手术损伤,体弱胞虚,气血不足,房室不洁,邪毒内侵,客于胞宫,滞于冲任,化热酿毒,致高热腹痛不宁。

2. 湿热瘀结

经行产后,余血未净,湿热内侵,与余血相搏,冲任脉络阻滞,瘀结不畅,则瘀血与湿热内结,滞于少腹,则腹痛带下日久,缠绵难愈。

(三)辨证论治

急性盆腔炎发病急、病情重,病势凶险。病因以热毒为主,兼有湿、瘀,故临证以清热解毒为主,祛湿化瘀为辅。治疗须及时彻底治愈,不可迁延,否则病势加重,威胁生命,或转为慢性盆腔炎,严重影响患者的身心健康,导致不孕或异位妊娠等。

1. 热毒炽盛证

主要证候:高热腹痛,恶寒或寒战,下腹部疼痛拒按;咽干口苦,大便秘结,小便短赤,带下量多,色黄,或赤白兼杂,质黏稠,如脓血,气臭秽,月经量多或淋沥不净;舌红,苔黄厚,脉滑数。

证候分析:热毒内侵,与冲任胞宫气血相搏结,邪正交争,营卫不和,故高热腹痛拒按;热毒损伤任脉带脉,则带下量多如脓血,气臭秽;热毒炽盛,湿邪瘀阻,而见舌红、苔黄腻、脉滑数之象。

治法:清热解毒、利湿排脓。

方药:五味消毒饮(《医宗金鉴》)合大黄牡丹汤(《金匮要略》)。

组成:蒲公英、金银花、野菊花、紫花地丁、天葵子、大黄、牡丹皮、桃仁、冬瓜仁、芒硝。

本方以大黄合五味消毒饮,重在清热解毒;桃仁、牡丹皮凉血祛瘀;芒硝通泻肠胃,使热毒从大便而解;冬瓜仁排脓祛湿。全方有清热解毒、利湿排脓、缓急止痛之功。

带下臭秽加椿根皮、黄柏、茵陈;腹胀满加厚朴、枳实;盆腔形成脓肿者,加红藤、皂角刺、白芷,或配合切开排脓等。

病在阳明,身热面红,恶热汗出,口渴,脉洪数,可选白虎汤加清热解毒之品。

热毒已入营血,高热神昏,烦躁谵语,下腹痛不减,斑疹隐隐,舌红绛,苔黄燥,脉弦细数,宜选清营汤加减。

2. 湿热瘀结证

主要证候:下腹部疼痛拒按,或胀满;热势起伏,寒热往来;带下量多,色黄,质稠,气臭秽;月经量增多,经期延长,淋沥不止;大便溏或燥结,小便短赤;舌红有瘀点,苔黄厚,脉弦滑。

证候分析:湿热侵袭冲任胞宫,与气血相搏,血行不畅,湿热瘀结,则身热腹痛,胀满不适;邪正交争,互有进退,湿遏热伏则热势起伏,寒热往来;湿热下注损伤任带则带下量多,气臭;热扰冲任,血海不宁,则经血量多;热伤津液则便结,小便短赤;舌红有瘀点、苔黄厚、脉弦滑为湿热瘀结之象。

治法:清热利湿、化瘀止痛。

方药:仙方活命饮(《校注妇人良方》)加薏苡仁、冬瓜仁。

组成:金银花、甘草、防风、白芷、贝母、天花粉、当归、赤芍、乳香、没药、陈皮、穿山甲、皂角刺、薏苡仁、冬瓜仁。

方以金银花、甘草清热解毒;防风、白芷发散湿邪;贝母、天花粉清化热痰;当归、赤芍、乳香、没药活血化瘀以止痛;陈皮理气行滞;穿山甲、皂角刺引经入络,直达病所。加薏苡仁、冬瓜仁加强清湿热解毒之功。全方清热利湿、化瘀消肿止痛。湿热去,瘀血行,则热退痛缓,疾病可愈。

二、慢性盆腔炎

女性盆腔生殖器官及其周围结缔组织、盆腔腹膜发生慢性炎症性病变,称为慢性盆腔炎,部分为急性盆腔炎未能彻底治疗,或患者体质虚弱,病程迁延所致;常可无急性发病史,起病缓慢,病情反复顽固不愈。临床根据病变特点及部位的不同,分别称为慢性输卵管炎、输卵管积水、输卵管卵巢炎、输卵管卵巢囊肿、慢性盆腔结缔组织炎。

(一)病因病机

经行产后,胞门未闭,正气未复,风寒湿热,或虫毒之邪乘虚内侵,与冲任气血相搏结,蕴积于胞宫,反复进退,耗伤气血,虚实错杂,缠绵难愈。

1.湿热瘀结

经行、产后,血室正开,余邪未尽,正气未复,湿热之邪内侵,阻滞气血,导致湿热瘀血内结冲任、胞宫,缠绵日久。

2.气滞血瘀

七情内伤,脏气不宣,肝气郁结,气机不畅,气滞则血瘀,冲任、胞宫脉络不通。

3.寒湿凝滞

患者素体阳虚,下焦失于温煦,水湿不化,寒湿内结,或寒湿之邪乘虚侵袭,与胞宫内余血浊液相结,凝结瘀滞。

4.气虚血瘀

正气内伤,外邪侵袭,留着于冲任,血行不畅,瘀血停聚,或久病不愈,瘀血内结,致气虚血瘀。

(二)辨证论治

本病多为邪热余毒残留,与冲任之气血相搏结,凝聚不去,日久难愈,耗伤气血,虚实错杂。临床以湿热瘀结、气滞血瘀、寒湿凝滞、气虚血瘀证多见,除辨证内服有关方药外,还常常以中药保留灌肠、物理治疗、热敷、离子透入等方法综合治疗,以提高疗效。

1.湿热瘀结证

主要证候:少腹部隐痛,或疼痛拒按,痛连腰骶,低热起伏,经行或劳累时加重;带下量多,色黄,质黏稠,胸闷纳呆,口干不欲饮,大便溏,或秘结,小便黄赤;舌体胖大,色红,苔黄腻,脉弦数或滑数。

证候分析:湿热之余邪与气血搏结于冲任胞宫,则少腹部疼痛,邪正交争,病势进退,则低热起伏,经行、劳累耗伤气血,正气虚衰,则病势加重;湿热下注则带下量多,色黄,湿热瘀结内伤,则胸闷纳呆、口干便溏或秘结,小便黄赤;舌体胖大、色红、苔黄腻、脉弦数或滑数亦为湿热瘀结之象。

治法:清热利湿、化瘀止痛。

方药:银甲丸(《王渭川妇科经验选》)。

组成:金银花、连翘、蒲公英、紫花地丁、红藤、大青叶、升麻、茵陈、椿根皮、生鳖甲、生蒲黄、琥珀末、桔梗。

原方治湿热蕴结下焦的黄白带、赤白带等炎症性疾病。本方以金银花、连翘、蒲公英、紫花地丁、红藤、大青叶、升麻等药重在清热解毒,以茵陈、椿根皮等清热除湿为辅,伍以生鳖甲、生蒲黄、琥珀末活血化瘀,软坚散结,桔梗辛散排脓。全方合用,共奏清热除湿、化瘀行滞之效。临证中据正气虚损及湿、热、瘀、邪之偏颇,随证加减化裁。

2. 气滞血瘀证

主要证候:少腹部胀痛或刺痛,经行腰腹疼痛加重;经血量多有块,瘀块排出则痛减;带下量多;婚久不孕;经前情志抑郁,乳房胀痛;舌体紫暗,有瘀斑、瘀点,苔薄,脉弦涩。

证候分析:肝气内伤,气行不畅,血行瘀阻,结于冲任胞脉,则少腹部疼痛,经期加重;瘀血下行则经血量多有块;气血瘀结,带脉失约则带下量多;胞络闭阻则婚久不孕;肝气不疏,肝经阻滞,则情志抑郁、乳房胀痛;舌紫暗、脉弦涩为气滞血瘀之象。

治法:活血化瘀、理气止痛。

方药:膈下逐瘀汤(《医林改错》)。

组成:当归、川芎、赤芍、桃仁、红花、枳壳、延胡索、五灵脂、乌药、香附、牡丹皮、甘草。

若因外感湿热滞留,冲任胞宫气机失畅而起,症见低热起伏,加败酱草、蒲公英、黄柏、土茯苓、地骨皮;疲乏无力食少加黄芪、白术、焦山楂、鸡内金;有炎症结块者,加皂角刺、三棱、莪术。

3. 寒湿凝滞证

主要证候:小腹冷痛,或坠胀疼痛,经行腹痛加重,喜热恶寒,得热痛缓,经行延后,经血量少,经色暗;带下淋沥,神疲乏力,腰骶冷痛,小便频数,婚久不孕;舌暗红,苔白腻,脉沉迟。

证候分析:寒湿之邪侵袭冲任、胞宫,与气血相结,血行不畅,则小腹冷痛,经行加重,寒性凝滞故经行错后量少,寒伤阳气,阳气不振,脏腑失温,则神疲乏力,腰骶冷痛,宫寒不孕;湿邪下注则带下淋沥,小便频数;舌暗红、脉沉迟为寒湿凝滞之象。

治法:祛寒除湿、活血化瘀。

方药:慢盆汤(《中医妇科学》第4版教材)。

组成:丹参、赤芍、红花、葛根、牡丹皮、香附、乌药、木香、延胡索、小茴香、桂枝、泽泻。

方中丹参、赤芍、红花、葛根活血化瘀、解痉止痛;牡丹皮凉血活血;香附、乌药、木香、延胡索理气止痛;小茴香、桂枝温经散寒通络;泽泻清利下焦湿热。共奏祛寒除湿、温经行气活血之功。

4.气虚血瘀证

主要证候:下腹部疼痛或结块,缠绵日久,痛连腰骶;经行加重,经血量多有块;带下量多,精神不振,疲乏无力,食少纳呆;舌质暗红,有瘀点,苔白,脉弦涩无力。

证候分析:瘀血内结,留著于冲任胞宫,则下腹部疼痛结块,痛连腰骶;经期胞宫满溢,瘀滞更甚,则疼痛加重,经血量多有块;病久气血耗伤,中气不足则精神不振,疲乏无力,食少纳呆;气虚津液不化,水湿下注,则带下量多;舌质暗红、脉弦涩无力为气虚血瘀之征。

治法:益气健脾、化瘀散结。

方药:理冲汤(《医学衷中参西录》)。

组成:生黄芪、党参、白术、山药、三棱、莪术、天花粉、知母、生鸡内金。

原方治瘀血成癥瘕、气郁满闷、脾弱不能饮食等。本方以生黄芪、党参、白术、山药健脾益气、扶正培元;三棱、莪术破瘀散结;天花粉、知母清热生津、解毒排脓;生鸡内金健胃消瘀结。全方有补气健脾、活血化瘀、消癥散结、行气止痛之效。张锡纯以三棱、莪术消冲脉之瘀血,又以参、芪护气血,使瘀血去而不至伤损气血。且参、芪补气,得三棱、莪术以流通,则补而不滞,元气愈旺,愈能鼓舞三棱、莪术消癥瘕之力,临证相得益彰。

若久病及肾则肾虚血瘀,症见少腹疼痛,绵绵不休,腰脊酸痛,膝软乏力,白带量多,质稀;神疲,头晕目眩,性淡漠;舌暗,苔白,脉细弱。治宜补肾活血、壮腰宽带,方选宽带汤。

5. 肾虚血瘀证

主要证候:下腹绵绵作痛或刺痛,痛连腰骶;遇劳累则加重,喜温喜按,头晕耳鸣,畏寒肢冷;或伴月经后期或量少,经血暗夹块;夜尿频多;或婚久不孕;舌暗淡,苔白,脉沉涩。

证候分析:肾气不足,血行不畅,瘀血内停,故下腹绵绵作痛或刺痛,痛连腰骶;肾阳不足,不能温煦全身,故喜温喜按,头晕耳鸣,畏寒肢冷;阳虚寒凝,血行不畅,故月经后期或量少;肾气虚衰,膀胱失约,故夜尿频多;肾虚瘀血阻滞胞脉,不能摄精成孕,则婚久不孕;舌暗淡、苔白、脉沉涩均为肾虚血瘀之象。

治法:温肾益气、化瘀止痛。

方药:温胞饮(《傅青主女科》)合失笑散(《医学衷中参西录》)。

组成:巴戟天、补骨脂、菟丝子、杜仲、肉桂、附子、人参、白术、山药、芡实、蒲黄、五灵脂。

方中巴戟天、补骨脂、菟丝子、杜仲温肾助阳;肉桂、附子补益命门;人参、白术益气健脾;山药、芡实补肾涩精;蒲黄行气祛瘀;五灵脂散瘀止痛。

若肾阳虚明显者,可选内补丸加减;腹痛较甚者,加延胡索、苏木活血化瘀止痛;夹湿者,加薏苡仁、苍术健脾燥湿。

(三)临床验案

病案1

杜某某,女,28岁。

一诊:2022年2月28日。

主诉:小腹、腰骶坠胀、酸痛半年。

患者行经后小腹、腰骶坠胀、酸痛半年余,间断口服中药、西药,疗效不佳,遂就诊于我院。末次月经为2022年2月19日,月经量可,经色鲜红,有血块,痛经(+),月经周期30天,经期7天,经期乳房肿胀,烦躁易怒,下腹坠胀拒按,带下量多色黄,口干口苦。舌暗,苔黄,脉弦涩。

诊断:盆腔炎,辨证为气滞血瘀证,治拟疏肝理气、化瘀止痛。

给予患者中药饮片7剂口服,每日1剂,水煎取汁400mL,早晚饭后温服。

具体用药如下:丹参10g、大血藤15g、败酱草15g、柴胡10g、醋香附10g、乌药10g、川楝子10g、白芍10g、当归10g、鸡血藤15g、牡丹皮10g、白术10g、茯苓10g、木香10g、砂仁6g、党参15g。

二诊:2022年3月7日。

患者主诉服药后疼痛减轻。

去大血藤、败酱草,给予中药饮片10剂口服,用法同前。

具体用药如下:丹参10g、柴胡10g、醋香附10g、乌药10g、川楝子10g、白芍10g、当归10g、鸡血藤15g、牡丹皮15g、茯苓10g、木香10g、砂仁6g、白术10g。

三诊:2022年3月21日。

患者主诉服药后症状缓解,末次月经为2023年3月15日,月经量少,周期缩短,腰酸。

在原方基础上去牡丹皮、木香、砂仁,加酒萸肉10g、熟地黄15g、山药10g、枸杞子10g。给予中药饮片14剂口服,用法同前。

具体用药如下:丹参10g、柴胡10g、醋香附10g、乌药10g、川楝子10g、白芍10g、当归10g、鸡血藤15g、茯苓10g、党参15g、酒萸肉10g、熟地黄15g、山药10g、枸杞子10g。

四诊:2022年4月7日。

患者主诉服药后胃口不适,偶有腹胀。

去白芍、熟地黄,加陈皮10g、麸炒枳壳10g。给予患者中药饮片14剂口服,用法同前。

具体用药如下:丹参30g、柴胡10g、醋香附10g、乌药10g、川楝子10g、当归10g、鸡血藤15g、茯苓10g、党参15g、酒萸肉10g、山药10g、枸杞子10g、陈皮10g、麸炒枳壳10g。

五诊:2022年4月21日。

患者服药后胃口见好,腹胀消失,末次月经为2022年4月11日,经期5天,月经量少,腰酸,经后疼痛缓解不佳,乳房疼痛。

在原方基础上去酒萸肉、山药、枸杞子、陈皮、麸炒枳壳,加大血藤15g、败酱草15g、皂角刺15g、白芥子10g。给予中药饮片14剂口服,用法同前。

具体用药如下:丹参20g、柴胡10g、醋香附10g、乌药10g、川楝子10g、当归10g、鸡血藤15g、茯苓10g、党参15g、大血藤15g、败酱草15g、皂角刺15g、白芥子10g。

六诊:2022年5月5日。

患者服药后腹痛、腹胀症状明显好转,晨起偶有口苦。

在原方基础上加牡丹皮15g、夏枯草15g、醋莪术10g。给予患者中药饮片14剂口服,用法同前。

具体用药如下:丹参20g、柴胡10g、醋香附10g、乌药10g、川楝子10g、当归10g、鸡血藤15g、茯苓10g、党参15g、大血藤15g、败酱草15g、皂角刺15g、白芥子10g、牡丹皮15g、夏枯草15g、醋莪术10g。

七诊:2023年5月19日。

患者主诉服药后疼痛基本缓解,末次月经为2022年5月11日,经期5天,月经量可,经色鲜红,未见乳房胀痛,经后疼痛基本消失。

再给予患者原方中药口服7剂,巩固疗效,用法同前。

半个月后随访,患者精神状态良好。

按

根据其症状诊断为盆腔炎,证型为气滞血瘀证。《素问·举痛论》云"百病生于气也",情志异常会造成气机紊乱。《金匮要略·妇人杂病脉证并治》记载:"左手关上脉阴虚者,足厥阴经也,妇人病苦月经不利,腰腹痛。"肝气郁结,气机不利,血行瘀阻,结于冲任、胞脉,行经后小腹、外阴坠胀,下腹拒按,行经有血块;肝失条达,肝经阻滞,故乳房胀痛;气血瘀结,带脉失约,故带下量多,色黄;舌暗,苔黄,脉弦涩。治拟疏肝理气、化瘀止痛。一诊方中柴胡、醋香附、乌药、川楝子疏肝理气;大血藤、败酱草清热解毒、活血止痛;牡丹皮凉血活血祛瘀;当归、白芍补血活血;丹参、鸡血藤活血通络;党参、白术、茯苓健脾益气;木香、砂仁温中行气。二诊时患者主诉症状好转,疼痛减轻,去大血藤、败酱草等药性寒凉药物。三诊时因患者症状较前好转,去牡丹皮防止药性过凉,月经量少、腰酸、周期缩短,故加熟地黄益精填髓,山药补脾益阴、滋肾固精,酒萸肉、枸杞子补益肝肾。四诊时患者胃口差,去滋腻之品白芍、熟地黄,加陈皮、麸炒枳壳理气健脾。六诊时患者虽症状减轻,但仍未消失,加牡丹皮凉血散瘀,夏枯草清热泻火,醋莪术破血行气。

病案2

巴某,女,46岁。

一诊:2022年7月11日。

主诉:下腹部疼痛不适10余年。

患者下腹部隐痛10余年,痛及腰骶,行经或劳累后加重,2004年足月顺产1次,末次月经为2022年7月1日,经期5天,偶有痛经。因夫妻关系不和,近日情志不畅,乳房胀痛,脘痞纳呆,大便溏稀。舌淡,苔薄,舌边红,脉弦细。

妇科检查:阴道畅,宫颈光滑,子宫后位,大小正常,有压痛,双侧附件区均有压痛。

诊断:慢性盆腔炎,辨证为肝郁脾虚证,治拟疏肝解郁、健脾止痛。

给予患者中药颗粒14剂冲服,每日1剂,开水200mL冲服,早晚饭后温服。

具体用药如下:党参散颗粒15g、麸炒白术散颗粒10g、茯苓散颗粒10g、甘草散颗粒10g、陈皮散颗粒10g、鸡血藤散颗粒15g、木香散颗粒10g、砂仁散颗粒6g、丹参散颗粒15g、柴胡散颗粒10g、醋香附散颗粒10g、郁金散颗粒10g、乌药散颗粒12g、白芍散颗粒10g、当归散颗粒10g、厚朴散颗粒10g。

二诊:2022年7月25日。

患者主诉服药后症状缓解不明显,遂增加大血藤散颗粒15g、败酱草散颗粒15g、夏枯草散颗粒15g。给予患者中药颗粒14剂冲服,用法同前。

具体用药如下:党参散颗粒15g、麸炒白术散颗粒10g、茯苓散颗粒10g、甘草散颗粒10g、陈皮散颗粒10g、鸡血藤散颗粒15g、木香散颗粒10g、砂仁散颗粒6g、丹参散颗粒15g、柴胡散颗粒10g、醋香附散颗粒10g、郁金散颗粒10g、乌药散颗粒12g、白芍散颗粒10g、当归散颗粒10g、厚朴散颗粒10g、大血藤散颗粒15g、败酱草散颗粒15g、夏枯草散颗粒15g。

三诊:2022年8月8日。

患者复诊,主诉服药后症状明显缓解,偶有腹痛腹胀,末次月经为2022年8月1日,经期5天,月经量可。

继续原方不变,给予患者中药颗粒14剂冲服,用法同前。

四诊:2022年8月22日。

患者复诊,主诉腹痛减轻,近期睡眠差,故在原方基础上加合欢皮散颗粒15g、首乌藤散颗粒15g、远志散颗粒10g。给予患者中药颗粒14剂冲服,用法同前。

具体用药如下:党参散颗粒15g、麸炒白术散颗粒10g、茯苓散颗粒10g、甘草散颗粒10g、陈皮散颗粒10g、鸡血藤散颗粒15g、木香散颗粒10g、砂仁散颗粒6g、丹参散颗粒15g、柴胡散颗粒10g、醋香附散颗粒10g、郁金散颗粒10g、乌药散颗粒12g、白芍散颗粒10g、当归散颗粒10g、厚朴散颗粒10g、大血藤散颗粒15g、败酱草散颗粒15g、远志散颗粒10g、合欢皮散颗粒15g、首乌藤散颗粒15g。

五诊:2022年9月5日。

患者主诉睡眠好转,心情好转,近日由于感冒引发鼻炎,遂去陈皮散颗粒、当归散颗粒、郁金散颗粒,加辛夷散颗粒15g、白芷散颗粒12g、细辛散颗粒6g、白花蛇舌草散颗粒15g、车前草散颗粒15g。给予患者中药颗粒14剂冲服,用法同前。

具体用药如下:党参散颗粒15g、麸炒白术散颗粒10g、茯苓散颗粒10g、甘草散颗粒10g、鸡血藤散颗粒15g、木香散颗粒10g、砂仁散颗粒6g、丹参散颗粒15g、柴胡散颗粒10g、醋香附散颗粒10g、乌药散颗粒12g、白芍散颗粒10g、厚朴散颗粒10g、大血藤散颗粒15g、败酱草散颗粒15g、远志散颗粒10g、合欢皮散颗粒15g、首乌藤散颗粒15g、辛夷散颗粒15g、白芷散颗粒12g、车前草散颗粒15g、细辛散颗粒6g、白花蛇舌草散颗粒15g。

六诊:2022年9月19日。

患者主诉疼痛基本好转,睡眠好转,鼻炎好转,继续原方7剂,巩固疗效。

按

患者下腹部隐痛10多年未治疗,湿热之邪蕴阻冲任,胞脉气血运行受阻,日久耗伤人体气血,虚实错杂,正虚邪恋,迁延不愈。肝气郁结,气机不利,肝失条达,肝经阻滞,故乳房胀痛;胞宫宿瘀停留,与湿热之邪蕴阻下焦,络道气机不畅,冲任受损则下腹隐痛、腰酸。久病脾失健运,气血耗伤,脾阳不足,故脘痞纳呆,大便溏稀。舌淡,苔薄,舌边红,脉弦细。给予中药口服,一诊方中柴胡、醋香附、郁金、乌药疏肝行气;白芍、当归、鸡血藤补血活血;党参、麸炒白术、茯苓健脾益气;丹参活血化瘀;陈皮、厚朴理气;木香、砂仁温中行气;甘草调和诸药。二诊时因患者疼痛症状缓解不明显,故增加大血藤、败酱草、夏枯草清热解毒止痛,增强其止痛之功。四诊时因患者近期睡眠差,故增加合欢皮、首乌藤、远志安神益志。五诊时去陈皮、当归、郁金,因患者鼻炎,故加辛夷、白芷、细辛宣通鼻窍;川芎散颗,加白花蛇舌草、车前草增强其清热解毒止痛之功。六诊时患者疼痛基本好转,睡眠好转,鼻炎好转,故去安神益志药物合欢皮、首乌藤、远志,去宣痛鼻窍药物辛夷、白芷、细辛,去寒凉药物车前草、白花蛇舌草。

第五节　多囊卵巢综合征

多囊卵巢综合征(PCOS)是一种以雄激素过高的临床或生化表现、稀发排卵或无排卵、卵巢多囊改变为特征的病变,好发于青春期及育龄女性。中医学属闭经、崩漏、不孕、癥瘕范畴。

一、病因病机

对于PCOS病因病机的认识,诸多医家的整体理解方向还是较为一致的。从中医学角度出发进行分析,发现PCOS的证型大多为虚实夹杂之证;而PCOS发病的原因可能包括饮食起居运动习惯差、情绪管理能力弱、外邪入侵等。PCOS发生、发展过程中会产生痰湿血瘀等病理产物,而两者又会成为PCOS的发病因素,加重PCOS的进程,从而形成恶性循环。本病的好发脏腑为肾、肝、脾三脏,其中以肾脏为主。

（一）与肾脏的关系

肾为先天之本，主生殖，亦主藏精，与女性月经关系密切，肾气的盛衰关系着人的生长发育、生殖功能是否正常和女子月事能否正常来潮。如《素问·上古天真论》记载"女子七岁，肾气盛，齿更发长；二七天癸至……月事以时下，故有子……"，《傅青主女科》提及"经水出诸肾"，《景岳全书·妇人规》提及"经候不调，病皆在肾经"，可见不管是肾功能的先天性不足，还是由于后天的失养而伤肾，肾气的衰退和减弱会引起月经的推迟、闭经，甚至崩漏等症状，肾功能的正常运行对女子来说意义重大。若肾气、肾精不足，则无法推动体内的血液运行，则经血生化乏源，血海不能按时充盈，后可见月经不能如期而至甚至引起闭经。宣磊等认为PCOS发病的病因病机主要是由于肾虚证，也可能是受到先天禀赋不足的影响。

（二）与肝脏的关系

女子以血为本，以肝为先天。肝藏血的同时又主疏泄，主气机的调畅。肝功能的盛衰与女子生殖和女性月经的来潮关系重大。叶天士指出"女子以肝为先天"。在经络和功能上，肝可以调冲任理气血。故诸多医家都认为肝与妇人病关系密切。清代陈修园的《妇科要旨》提到"妇人无子，皆由经水不调，经水所以不调者……外有六淫之感，或气血偏盛，阴阳相乘所致"，可见肝功能的失调从而引发的七情所困是出现月经不调的主要原因。诸多妇人病都是由肝脏郁结、气血不畅导致的，因此，调经必理气血，理血必疏肝气。医者闵静红认为PCOS的发病是由于肝气郁结。

（三）与脾脏的关系

与肾不同的是，脾为后天之本，为气血生化之源。脾主运化，包括运化水谷和水湿。当脾功能失调时，则运化不利，水谷精液将不能运达四肢，聚集而形成痰；脾虚到一定程度后，会影响肾阳，肾阳虚后则脾更虚，恶性循环，痰湿阻塞胞脉，阻滞不通从而引起月经不调、不孕等症。正如《傅青主女科》记载"妇人有身体肥胖，痰涎甚多，不能受孕者……乃脾土之内病也"，可见脾虚不化湿，而湿邪过多又易困脾，湿邪蓄积成痰，痰湿壅滞胞宫，血脉运行不通畅，从而出现月经不规则、闭经、不孕等情况。褚玉霞认为脾肾阳虚是本质所在，气滞湿阻,痰瘀互结是表象。所以脾在妇女经、产过程中发挥着不可或缺的重要作用。

（四）与病理产物——痰湿的关系

古人云"肥人多痰湿",正如《妇科切要》记载"肥白妇人,经闭而不通者,必是湿痰与脂膜壅塞之故也"。肾为先天之本,脾为后天之本,脾肾两脏亏虚以后,会造成水湿内停,聚集成痰湿,阻滞冲任胞脉,气血瘀滞不通,从而引发月经不规则、闭经等情况;气血阻滞胞宫,使卵细胞排出受阻、卵巢增大的同时呈现出多囊样变。可见,痰湿是引起月经不规则的主要病理因素。如学者祁冰、郝松莉、吴效科、侯丽辉等认为,认识PCOS时,应从"痰瘀胞宫"理论入手。

（五）与病理产物——瘀血的关系

《素问》记载"女子……天癸至,任脉通,太冲脉盛,月事以时下……",说明任脉通是月经来潮的关键;而瘀阻冲任,便会导致月经稀发、月经过少、闭经等的出现。在《万氏女科》里曾提到"忧愁思虑,恼怒怨恨,气郁血滞而经不行",若情志不畅,气滞血瘀;或感受寒邪,血寒则凝,或感受热邪,热灼津血,最终致瘀,均会导致瘀阻冲任,血海不能满溢而引发月经稀发、闭经等。病程时间过长大多会出现瘀,脾肾两脏长此以往必会亏虚,虚则无力,因虚致瘀,因瘀重虚,恶性循环。现代中医学家认为PCOS的主要治则治法是补肾加活血。尤昭玲教授亦认为PCOS最根本的病因病机是肾虚加血瘀,临床治疗过程中,多注重补肾活血,使本病取得了较好的治疗效果。

二、辨证论治

本病有虚实两类。虚者以肾虚为主,表现为月经后期、量少、稀发、渐至闭经,伴有腰膝酸软、头晕耳鸣、多毛、乳房发育不良等症状。实者以肝郁化火、痰湿阻滞、气滞血瘀为多见。肝郁化火者,以胸胁或乳房胀满、伴溢乳、毛发浓密、面部痤疮、口干喜冷饮为特点;痰湿阻滞者多以胸闷泛恶、肢倦乏力、喉间多痰、形体肥胖、多毛为特征;气滞血瘀者,以精神抑郁、胸胁胀满、经行腹痛拒按、舌质紫暗或边有突点为特征。

（一）肾虚

主要证候:月经迟至,月经周期延迟,月经量少,经色淡,质稀,渐至经闭,或月经周期紊乱,月经量多或淋沥不净,或婚久不孕;腰腿酸软,头晕耳鸣,面色不华,身疲倦怠,畏寒,便溏;舌淡,苔薄,脉沉细。

治法:益肾调冲。

方药:右归丸(《景岳全书》)加石楠叶、仙茅。

组成:附子、肉桂、鹿角胶、熟地黄、山茱萸、枸杞子、山药、菟丝子、杜仲、当归、石楠叶、仙茅。

方中附子、肉桂温壮元阳,鹿角胶温肾阳、益精血,共为君药;熟地黄、山茱萸、枸杞子、山药滋阴益肾、填精补髓,并养肝补脾,共为臣药;佐以菟丝子、杜仲补肝肾、强腰膝;当归养血补肝,与补肾之品相合,共补精血。诸药合用,温壮肾阳、滋补精血。

(二)痰湿阻滞

主要证候:月经周期延后,月经量少,经色淡,质黏稠,渐致闭经,或婚久不孕;带下量多,胸闷泛恶,形体丰满或肥胖,喉间多痰,毛发浓密,神疲肢重;苔白腻,脉滑或沉滑。

治法:化痰燥湿、活血调经。

方药:苍附导痰丸(《广嗣纪要》)加桃仁、当归、红花、夏枯草。

组成:茯苓、法半夏、陈皮、甘草、苍术、香附、枳壳、胆南星、神曲、生姜、川芎、桃仁、当归、红花、夏枯草。

方中二陈汤化痰燥湿、和胃健脾;苍术燥湿健脾;香附、枳壳理气行滞;胆南星燥湿化痰;神曲、生姜健脾和胃、温中化痰。全方有燥湿健脾化痰调经之功。

(三)气滞血瘀

主要证候:月经周期延后,月经量多或少,经期淋沥不净,经色暗红,质稠或有血块,渐致闭经,或婚久不孕;伴乳房胀痛,小腹胀痛拒按,胸胁胀痛;舌暗红或有瘀点,苔薄,脉沉涩。

治法:理气活血、祛瘀通经。

方药:膈下逐瘀汤(《医林改错》)。

组成:香附、乌药、枳壳、当归、川芎、桃仁、红花、赤芍、延胡索、五灵脂、牡丹皮、甘草。

方中香附、乌药、枳壳理气行滞;当归、川芎、桃仁、红花、赤芍活血化瘀;延胡索、五灵脂化瘀定痛;牡丹皮凉血活血;甘草缓急止痛、调和诸药。气顺血调则疼痛自止。

(四)肝经湿热

主要证候:月经稀发,月经稀少或闭经,或月经紊乱;婚久不孕,体形壮实,毛发浓密,面部痤疮,经前乳房胀痛,大便秘结;苔薄黄,脉弦或弦数。

治法:泻肝清热、除湿调经。

方药:龙胆泻肝汤(《太平惠民和剂局方》)。

组成:龙胆草、黄芩、栀子、泽泻、木通、车前子、当归、生地黄、柴胡、甘草。

方中龙胆草大苦大寒,既能清利肝胆实火,又能清利肝胆湿热,为君药;黄芩、栀子苦寒泻火、燥湿清热,为臣药;泽泻、木通、车前子渗湿泄热、导热下行;实火所伤,损伤阴血,当归、生地黄养血滋阴,邪去而不伤阴血,共为佐药;柴胡疏肝经之气,引诸药归肝经;甘草调和诸药。

三、临床验案

病案1

王某,女,31岁。

一诊:2022年6月9日。

主诉:月经稀发量少1年,闭经半年。

患者平素月经不规律,2~3个月一行。近1年月经稀发量少,现闭经半年,末次月经为2021年12月28日。常感口干舌燥,腰膝酸软,形体消瘦。舌红,苔少,脉细。

妇科检查:外阴已婚未产型,阴道畅,宫颈光滑,子宫前位,大小正常,质中,轻度压痛,双侧附件区未见明显异常。

妇科彩超提示:子宫大小、形态正常,左侧壁可见一大小约1.1cm×0.9cm的低回声,左卵巢大小约3.4cm×2.1cm,右卵巢大小约4.2cm×2.4cm,均可见12个以上卵泡。性激素检查:LH/FSH>2。

诊断:多囊卵巢综合征,辨证为脾肾证,治拟滋肾填精、调经助孕。

给予患者中药饮片14剂口服,每日1剂,水煎取汁400mL,早晚饭后温服。

具体用药如下:党参15g、茯苓10g、当归12g、熟地黄15g、制何首乌15g、覆盆子10g、女贞子15g、墨旱莲15g、鸡血藤15g、白芍10g、龙眼肉10g、菟丝子15g、白术10g、炙甘草6g、续断10g、桑寄生10g。

二诊:2022年6月27日。

患者主诉服药后偶有胀气,原方中药去女贞子、墨旱莲,加陈皮10g、麸炒枳壳10g。给予其中药饮片14剂口服,用法同前。

具体用药如下:党参15g、茯苓10g、当归12g、熟地黄15g、制何首乌15g、覆盆子10g、鸡血藤15g、白芍10g、龙眼肉10g、菟丝子15g、白术10g、炙甘草6g、续断10g、桑寄生10g、陈皮10g、麸炒枳壳10g。

三诊:2022年7月14日。

患者主诉停经4个月,给予孕激素黄体酮胶囊100mg,口服,每日2次,共5天,有撤退性出血。继续口服原方中药14剂。

四诊:2022年8月4日。

患者主诉末次月经为2022年7月23日,经期5天,月经量多,痛经(+)。

在原方中药基础上加枸杞子10g、淫羊藿10g。用法同前。

具体用药如下:党参15g、茯苓10g、当归12g、熟地黄15g、制何首乌15g、覆盆子10g、鸡血藤15g、白芍10g、龙眼肉10g、菟丝子15g、白术10g、炙甘草6g、续断10g、陈皮10g、麸炒枳壳10g、枸杞子10g、淫羊藿10g。

患者间断口服原方中药3个月,分别于2022年9月20日、10月10日、11月12日月经来潮。

3个月后随访,患者主诉月经规律,月经量可,无痛经,较满意。

按

通过超声、性激素六项、闭经可诊断为多囊卵巢综合征,中医辨证为肾阴虚证,治拟补益脾肾、活血调经。肾藏精,主生长、发育、生殖,为先天之本也。《黄帝内经》记载:"女子七岁,肾气充,发长齿更,二七而天癸至,任脉通畅,太冲脉盛,月事以时下,故有子。"又说:"七七任脉虚衰,太冲脉衰少,天癸竭,地道不通,故形坏而无子也。"肾精充盛,天癸泌至,为月经的来潮提供条件,标志着女子发育成熟并开始具有生育能力;若肾精匮乏,天癸耗竭则月经将绝。肾阴亏虚,精血不足,冲任虚损,则天癸延迟不至,月经稀发量少,至闭经,亦不能受孕;肾虚精亏血少,内不荣脏则腰膝酸软,口干舌燥,形体消瘦;舌红、苔少、脉细均为阴虚之象。方中重用熟地黄滋肾填精、大补真阴;女贞子补益肝肾;墨旱莲入肾补精;菟丝子益肝肾、强腰膝、健筋骨;桑寄生、续断、制何首乌补肝肾、强筋骨;覆盆子补肾;龙眼肉补心脾、益气血;党参、茯苓、白术健脾益气;当归、白芍、鸡血藤补血活血;炙甘草调和诸药。二诊时患者胃肠胀气,故去女贞子、墨莲草两性味偏寒凉药物,配伍陈皮、麸炒枳壳健脾理气。四诊时加枸杞子滋补肝肾、明目,淫羊藿补肾助阳,在补阴之中配伍补阳药,取"阴中求阳"之义,又能缓解补阴药之滋腻。

病案 2

孟某,女,29 岁。

一诊:2022 年 2 月 17 日。

主诉:月经紊乱 1 年。

患者月经紊乱 1 年,末次月经为 2022 年 1 月 28 日,经期 7 天,7 天前无明显诱因阴道不规则出血 7 天,为褐色。近日自感神疲乏力,舌紫暗,苔薄,脉细涩。

患者既往有多囊卵巢综合征,曾口服达英-35 3 个月,效果不佳。

妇科彩超提示:子宫后位,正常大小,子宫内膜厚约 0.8cm,回声不均,双侧卵巢均可见 10~12 个卵泡,右卵巢较大的卵泡约 1.4cm×1.0cm,左卵巢较大的卵泡约 1.1cm×0.8cm。

妇科检查:外阴已婚未产型,阴道畅,宫颈光滑,可见宫腔少量出血,子宫后位,大小正常,质中,无压痛,双侧附件区未触及异常。

诊断:多囊卵巢综合征,辨证为气虚血瘀证,治拟益气止血、化瘀调经。

给予患者中药饮片 7 剂口服,每日 1 剂,水煎取汁 400mL,早晚饭后温服。

具体用药如下:牡丹皮 10g、生地黄炭 15g、鸡血藤 15g、地榆炭 15g、党参15g、黄芪 15g、升麻 6g、白术 10g、茯苓 10g、炙甘草 10g、杜仲炭 10g。

二诊:2022 年 3 月 3 日。

患者服药 7 天后阴道出血干净。症见乳房胀痛,烦躁易怒,舌暗有瘀斑,脉沉弦涩,辨证为气滞血瘀证,治以理气活血、祛瘀通经。

给予患者中药饮片14剂口服,用法同前。

具体用药如下:鸡血藤15g、党参15g、黄芪15g、白术10g、茯苓10g、炙甘草10g、杜仲10g、当归10g、熟地黄15g、酒萸肉15g、生地黄10g、白芍10g、柴胡10g、醋香附10g。

三诊:2022年4月4日。

患者月经未至,继续给予原方中药14剂,用法同前。

四诊:2022年5月2日。

患者末次月经为2022年4月25日,经期7天,月经量可,经色鲜红,无痛经,无其他自觉不适。

以原方为基础方,随证加减,继续口服28剂,巩固疗效。

3个月后随诊,现患者月经较规律,30~35天一行,经期7天。

按

竹林寺僧曰:"性急多怒多妒,气血俱热,必有郁症,致经不通""思虑恼怒,以致气郁血滞,而经不行"。《景岳全书·妇人规》记载:"产育由于血气,血气由于情怀,情怀不畅,则冲任不充,冲任不充,则胎孕不受。"女性有经、带、胎、产的专有生理现象,故以肝为先天,容易出现情志失常等。七情内伤最易损害气血关系,使得肝气郁滞,气滞血瘀,导致月经失常。一诊时患者诊断为气虚血瘀证,治拟益气止血、化瘀调经。气虚冲任不固,经血失于制约,故阴道不规则出血;气虚元气不足,导致脏腑功能组织减退,故神疲乏力;气虚导致血运不通,淤血阻滞,舌部脉络不通,故舌紫暗,脉细涩。方中升麻、黄芪升举阳气;生地黄炭、地榆炭凉血止血;杜仲炭补肾止血;鸡血藤补血活血;党参、白术、茯苓健脾益气;牡丹皮凉血活血化瘀;炙甘草调和药性。二诊时患者情志伤肝,肝失条达,气机郁滞,则情志抑郁,乳房胀痛。给予其中药口服,方中柴胡、醋香附疏肝理气;当归、白芍、鸡血藤养血调经;黄芪升举阳气;熟地黄滋阴益精填髓;酒萸肉、杜仲补肾助阳;党参、白术、茯苓补气健脾;生地黄滋阴凉血;炙甘草调和诸药。

第六节　妒乳

产后乳汁排出受阻,乳汁郁积,称为妒乳。相当于西医学中的积乳,即乳汁郁滞症。妒乳既是外吹乳痈的早期阶段,又是外吹乳痈热盛肉腐成痈的主要病因,因此在妒乳阶段早诊早治、疏通乳络、排出积乳,可阻断乳痈的发生。

一、历史沿革

《肘后备急方》记载:"凡乳汁不得泄,内结名妒乳。"妒乳是指产后乳汁正常排出受阻,乳汁郁积,留滞于乳腺导管内,导致乳房结块疼痛的一种疾病,是哺乳期女性的多发病,并且与乳痈形成有着直接关系。《济阴纲目》记载:"夫妒乳者,由新产后儿未能饮,至乳不泄,或乳胀,捏其汁不尽,皆令乳汁蓄结,与血气相搏,即壮热,大渴引饮,牢强掣痛,手不得近是也。初觉便知,以手捏去汁,更令旁人助吮引之。不尔,或作疮有脓,其热势盛,必成痈也,轻则为吹乳妒乳,重则为痈。虽有专门,不可不知。"《外科冯氏锦囊秘录精义》明确指出:"疼痛有核,乳汁不出,曰妒乳。渐至皮肤锨肿,寒热往来,谓之乳痈。"中医治疗本病思想为"以消为贵""贵在早治"。如可早期治疗,消除乳积,则可避免其发展成为乳痈,加重患者的痛苦。

二、病因病机

(一)肝郁气滞

疏泄失司,气血郁滞与乳汁互结,阻于乳络,乳汁不出,乳房结核疼痛。

(二)厚味炙煿

厥阴之气不行,乳窍不通,乳汁不出,乳汁郁滞而成结块、胀痛。

三、辨证论治

(一)郁滞期

主要证候:乳汁分泌不畅,乳房肿胀疼痛,结块或有或无,皮色不红或微红,皮温不高或微高;或有形寒身热,口苦咽干,胸闷不舒,烦躁易怒,饮食不佳;舌红,苔薄黄,脉弦。

治法:疏肝解郁、消肿通乳。

方药:橘叶散(《外科正宗》)加减。

组成:橘叶、青皮、陈皮、柴胡、黄芩、全瓜蒌、蒲公英、鹿角霜、连翘、川芎生、甘草。

方中橘叶、青皮、陈皮、柴胡疏肝理气、解郁散结,柴胡又能疏表清热;黄芩清泄肝胃之火;全瓜蒌、蒲公英清热解毒、消肿散结,蒲公英是治疗乳痈的要药;鹿角霜温肾助阳,佐制全方寒凉;连翘清热解毒、通达表里、宣畅气血、消肿散结,为疮家的圣药;更配一味川芎,辛温香窜、行气活血,促使痈肿自散;生甘草清热和中。诸药合用,共奏疏肝清胃、消肿散结的功效。

乳汁郁积者,加漏芦、王不留行、路路通;产后不哺乳者,加生山楂、炒麦芽;有肿块者,加当归、赤芍、穿山甲;气郁甚者,加金铃子、合欢皮、炒枳壳;热甚者,加石膏、黄芩清热;产妇恶露未尽者,加益母草、当归。

(二)成脓期

主要证候:肿块增大,皮肤灼热,疼痛剧烈,肿块中央渐软,按之应指;兼见全身壮热恶寒,口干喜饮,烦躁不安,身痛骨楚,溲赤便秘。

方药:瓜蒌牛蒡汤(《医宗金鉴》)合透脓散(《外科正宗》)加减。

组成:牛蒡子、全瓜蒌、金银花、连翘、花粉、皂角刺、柴胡、生甘草、黄芪、炮穿山甲、赤芍、当归、蒲公英、丝瓜络。

方中牛蒡子、全瓜蒌为君药,以清热消痈,牛蒡子清热解毒、散结消肿,全瓜蒌利气宽胸、散结消痈。金银花可清热解毒,连翘被誉为"疮家圣药",可消痈散结,花粉清热生津、消肿排脓,金银花、连翘、花粉合用,共奏清热解毒、消痈散结之功,体现了中医治疗本病时以"清"为主的治疗特点;皂角刺可直达病所,溃坚散结消痈;以上诸药为臣药,以法"清""消"。柴胡疏肝解郁为引经药,为佐药,疏肝理气,气行则乳行,体现了中医治疗本病时以"通"为贵的治疗特点。生甘草益气补中、清热解毒、调和药性,为使药。黄芪益气升阳、托毒外泄;炮穿山甲、皂角刺软坚透脓。诸药共奏清热解毒、消痈散结、补虚托毒、溃疮透脓之效。

肿块较硬韧者,加浙贝母、莪术化痰祛瘀、软坚散结;疼痛剧烈者,加乳香、没药调理气血、通经止痛;脓液稀薄者,加党参、川芎健脾益气、和营托毒;口渴者,加芦根、天花粉养阴生津。

(三)溃后期

主要证候:切开排脓后,寒热消退,肿消痛减,疮口逐渐愈合,若溃后脓出不畅,肿块不消,疼痛不减,身热不退,则已出现袋脓现象,若脓液侵及其他腺叶,则成传囊乳痈;有时可见乳汁从疮口溢出或脓水清稀,形成乳漏,收口缓慢,此期当辨证属气血两虚,余毒未清。

治法:益气养血、和营托毒。

方药:托里消毒散(《外科正宗》)加减。

组成:黄芪、党参、白术、茯苓、生甘草、当归、白芍、川芎、炮穿山甲、蒲公英、白芷、皂角刺。

方中黄芪、党参、白术、茯苓、生甘草补气健脾;当归、白芍、川芎补血活血;炮穿山甲、蒲公英消肿排脓、清热解毒;白芷、皂角刺溃疡排脓。诸药合用,共奏补益和血、托里排脓之功。

溃后结块疼痛者,加王不留行、忍冬藤以通络清余热;头晕乏力者,加红枣、鸡血藤以健脾益气养血;不思饮食者,加炒神曲、厚朴以行气消滞开胃;便溏者,加淮山药、炒扁豆以健脾祛湿;腰膝酸软者,加杜仲、续断益肾壮腰。

(四)并发脓毒败血症

主要证候:患乳皮色暗红,肿胀迅速向周围蔓延,边界不清;全身伴见寒战高热,头痛胸闷,烦躁,四肢乏力,甚则见神昏谵语、痉厥、咳喘、胁痛、痰血等;舌红绛,苔黄糙,脉洪数或滑数。此期辨证属热入营血。

治法:清热降火、凉血解毒。

方药:清瘟败毒饮(《疫疹一得》)加减。

组成:生石膏、连翘、黄芩、水牛角、生地黄、赤芍、牡丹皮、金银花、地丁、野菊花、生甘草。

方中重用生石膏直清胃热,胃是水谷之海,十二经的气血皆禀于胃,所以胃热清则十二经之火自消,加以连翘轻清宣透,清透气分表里之热毒;黄芩清上焦火热。诸药合用,清气分之热。水牛角、生地黄、赤芍、牡丹皮共用,为犀角地黄汤法,专于凉血解毒、养阴化瘀,以清血分之热。金银花、地丁、野菊花清热解毒、消肿;生甘草清热和中,调和诸药。

神志昏迷者,加紫雪丹或安宫牛黄丸;咳喘者,加鲜竹沥、川贝母止咳平喘;阴液损伤、口干渴者,加鲜石斛、玄参、麦冬养阴生津;痉厥者,加羚羊角、钩藤或至宝丹平肝息风、镇惊安神;大便秘结者,加生大黄、元明粉以泻下通腑。

四、外治法

外敷金黄散、四黄膏。

六神丸30粒研细末,加入凡士林调匀,外敷患处,每日一换。

芒硝20g溶入100mL开水中,以厚纱布或药棉蘸药液热敷患处,每日3次,每次20~30分钟。

取食醋100mL加水煮沸,热敷。

塞鼻法:公丁香研末,裹于干棉球内塞鼻,每日3次,每次6小时。

穴位注射法:郄上穴,丹参注射液穴位注射用。

五、临床验案

病案1

饶某某,女,23岁。

一诊:2023年2月21日。

主诉:产后43天,右侧乳房疼痛1天。

患者产后43天,产后情绪不佳,1天前出现右侧乳房胀痛,可触及肿块,局部皮肤微红、温度高,无溃破,左乳未见异常。舌红,苔薄,脉弦细数。

查乳腺及腋下淋巴结彩超提示:哺乳期乳腺,右乳内下象限部分腺体组织回声增强,双侧腋下淋巴结可见。

诊断:乳痈,辨证为气滞血热证,治拟理气清热、通络散结。

给予患者中药颗粒7剂冲服,每日1剂,开水200mL冲服,早晚饭后温服。

具体用药如下:牛蒡子散颗粒15g、瓜蒌散颗粒30g、金银花散颗粒15g、连翘散颗粒10g、皂角刺散颗粒6g、柴胡散颗粒6g、青皮散颗粒10g、黄芩散颗粒9g、蒲公英散颗粒15g、玄参散颗粒10g、漏芦散颗粒10g、丹参散颗粒10g、甘草散颗粒6g。

给予患者芒硝外敷软坚、消肿治疗。

二诊:2023年2月28日。

患者主诉服药后右侧乳房变软,未触及包块,无触痛,皮温不高,皮肤无溃破,继续给予原方7剂。

半个月后随访,患者症状消失。

按

情志内伤,肝气郁结,郁久化热,加之产后恣食厚味,胃内积热,以致肝胃蕴热。"气为血之帅",气行则血行,乳血同源。气机阻滞,推动无力,气血凝滞,乳络阻塞,不通则痛,故乳房肿胀疼痛有块。血热内蕴,故患侧乳房皮肤微红、温度高。舌红、苔薄、脉弦细数为气滞血热之象。治宜理气清热、通络散结。方中牛蒡子、瓜蒌清热消痈,牛蒡子清热解毒、散结消肿,瓜蒌利气宽胸、散结消痈;金银花、连翘、蒲公英清热解毒、消痈散结,连翘被誉为"疮家圣药",可消痈散结,蒲公英为治乳痈之要药;皂角刺可直达病所,溃坚散结消痈;柴胡、青皮疏肝解郁理气,柴胡疏肝解郁为引经药,气行则乳行;黄芩清热解毒泻火,清上焦之火热;玄参、丹参凉血解毒、祛瘀消痈;漏芦清热解毒、消痈下乳;甘草益气补中、清热解毒、调和药性。

病案2

宗某,女,29岁。

一诊:2023年5月10日。

主诉:产后39天,右侧乳房胀痛15天,发热半天。

患者产后拒绝母乳喂养,间断口服维生素B₆片回奶治疗,半个月前自觉右侧乳房乳晕周围肿胀疼痛,可触及包块,直径约10cm。自行口服炒麦芽,并到催乳机构进行催乳治疗,乳房胀痛未得到缓解,并自感疼痛加重,乳房周围红肿,局部皮温较高。今日下午寒战,周身乏力,自测体温39℃,口服布洛芬后好转,近日睡眠差。左侧乳房无异常。舌红,苔薄黄,脉细数。

诊断:乳痈,辨证为热毒内蕴证,治拟清热解毒、散结消痈。

给予患者中药颗粒7剂冲服,每日1剂,开水200mL冲服,早晚饭后温服。

具体用药如下:蒲公英散颗粒25g、金银花散颗粒15g、栀子散颗粒15g、牡丹皮散颗粒15g、皂角刺散颗粒15g、乳香散颗粒15g、没药散颗粒15g、白芷散颗粒20g、地黄散颗粒20g、合欢皮散颗粒20g、茯神散颗粒15g、郁金散颗粒15g、柴胡散颗粒10g、白术散颗粒10g、党参散颗粒10g、甘草散颗粒10g。

给予患者如意金黄散外敷消肿散结,每日1次。

二诊:2023年5月17日。

患者随诊,主诉右侧乳房硬块较之前好转,皮温不高,无触痛,乳晕周围硬块结节较之前好转,左侧未见异常。继续原方中药7剂,用法同前。

三诊:2023年5月14日。

患者主诉服药后诸症皆消失,无自觉不适。

查体:乳房较软,硬块消失,乳晕周围结节消失。

按

患者拒绝哺乳,乳汁内积,阻碍气机,加之未及时有效治疗,郁久热盛,故乳房红肿胀痛;邪热内盛,正邪相争,营卫失和,故体倦发热;热扰心神,则烦躁不宁,睡眠差。舌红、苔薄黄、脉细数为热毒内蕴之象。治宜清热解毒、散结消痈。方中蒲公英、金银花清热解毒、消痈散结,蒲公英为治乳痈之要药;栀子凉血解毒,清三焦火热;牡丹皮、地黄清热凉血养阴、活血化瘀,以郁滞日久而有瘀;皂角刺、白芷溃坚散结消痈;乳香、没药活血止痛消肿;合欢皮、茯神养心宁心安神;柴胡、郁金疏肝解郁行气,行气以行血;党参、白术、甘草补气健脾,以补虚;甘草亦清热解毒、调和药性。

第七节　产后荨麻疹

病案

临床遇一产后荨麻疹病例,特整理如下。

张某某,女,34岁。

一诊:2023年6月8日。

主诉:产后3天,四肢皮肤红疹伴瘙痒难忍1天。

患者经阴道分娩后第3天,四肢皮肤出现红色皮疹,瘙痒难忍,无其他不适。舌体胖大、薄白,苔薄,脉浮细。

诊断:荨麻疹,辨证为风邪阻络证,治拟祛风散邪、凉血止痒。

给予中药饮片3剂口服,每日1剂,水煎取汁400mL,早晚饭后温服。

具体用药如下:生地黄15g、荆芥12g、地肤子15g、茯苓15g、当归12g、白术15g、丹参30g、防风10g、黄芪15g、党参12g、升麻10g、葛根12g、蝉蜕9g、白鲜皮15g、甘草10g。

二诊:2023年6月12日。

患者主诉四肢红疹已退,唯痒稍余,食欲尚可,睡眠正常,二便调。舌体胖大,苔薄白,脉浮细。继续原方不变,给药3剂。

随访患者,其主诉诸症消失,未再复发。

按

患者产后气血两虚,肌表不固,感受风湿邪气,风湿之邪阻滞经络,迅速化热,故四肢出现红疹;风湿热三邪蕴蒸肌肤,故瘙痒不适;舌体胖大、薄白,苔薄,脉浮细,均为风邪阻络之证。方中荆芥、防风祛风胜湿,为君药;当归、生地黄、丹参活血凉血,寓"治风先治血,血行风自灭"之意,升麻、葛根、蝉蜕透邪外出,四药共为臣药;党参、白术、茯苓健脾祛湿,以绝生湿之源泉;地肤子、白鲜皮燥湿止痒;甘草清热解毒兼佐使之职。全方祛风散邪,凉血止痒,祛风除湿不伤津,活血凉血不碍邪,共奏止痒退疹之功。

中医妇科常用方剂索引

天王补心丹(《摄生秘剖》):生地黄、当归、丹参、人参、茯苓、天冬、麦冬、玄参、五味子、远志、酸枣仁、柏子仁、朱砂、桔梗

天仙藤散(《妇人大全良方》):天仙藤、香附子、乌药、陈皮、甘草

天麻钩藤饮(《杂病证治新义》):天麻、钩藤、栀子、黄芩、杜仲、生石决明、川牛膝、益母草、桑寄生、夜交藤、茯神

木通散(《妇科玉尺》):木通、滑石、葵子、槟榔、枳壳、甘草

五味消毒饮(《医宗金鉴》):蒲公英、金银花、野菊花、紫花地丁、天葵子

止带方(《世补斋医书》):猪苓、茯苓、车前子、茵陈、赤芍、牡丹皮、黄柏、栀子、牛膝

止痉散(经验方):全蝎、蜈蚣

少腹逐瘀汤(《医林改错》):官桂、干姜、小茴香、当归、赤芍、蒲黄、五灵脂、没药、延胡索、川芎

内补丸(《女科切要》):鹿茸、菟丝子、沙苑子、黄芪、肉桂、桑螵蛸、肉苁蓉、制附片、白蒺藜、紫菀

丹栀逍遥散(《内科摘要》):牡丹皮、栀子、柴胡、当归、白芍、白术、茯苓、炙甘草、薄荷、煨姜

丹溪治湿痰方(《丹溪心法》):苍术、白术、半夏、茯苓、滑石、香附、川芎、当归

乌药汤(《兰室秘藏》):乌药、香附、木香、当归、甘草

六君子汤(《校注妇人良方》):党参、白术、茯苓、甘草、半夏、陈皮、生姜、大枣

六味地黄丸(《小儿药证直诀》):熟地黄、山药、山茱萸、茯苓、牡丹皮、泽泻

五画

玉女煎(《景岳全书》):石膏、熟地黄、麦冬、知母、牛膝

玉真散(《外科正宗》):白附子、天南星、天麻、羌活、防风、白芷

玉烛散(《儒门事亲》):熟地黄、当归、白芍、川芎、大黄、芒硝、甘草

正气天香散(《证治准绳》):香附、陈皮、乌药、甘草、干姜、紫苏

甘露消毒丹(《温热经纬》):滑石、茵陈、黄芩、射干、石菖蒲、川贝母、木通、

藿香、连翘、薄荷、豆蔻

左归丸(《景岳全书》):熟地黄、山萸肉、山药、龟甲胶、鹿角胶、枸杞、菟丝子、川牛膝

右归丸(《景岳全书》):熟地黄、山萸肉、山药、制附子、肉桂、鹿角胶、菟丝子、杜仲、当归、枸杞

龙胆泻肝汤(《医宗金鉴》):龙胆草、黄芩、柴胡、栀子、车前子、木通、泽泻、生地黄、当归、甘草

平胃散(《太平惠民和剂局方》):苍术、厚朴、陈皮、甘草、生姜、大枣

归肾丸(《景岳全书》):菟丝子、杜仲、熟地黄、山茱萸、枸杞、山药、茯苓、当归

归脾汤(《校注妇人良方》):人参、炒白术、炒黄芪、龙眼肉、茯神、当归、远志、酸枣仁、木香、炙甘草、生姜、大枣

四君子汤(《太平惠民和剂局方》):人参、白术、茯苓、炙甘草

四物汤(《太平惠民和剂局方》):当归、熟地黄、川芎、白芍

四物消风散(《医钞类编》):生地黄、当归、荆芥、防风、赤芍、川芎、白鲜皮、蝉蜕、薄荷、独活、柴胡

四草汤(《实用中医妇科方剂》):鹿衔草、马鞭草、茜草炭、益母草

四神丸(《证治准绳》):补骨脂、吴茱萸、肉豆蔻、五味子、生姜、大枣

生化汤(《傅青主女科》):当归、川芎、桃仁、炮姜、炙甘草

生脉散(《医学启源》):人参、麦冬、五味子

生铁落饮(《医学心悟》):天冬、麦冬、贝母、胆南星、橘红、远志、连翘、茯苓、茯神、玄参、钩藤、丹参、辰砂、石菖蒲、生铁落

失笑散(《太平惠民和剂局方》):蒲黄、五灵脂

仙方活命饮(《校注妇人良方》):金银花、防风、白芷、当归、陈皮、赤芍、穿山甲、天花粉、贝母、乳香、没药、皂角刺、甘草

白术散(《全生指迷方》):白术、茯苓、大腹皮、生姜皮、橘皮

瓜蒌牛蒡汤(《医宗金鉴》):瓜蒌仁、牛蒡子、天花粉、黄芩、山栀、金银花、连翘、皂角刺、青皮、陈皮、柴胡、生甘草

半夏白术天麻汤(《医学心悟》):半夏、天麻、白术、茯苓、陈皮、生姜、甘草、大枣、蔓荆子

加减一阴煎(《景岳全书》):生地黄、熟地黄、麦冬、知母、芍药、地骨皮、甘草

加味五淋散(《医宗金鉴》):栀子、赤茯苓、当归、白芍、黄芩、甘草梢、生地黄、泽泻、车前子、木通、滑石

加味四物汤(《傅青主女科》):当归、川芎、熟地黄、白芍、蒲黄、桃仁、牛膝、木香、瞿麦、滑石、木通、甘草梢

加减苁蓉菟丝子丸(《中医妇科临床手册》):肉苁蓉、菟丝子、覆盆子、熟地黄、艾叶、枸杞、桑寄生、当归、淫羊藿、紫河草

加味参附汤(《校注妇人良方》):人参、附子

加味温胆汤(《医宗金鉴》):陈皮、制半夏、茯苓、甘草、枳实、竹茹、黄芩、黄连、麦冬、芦根、生姜

圣愈汤(《医宗金鉴·妇科心法要诀》):人参、黄芪、熟地黄、白芍、当归、川芎

六画

托里消毒散(《外科正宗》):人参、川芎、白芍、黄芪、当归、白术、茯苓、金银花、白芷、甘草、皂角刺、桔梗

百合固金汤(《医方集解》):百合、熟地黄、生地黄、麦冬、白芍、当归、贝母、生甘草、玄参、桔梗

夺命散(《妇人大全良方》):没药、血竭

当归地黄饮(《景岳全书》):当归、熟地黄、山茱萸、山药、杜仲、怀牛膝、炙甘草

当归芍药散(《金匮要略》):当归、芍药、茯苓、白术、泽泻、川芎

当归饮子(《外科正宗》):当归、川芎、白芍、生地黄、防风、荆芥、黄芪、甘草、白蒺藜、何首乌

当归补血汤(《内外伤辨惑论》):黄芪、当归

当归散(《金匮要略》):当归、黄芩、芍药、川芎、白术

血府逐瘀汤(《医林改错》):当归、川芎、生地黄、赤芍、桃仁、红花、柴胡、枳壳、甘草、桔梗、牛膝

安冲汤(《医学衷中参西录》):黄芪、白术、生地黄、白芍、续断、海螵蛸、茜草、龙骨、牡蛎

安宫牛黄丸(《温病条辨》):牛黄、郁金、水牛角、黄连、黄芩、栀子、朱砂、雄黄、冰片、麝香、珍珠、金箔衣

安奠二天汤(《傅青主女科》):人参、白术、熟地黄、杜仲、山萸肉、枸杞、山药、扁豆、炙甘草

导赤散(《小儿药证直诀》):生地黄、甘草梢、木通、淡竹叶

阳和汤(《外科全生集》):熟地黄、鹿角胶、炮姜炭、肉桂、麻黄、白芥子、生甘草

七画

寿胎丸(《医学衷中参西录》):菟丝子、桑寄生、续断、阿胶

芫花散(《妇科玉尺》):芫花(醋炒)、吴茱萸、秦艽、白僵蚕、柴胡、川乌、巴戟天

苍附导痰丸(《叶氏女科证治》):茯苓、半夏、陈皮、甘草、苍术、香附、枳壳、胆南星、神曲、生姜

芦根汤(《济阴纲目》):芦根、竹茹、陈皮、麦冬、前胡

杞菊地黄丸(《医级》):熟地黄、山茱萸、山药、泽泻、茯苓、牡丹皮、枸杞子、菊花

两地汤(《傅青主女科》):生地黄、元参、麦冬、阿胶、地骨皮、白芍

身痛逐瘀汤(《医林改错》):当归、川芎、桃仁、红花、五灵脂、没药、香附、秦艽、羌活、地龙、牛膝、甘草

佛手散(《删补名医方论》):当归、川芎

肠宁汤(《傅青主女科》):当归、熟地黄、阿胶、人参、山药、续断、麦冬、肉桂、甘草

沉香散(《医宗必读》):沉香、石韦、滑石、瞿麦、冬葵子、当归、王不留行、赤芍、白术、甘草

完带汤(《傅青主女科》)：白术、山药、人参、白芍、苍术、甘草、陈皮、黑芥穗、柴胡、车前子

启宫丸(《医方集解》)：白术、茯苓、神曲、半夏、橘红、曲香附、川芎、甘草

补中益气汤(《脾胃论》)：人参、黄芪、白术、炙甘草、当归、陈皮、升麻、柴胡

补气通脬饮(《沈氏女科辑要》)：黄芪、麦冬、通草

补肾地黄汤(《陈素庵妇科补解》)：熟地黄、麦冬、知母、黄柏、泽泻、山药、远志、茯神、牡丹皮、酸枣仁、玄参、桑螵蛸、山茱萸、竹叶、龟甲

补肾固冲丸(《古今名方》)：菟丝子、当归、熟地黄、枸杞子、阿胶、续断、巴戟天、杜仲、鹿角霜、党参、白术、大枣、砂仁

阿胶汤(《医宗金鉴》)：栀子、侧柏叶、黄芩、白芍、熟地黄、阿胶、当归、川芎

八画

青竹茹汤(《济阴纲目》)：鲜竹茹、陈皮、白茯苓、半夏、生姜

苓桂术甘汤(《伤寒论》)：茯苓、白术、桂枝、甘草

肾气丸(《金匮要略》)：熟地黄、山茱萸、山药、泽泻、茯苓、桂枝、附子、牡丹皮

易黄汤(《傅青主女科》)：黄柏、山药、芡实、车前子、白果

固本止崩汤(《傅青主女科》)：人参、黄芪、白术、熟地黄、当归、黑姜

固阴煎(《景岳全书》)：菟丝子、熟地黄、山茱萸、人参、山药、炙甘草、五味子、远志

固经丸(《医学入门》)：黄芩、黄柏、椿根皮、龟甲、白芍、香附

知柏地黄丸(《医宗金鉴》)：知母、黄柏、牡丹皮、熟地黄、山茱萸、怀山药、泽泻、茯苓

育阴汤(《百灵妇科》)：续断、桑寄生、杜仲、山萸肉、海螵蛸、龟甲、牡蛎、熟地黄、白芍、阿胶、山药

定经汤(《傅青主女科》)：当归、白芍、菟丝子、熟地黄、柴胡、芥穗、山药、茯苓

参苓白术散(《太平惠民和剂局方》)：人参、白术、茯苓、甘草、山药、白扁豆、莲子肉、薏苡仁、砂仁、桔梗

参附汤(《校注妇人良方》)：人参、附子

九画

荆穗四物汤(《医宗金鉴》)：荆芥穗、防风、川芎、当归、白芍、熟地黄

茯苓导水汤(《医宗金鉴》)：茯苓、槟榔、猪苓、砂仁、木香、陈皮、泽泻、白术、木瓜、大腹皮、桑白皮、紫苏叶

荡鬼汤(《傅青主女科》)：枳壳、厚朴、桃仁、红花、牡丹皮、川牛膝、雷丸、大黄、人参、当归

香砂六君子汤(《医宗金鉴·名医方论》)：人参、白术、茯苓、甘草、砂仁、半夏、木香、陈皮、生姜

香棱丸(《济生方》)：木香、丁香、三棱、枳壳、青皮、川楝子、小茴香、莪术

顺经汤(《傅青主女科》)：当归、熟地黄、沙参、白芍、茯苓、黑荆芥、牡丹皮

保阴煎(《景岳全书》)：生地黄、熟地黄、白芍、黄芩、黄柏、山药、续断、甘草

胎元饮(《景岳全书》)：人参、白术、炙甘草、当归、熟地黄、白芍、杜仲、陈皮

独参汤(《增订十药神书》)：人参

独活寄生汤(《备急千金要方》)：独活、秦艽、防风、细辛、桂心、桑寄生、杜仲、牛膝、当归、芍药、川芎、干地黄、人参、茯苓、甘草

将军斩关汤(《中华名中医治病囊秘——朱南孙卷》)：蒲黄炭、大黄炭、炒五灵脂、炮姜炭、益母草、仙鹤草、茜草、桑螵蛸、海螵蛸、三七末

养荣壮肾汤(《叶氏女科证治》)：桑寄生、续断、杜仲、当归、川芎、独活、防风、肉桂、生姜

养精种玉汤(《傅青主女科》)：大熟地黄、山萸肉、当归、白芍

济生肾气丸(《济生方》)：熟地黄、炒山药、山萸肉、牡丹皮、茯苓、桂枝、泽泻、附子、牛膝、车前子

济生肾气丸(《济生方》)：熟地黄、山药、山萸肉、牡丹皮、茯苓、泽泻、桂枝、附子、车前子、牛膝

举元煎(《景岳全书》)：人参、黄芪、白术、炙甘草、升麻

宫外孕Ⅰ号方(山西医科大学第一医院经验方)：赤芍、丹参、桃仁

宫外孕Ⅱ号方(山西医科大学第一医院经验方)：丹参、赤芍、桃仁、三棱、

莪术

除湿胃苓汤(《外科正宗》):防风、苍术、白术、赤茯苓、陈皮、厚朴、猪苓、山栀、木通、泽泻、滑石、甘草、薄桂

十画

泰山磐石散(《古今医统大全》):人参、黄芪、白术、炙甘草、当归、熟地黄、白芍、川芎、续断、砂仁、糯米、黄芩

真武汤(《伤寒论》):附子、生姜、白术、茯苓、白芍

桂枝茯苓丸(《金匮要略》):桂枝、赤芍、桃仁、牡丹皮、茯苓

桃红四物汤(《医宗金鉴·妇科心法要诀》):桃仁、红花、川芎、当归、白芍、熟地黄

逐瘀止血汤(《傅青主女科》):生地黄、当归尾、桃仁、赤芍、牡丹皮、大黄、枳壳、龟甲

柴胡疏肝散(《景岳全书》):柴胡、枳壳、香附、陈皮、白芍、川芎、炙甘草

逍遥散(《太平惠民和剂局方》):柴胡、薄荷、当归、白芍、白术、茯苓、甘草、煨姜

透脓散(《外科正宗》):黄芪、穿山甲、川芎、当归、皂角针

健固汤(《傅青主女科》):人参、白术、白茯苓、薏苡仁、巴戟天

凉膈散(《太平惠民和剂局方》):大黄、朴硝、甘草、栀子、薄荷叶、黄芩、连翘、淡竹叶

益气导溺汤(《中医妇科治疗学》):党参、白术、扁豆、茯苓、桂枝、升麻、桔梗、通草、乌药

益肾调经汤(《中医妇科治疗学》):巴戟天、杜仲、续断、乌药、艾叶、当归、熟地黄、白芍、益母草

消风散(《外科正宗》):荆芥、防风、当归、生地黄、苦参、炒苍术、蝉蜕、木通、胡麻仁、生知母、石膏、生甘草、牛蒡子

润燥汤(《万氏妇人科》):人参、甘草、枳壳、槟榔、当归、生地黄、火麻仁、桃仁

调肝汤(《傅青主女科》):山萸肉、巴戟天、当归、白芍、阿胶、山药、甘草

通乳丹(《傅青主女科》)：人参、生黄芪、当归、麦冬、七孔猪蹄、桔梗、木通

通窍活血汤(《医林改错》)：赤芍、川芎、桃仁、红花、老葱、麝香、生姜、红枣

十一画

理冲汤(《医学衷中参西录》)：生黄芪、党参、白术、生山药、天花粉、知母、三棱、莪术、生鸡内金

黄芪桂枝五物汤(《金匮要略》)：黄芪、桂枝、白芍、生姜、大枣

黄芪汤(《金匮翼》)：黄芪、白术、白茯苓、甘草、熟地黄、麦冬、大枣、煅牡蛎、防风

萆薢渗湿汤(《疡科心得集》)：萆薢、薏苡仁、黄柏、赤茯苓、牡丹皮、泽泻、通草、滑石

救母丹(《傅青主女科》)：人参、当归、川芎、益母草、赤石脂、荆芥穗(炒黑)

银甲丸(《王渭川妇科经验选》)：金银花、连翘、蒲公英、紫花地丁、红藤、大青叶、升麻、茵陈、椿根皮、生鳖甲、生蒲黄、琥珀末、桔梗

银翘红酱解毒汤(《中医妇科临床手册》)：忍冬藤、连翘、红藤、败酱草、牡丹皮、栀子、赤芍、桃仁、薏苡仁、延胡索、乳香、没药、川楝子

银翘散(《温病条辨》)：金银花、连翘、竹叶、荆芥穗、牛蒡子、薄荷、桔梗、淡豆豉、甘草、芦根

脱花煎(《景岳全书》)：当归、川芎、红花、肉桂、牛膝、车前子

麻子仁丸(《伤寒论》)：麻子仁、芍药、枳实、大黄、厚朴、杏仁

羚角钩藤汤(《重订通俗伤寒论》)：羚羊角、钩藤、桑叶、菊花、竹茹、贝母、生地黄、白芍、茯神、甘草

清肝止淋汤(《傅青主女科》)：白芍、当归、生地黄、阿胶、牡丹皮、黄柏、牛膝、红枣、香附、黑豆

清肝引经汤(《中医妇科学》第4版教材)：当归、白芍、生地黄、牡丹皮、栀子、黄芩、川楝子、茜草、牛膝、白茅根、甘草

清金化痰汤(《杂病广要》引《医学统旨》)：黄芩、栀子、知母、桑白皮、瓜蒌仁、贝母、麦冬、橘红、茯苓、桔梗、甘草

清热固经汤(《简明中医妇科学》)：黄芩、焦山栀、生地黄、地榆、生藕节、地

骨皮、炙龟甲、牡蛎粉、清阿胶、陈棕炭、生甘草

清热调血汤(《古今医鉴》):黄连、牡丹皮、生地黄、白芍、当归、川芎、桃仁、红花、延胡索、莪术、香附

清经散(《傅青主女科》):牡丹皮、青蒿、黄柏、地骨皮、熟地黄、白芍、白茯苓

清瘟败毒饮(《疫疹一得》):生地黄、黄连、黄芩、牡丹皮、石膏、栀子、甘草、竹叶、玄参、犀角、连翘、芍药、知母、桔梗

十二画

趁痛散(《产育宝庆集》):当归、黄芪、白术、炙甘草、生姜、桂心、薤白、独活、牛膝

紫苏饮(《普济本事方》):紫苏、陈皮、大腹皮、当归、白芍、川芎、人参、甘草

温经汤(《妇人大全良方》):人参、莪术、当归、川芎、桂心、牡丹皮、芍药、牛膝、甘草

温经汤(《金匮要略》):吴茱萸、桂枝、当归、川芎、白芍、阿胶、牡丹皮、麦冬、半夏、生姜、人参、甘草

温胞饮(《傅青主女科》):巴戟天、补骨脂、菟丝子、杜仲、肉桂、附子、人参、白术、山药、芡实

滋血汤(《证治准绳·女科》):人参、山药、黄芪、茯苓、川芎、当归、白芍、熟地黄

滋阴固气汤(《名医特色经验精华》):党参、黄芪、白术、阿胶、川续断、菟丝子、首乌、山萸肉、鹿角霜、白芍、炙甘草

滋肾育胎丸:菟丝子、砂仁、熟地黄、人参、桑寄生、阿胶(炒)、首乌、艾叶、巴戟天、白术、党参、鹿角霜、枸杞子、续断、杜仲

十三画

蒿芩地丹四物汤(《中医临床家徐志华》):青蒿、黄芩、地骨皮、牡丹皮、生地黄、白芍、川芎、当归

催生顺气饮(《陈素庵妇科补解》):当归、川芎、肉桂、木香、乌药、陈皮、枳壳、冬葵子、红花、车前子、生芝麻

解毒活血汤(《医林改错》)：连翘、葛根、柴胡、枳壳、当归、赤芍、生地黄、红花、桃仁、甘草

十四画

毓麟珠(《景岳全书》)：菟丝子、鹿角霜、杜仲、川椒、人参、白术、茯苓、芍药、川芎、炙甘草、当归、熟地黄

膈下逐瘀汤(《医林改错》)：香附、乌药、枳壳、当归、川芎、桃仁、红花、赤芍、延胡索、五灵脂、牡丹皮、甘草

慢盆汤(《中医妇科学》第4版教材)：红花、丹参、赤芍、葛根、香附、乌药、木香、延胡索、小茴香、桂枝、牡丹皮、泽泻

十五画

增液汤(《湿病条辨》)：玄参、麦冬、生地黄

鲤鱼汤(《备急千金要方》)：鲤鱼、白术、白芍、当归、茯苓、生姜

十六画

橘叶散(《外科正宗》)：柴胡、陈皮、川芎、山栀、青皮、石膏、黄芩、连翘、甘草、橘叶

橘皮竹茹汤(《金匮要略》)：橘皮、竹茹、人参、生姜、甘草、大枣

二十一画

癫狂梦醒汤(《医林改错》)：桃仁、赤芍、柴胡、香附、青皮、陈皮、大腹皮、桑白皮、苏子、木通、半夏、甘草

中医妇科病名索引

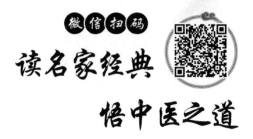

微信扫码

读名家经典
悟中医之道

| **推荐书单** | 专业好书推荐，助你精进专业知识。 |

| **读者社群** | 与书友分享阅读心得，交流专业知识与经验。 |

| **医学资讯** | 学习妇科知识，提升中医诊疗水平。 |